精编临床常见疾病护理实践

刘丽萍　高　翠　方　园
华春秋　张　莉　龙艳芳　主　编

上海浦江教育出版社

图书在版编目（CIP）数据

精编临床常见疾病护理实践 / 刘丽萍等主编．

上海 ：上海浦江教育出版社有限公司，2024. 7.

ISBN 978-7-81121-893-0

Ⅰ．R47

中国国家版本馆 CIP 数据核字第 2024M9X662 号

JINGBIAN LINCHUANG CHANGJIAN JIBING HULI SHIJIAN

精编临床常见疾病护理实践

上海浦江教育出版社出版发行

社址：上海海港大道 1550 号　　邮政编码：201306

E-mail: cbs@shmtu.edu.cn　　URL: http://www.pujiangpress.com

北京兰星球彩色印刷有限公司印装

幅面尺寸：185 mm × 260 mm　　印张：17.25　　字数：292 千字

2024 年 7 月第 1 版　　2024 年 12 月第 1 次印刷

责任编辑：李晓娟　　封面设计：北京文峰天下图书有限公司

定价：128.00 元

《精编临床常见疾病护理实践》

编委会

主　编：刘丽萍　枣庄市妇幼保健院

　　　　高　翠　枣庄市山亭区人民医院

　　　　方　园　山东国欣颐养集团枣庄中心医院

　　　　华春秋　枣庄市立医院

　　　　张　莉　枣庄市中医医院

　　　　龙艳芳　枣庄市立医院

副主编：孙　岚　山东国欣颐养集团枣庄中心医院

　　　　付香莹　枣庄市立医院

　　　　冯　静　枣庄市市中区

　　　　徐兆珍　枣庄市峄城区中医院

　　　　王　辉　滕州市中心人民医院

　　　　殷婷婷　山东颐养健康集团滕南医院

前　言

在临床医疗实践中，护理作为促进患者康复、提高生活质量的重要环节，其专业性和技术性日益受到重视。《精编临床常见疾病护理实践》一书，正是基于这一背景，旨在为广大护理人员提供一本全面、系统、实用的临床疾病护理指南。

本书精心挑选了儿科、妇产科、呼吸内科、心内科、神经内科、普外科、骨科、泌尿外科以及中医科等多个临床科室中常见疾病的护理内容，涵盖了从新生儿护理到成人护理，从急性病症处理到慢性病管理，从常规护理到专科护理。我们深知，不同科室、不同疾病的患者有着各自独特的护理需求，因此，在编写过程中，我们力求做到内容详尽准确，既注重理论的阐述，又强调实践的操作性。

在儿科部分，我们详细介绍了儿童生长发育的特点、常见疾病的预防与护理，以及儿童心理护理的重要性。妇产科则聚焦于孕期保健、分娩期护理、产褥期恢复及新生儿护理等关键环节。呼吸内科、心内科、神经内科等内科章节，深入剖析了各系统疾病的护理要点，包括病情观察、药物治疗、康复训练等方面。普外科、骨科、泌尿外科等外科章节，则着重于手术前后护理、伤口护理、并发症预防等实用技能。

全书在编写过程中，始终坚持以实用性为导向，注重内容的可操作性和可复制性。我们希望通过这本书，能够帮助各级护理人员更好地掌握临床常见疾病的护理技能，提高护理质量和效率，为患者提供更加优质、高效的护理服务。最后，我们衷心希望《精编临床常见疾病护理实践》一书能够成为广大护理人员的得力助手，为推动我国护理事业的发展贡献一份力量。同时，我们也期待广大读者在使用过程中提出宝贵意见，以便我们不断完善和提高。

目　录

第一章　儿科常见病护理

第一节　住院患儿护理

一、住院患儿护理常规

（1）迎接新患儿。接到新患儿住院通知后，立即安置床位，危重患儿安排在抢救室。同时，准备病历1份，填写有关项目和卡片。测体温、脉搏、呼吸、血压、体重等，并做记录。通知医生，请家长暂留以便医生询问病史。

（2）按医嘱及时对患儿进行"分级护理"。若病情允许可进行清洁护理，24 h内完成小便送检，72 h内完成大便送检。

（3）介绍病区环境、作息时间与探视制度，以取得患儿及家长的合作。

（4）按医嘱正确发放饮食，记录进餐情况，同时告知家长，凡家中带来的食物须经医务人员允许后方可进食。

（5）按医嘱正确给药。对静脉给药患儿要加强巡视，发现问题及时处理。同时注意安全，防止患儿坠床、烫伤等。

（6）测体温、脉搏、呼吸。新入院患儿前3日内每日测3次；一般患儿每日测2次，危重、发热、低体温者每4 h测1次；给予退热处理后半小时再测1次。

（7）保持皮肤黏膜清洁，防止口腔炎、尿布皮炎的发生。一般患儿每日晨间护理1次，危重患儿每日2次。臀部清洁护理每日2次，做到定期洗澡。

（8）室内定时通风换气，每日3次，每次0.5 h，并根据患儿不同的年龄，保持病室内适宜的温度和湿度。

（9）一般患儿每周称体重、修剪指甲1次。

（10）病室内定期消毒。一般的病室，每周紫外线照射消毒1次，新生儿室、危重症病室每日1次，治疗室每日2次。每周消毒台面、床栏杆及地面2次（用1%苯酚喷洒等）。对出院或死亡患儿的床单位应进行终末消毒。

（11）患儿病危及死亡时，应及时通知家属。

二、与患儿的沟通

人与人之间信息交流的过程称为沟通，它可以通过语言、表情、手势等方式来进行。与患儿沟通的目的是为患儿提供信息，取得患儿的信任，帮助患儿尽快适应环境，解决患儿的健康问题。小儿处在生长发育阶段，心理发展尚不成熟，与患儿的沟通需采用特殊的技巧。

（一）小儿沟通特点

1.语言表达能力差

不同年龄阶段的小儿表达个人需要的方式不同。1岁以内的婴儿语言发育不成熟，多以哭声表示需要，如需饮水、更换尿布、被爱抚等；1～2岁小儿开始学习语言，常有吐字不清楚、用词不准确，也使对方难以理解；3岁以上小儿，可通过语言并借助肢体动作表达情感，但容易夸大事实，掺杂个人想象，缺乏条理性、准确性。因此，婴幼儿尚不能或不能完全通过语言进行沟通。护士必须取得患儿的信任，很好地理解患儿的表达方式，并依据患儿的反应来调整沟通的方法。

2.分析、认识问题的能力差

在小儿出生后的前几年内，以具体形象思维为主，对事物的认识、问题的理解有一定的局限性；随年龄增长逐步过渡到抽象逻辑思维，但小儿生活经验少，想象、推理能力仍差，对语言的理解能力有限。因此，在小儿抽象思维能力尚未完全成熟时，与小儿沟通需要特殊的形式和方法，如身体语言、游戏及绘画等。

（二）与患儿沟通的方法和技巧

1.语言沟通

（1）重视与患儿的初次见面　第一次接触患儿及家长时，护士要做适当自我介绍，并询问小儿的乳名、年龄、学校等小儿熟悉的事情，缩短患儿及其家长与护士间的距离。尤其是4～5岁以上小儿，利用他们的好奇心，鼓励他们自己表达。

（2）使用小儿能理解的方式　不同年龄的小儿，语言表达和理解能力不同，护士在与小儿交谈中，应根据其年龄使用小儿常用的语句，熟悉的词句，这不仅有助于患儿的理解，也能促进其主动配合。谈话中稍加停顿，给患儿理顺思路的时间；稍慢的速度，适当的音量，亲切的语气能引起患儿的注意与反应。说话的速度过快，易使小儿感到不坦诚。在谈话中，护士尽量不用"是不是""要不要"等模棱两可的语言，不用否定方式，如患儿对"拿笔画画"的建议能愉快地接受，而对"不能咬笔"的劝告则可能持反抗态度。使用肯定的谈话方式，如检查胸部需解开衣服，可向患儿解释"我来听听你的胸部，要你解开衣扣，需要我帮忙吗？"避免说"我来查体，你要不要解开衣扣？"

（3）体会并分析交谈的含义　小儿表达时，护士要认真倾听，仔细理解、分析其中的含义，表示接受和了解，不要随意打断，更不能取笑小儿或敷衍了事，以免使小儿失去安全感和对护士的不信任；如不能很好理解，可让小儿重述一遍，同时适当修正小儿的语句，使其表达得更明确。

2.非语言沟通

非语言沟通又称为身体语言。包括面部表情、姿态、手势、动作、抚摸等。护士亲切的微笑，轻柔的抚摸，都能给患儿带来心灵上的慰藉，使患儿感到安全与舒适。对婴幼儿来说，抚摸是更有利于情感交流的形式，护士利用怀抱、抚摸向患儿传递"爱"的信息，患儿也从中感受到护士的和蔼可亲，得到情绪上的满足。

3.游戏

游戏是儿童生活中不可缺少的重要活动。儿童可以从游戏中获得快乐和知识，使身心得到满足。适当的游戏可很快缩短护士与患儿间的距离，促进相互了解。如在游戏开始时对规则、程序的制订，游戏结束后对结果的议论等，护士都能参与其中，使患儿在不知不觉中消除陌生、拘束感，将护士作为朋友对待。通过游戏可以反映他们在住院中的感受，流露出他们的心理需求，发泄自己的情感。同时，病情允许时患儿专心致志地玩耍，还可以暂时忘却病痛、减轻恐惧和焦虑。游戏也是一种促进疾病康复的功能锻炼。

4.绘画

小儿的画作蕴含着丰富的信息，多与个人熟悉的、体验到的事情有关。护士可通过绘画与患儿进行交流，了解和发现存在的问题。如画面多处涂擦、重叠，与患儿矛盾、焦虑的心理有关。较大的形象反映在患儿心目中重要的、有力的、权威的人或事等。

5.与患儿家长的沟通

与患儿的沟通多需其家长协助完成。与患儿家长的沟通，一方面可借助家长促进与患儿的交流，另一方面则有助于家长减轻紧张、焦虑情绪。针对家长的不安情绪，与家长的谈话最好以询问普遍性问题开始，如，"孩子现在怎么样？"使家长能在轻松的气氛下谈论各方面的内容，使护士获得较多的信息。

三、住院患儿的健康评估

小儿处在生长发育的动态变化过程中，无论心理，还是生理方面均不成熟，在评估小儿健康状况时，要掌握小儿身心特点，运用多学科的知识，获得全面、正确的主观和客观资料，为制订护理方案打下良好的基础。同时，还需要根据快速变化的病情，及时采取相应的护理措施，并不断地评估其效果，以制定进一步的护理方案。

（一）健康史的采集

健康史可由患儿、家长、其他照顾者及医生的叙述获得，对护理计划的正确制订起着重要的作用。

1.内容

（1）一般情况　包括患儿姓名、乳名、性别、年龄、入院日期、病史叙述者、父母或抚养人姓名、通讯地址、联系电话等。年龄一项，患儿越小越应询问确切，新生儿要求记录天数，婴儿记录月龄，年长儿记录到几岁几个月。

（2）现病史　指到医院就诊的主要原因。按症状出现的先后顺序，了解发病的时间、经过、症状特点、检查治疗情况等。

（3）既往健康状况　①出生情况：新生儿及小婴儿应重点询问，包括第几胎，第几产，是否足月，孕期情况及生产方式，出生时体重、身长、有无窒息等。②喂养情况：婴幼儿尤其是有营养缺乏症或消化功能紊乱者，应重点询问，包括喂奶的种类、添加辅食的情况、断奶的时间等；年长儿应注意询问有无偏食、吃零食等不良饮食习惯。③生长发育情况：常规了解患儿的体格、语言、动作、认知及神经精神方面的发育情况，在幼儿园或学校的学习状况、与同伴间的关系等。④预防接种情况：各种疫苗是否按时接种，接种后有无不良反应等。⑤基本生活习惯：包括饮食、睡眠、排泄、清洁卫生习惯及自理情况。

（4）对住院的反应　是否了解住院的原因，对医院环境能否适应、对治疗能否主动配合、对医护人员是否信任及住院对家庭的影响等。

2.注意事项

收集健康史的护士态度要和蔼，取得对方的信任。采取耐心听取与重点提问相结合的方法，注意倾听，不轻易打断家长的诉说，根据需要给予必要的提示和引导，对年长儿可让其补充叙述病情，以获得准确的、完整的资料，为护理提供可靠的依据。病情危重时，边重点简要询问边检查抢救，以免耽误救治，详细的询问可在病情稳定后进行。

（二）体格检查

1.内容

（1）一般情况 发育及营养状况，面容、神态，对外界刺激的反应，体位、步态，哭声，语言的流畅、清晰程度及患病后的情绪反应等。

（2）一般测量 包括体温、脉搏、呼吸、血压、身高、体重，必要时测量头围等。

（3）皮肤及毛发 皮肤颜色、弹性、温度、湿润度，有无皮疹、瘀点、色素沉着；毛发颜色、光泽，有无干枯等。

（4）淋巴结 常规检查枕部、颈部、耳前后、颌下、腋窝、腹股沟等部位的浅表淋巴结。注意大小、数目、软硬度，有无粘连及压痛。

（5）头部 头颅大小、形状、囟门情况；眼睑有无水肿、结膜有无充血、巩膜有无黄染、瞳孔大小及对光反射；鼻腔有无分泌物、鼻翼有无扇动、鼻窦有无压痛、呼吸是否通畅；口腔黏膜有无溃疡或麻疹黏膜斑、扁桃体及咽后壁有无充血；外耳道有无分泌物、乳突有无红肿及压痛等。

（6）颈部 外观是否正常，有无斜颈，活动是否自如，气管位置是否居中，颈静脉有无怒张，甲状腺的大小情况。

（7）胸部 胸廓是否对称；肺部的呼吸频率及节律、有无呼吸困难、触觉语颤有无改变、叩诊有无异常浊音或鼓音等；心前区有无隆起、心尖冲动位置、心界大小、有无震颤、心率、心律、心音强度、有无杂音。

（8）腹部 腹壁有无静脉曲张，有无脐疝，能否见到蠕动波或肠形；触诊腹壁紧张程度如何，有无压痛或肿块；叩诊有无移动性浊音；听诊肠鸣音是否正常；新生儿注意脐部有无出血、分泌物等。

（9）外生殖器与肛门外生殖器　有无畸形，男孩有无隐睾、鞘膜积液、包茎、疝气，女孩阴道有无异常分泌物；肛门有无畸形、肛裂及直肠脱垂。

（10）脊柱与四肢　有无畸形、压痛，活动有无障碍；肌张力有无改变；有无反甲等。

（11）神经反射生理反射　是否正常存在腹壁反射、提睾反射等，有无病理反射；新生儿需另外检查如拥抱反射、吸吮反射等一些先天性反射。

2.注意事项

根据小儿年龄及所需检查部位决定应采取的体位姿势，较小婴儿可由父母抱于胸前，横坐在父母腿上等；护士手要温暖、态度和蔼、动作轻柔，避免过强的刺激造成小儿哭闹；检查前可先让小儿熟悉一些检查用品，以解除其防御、惧怕甚至抗拒的心理；根据小儿年龄特点及耐受程度，视具体情况适当调整检查顺序，如检查小婴儿时，先检查心肺，最后检查咽部；对重症病例，先重点检查生命体征及与疾病有关的部位，边检查边抢救，全面的体检待病情稳定后进行，以免耽误救治。

四、住院患儿的心理护理

患病住院无论对小儿生理还是心理都会造成很大的影响。疾病的痛苦、陌生的环境和人、有限的活动空间与时间、服药注射等一系列的治疗，使患儿处于生理、心理、社会的应激状态，这种影响的大小、强弱，与所患疾病的严重程度及所处的生活环境有密切的关系。护理人员要了解每个住院患儿的心理反应，有的放矢地进行护理，帮助小儿尽快适应医院生活。

（一）不同年龄阶段住院患儿的心理护理

患儿住院后的心理反应，与其个人的年龄、所患的疾病及生活经历（散居、入托或上学等）都有密切的关系。现将住院患儿的心理特点及护理，按不同年龄期分述如下。

1.婴儿期

婴儿期是小儿身心发育最快的时期，对住院的心理反应随月龄的增加而有明显的差别。

5个月以前的患儿，如能够及时满足其生理需要，入院后一般比较平静，较少哭闹，即使与母亲分离，心理反应也不太明显，但容易因缺乏外界有益的刺激而使感知觉和动作方面的发育受到一定影响。护理人员应尽其可能多与患儿接触，给予抚摸、怀抱、微笑，在护理中与患儿建立感情。同时多提供适当的颜色、声音等感知觉的刺激，协助患儿进行全身或局部的动作训练，维持患儿正常的发育。

6个月后婴儿开始认生，对抚育者尤其对母亲的依恋性越来越强。住院后反应强烈，对陌生环境与陌生人持拒绝态度，多以哭闹表示与亲人分离的痛苦。护士应特别注意给患儿留下较好的初次印象，使小儿产生安全感。向家长了解患儿住院前的生活习惯，把患儿喜爱的玩具或物品放在床旁，同时呼唤其乳名，使患儿感到熟悉和亲切。通过耐心、细致的护理，使其对护士由逐渐熟悉到产生好感，在日常的护理中注意耐心、主动，增加小儿的信任，逐渐使小儿对护理人员表示友好。

2.幼儿期

幼儿对父母及其他亲人的爱护与照顾有着亲身的体验，住院后的心理变化比婴儿更加强烈。如为无陪伴或父母因故不能陪伴患儿，幼儿常常认为住院是父母对自己的惩罚，因而产生疑虑；对医院的陌生环境感到害怕；对住院限制自己的活动产生不满情绪；同时受语言表达与理解能力的限制，在表达需要、与他人交往上出现困难，感到苦恼；担心自身安全受到威胁；担心遭到父母的抛弃等。各种心理反应，使患儿拒绝接触医护人员。具体表现为以下三个阶段：①反抗（protest），哭闹，采用打、踢、咬等各种反抗行为，拒绝护士的照顾，企图逃跑，寻找父母；②失望（despair），对回家或找到父母感到没有希望，情绪抑郁，不愿说话，对周围的一切事物不感兴趣。常以吮手指、抱紧自己的用物以得到慰藉，这是患儿逃避压力常用的一种行为方式—退行性行为；③否认（denial），住院时间长的患儿可进入此阶段。把对父母的思念压抑下来，克制自己的情感，无可奈何地遵守医院的日程安排和治疗护理等要求，能与周围人交往，能接受护士对自己的照顾，以满不在乎的态度对待父母来院探望或离去。有人陪护的患儿，以上三个阶段的心理反应不突出，主要表现为拒绝医护人员，刚到床前就搂住母亲大哭不止，使查体、注射等治疗、护理难以进行。

针对幼儿期的住院患儿，护士应采取的心理护理措施有：

（1）有责任心地护理患儿　了解患儿表达需要和要求的特殊方式，护理中尽可能接近患儿原有的生活习惯，使其感到亲切。以患儿能够理解的语言讲解医院的环境、生活安排。

（2）有意识地多与患儿沟通　运用沟通技巧，多与患儿交谈，鼓励其谈论自己喜欢的事情，并注意倾听，以促进患儿语言能力的发展，防止因住院使小儿在语言方面的发育迟缓，同时也使小儿获得情感上的满足。

（3）注意对患儿行为方面的护理　允许患儿以哭闹的方式发泄自己的不满情绪，对患儿入院后出现的反抗予以理解；不要当众指责患儿的退行性行为，而是在病情允许时努力帮助其恢复；为患儿创造表现其自主性的机会，如自己洗手、吃饭等，满足其独立行动的愿望。

3.学龄前期

学龄前患儿智能发展更趋完善，思维能力进一步提高，主动控制和调节自己行为的能力逐渐增强。他们住院时存在的主要的心理问题仍然是：分离性焦虑，惧怕陌生环境，怀疑被父母遗弃，担心身体的完整性因疾病或治疗受到破坏，但表现较温和，如悄悄哭泣、难以入睡、不能按时按量吃饭等。应注意引导患儿把情感和注意更多地转移到游戏、绘画等活动中，以此控制和调节自己的行为。

针对学龄前期的住院患儿，护士应采取的心理护理措施有：

（1）重视患儿入院时的介绍　病房环境及同病室的其他小病友，使之尽快熟悉环境、同伴，帮助其减轻陌生感。以患儿容易理解的语言，解释所患的疾病、治疗护理的简要过程及其必要性，使患儿清楚疾病和住院治疗不会对自己的身体构成威胁。

（2）根据患儿的病情组织适当的游戏活动　用讲故事、做游戏、看电视、绘画等方法，使患儿参与愉快的活动，忘记痛苦烦恼，发泄恐惧心理，减少焦虑情绪。也可组织一些治疗性的游戏，分别扮演医护的不同角色，模拟打针、手术等操作，在游戏中较好地理解治疗原理，表达、发泄情感，并促进患儿主动遵守各项制度，配合医护工作。

（3）鼓励患儿参加一些力所能及的工作　在病情允许时，鼓励患儿适当地自我照顾，使患儿看到自己的作用，帮助其树立自信心。

4.学龄期

此阶段小儿的日常生活已从游戏为主转为学校学习为主，学校生活在他们心目中占有相当的位置。接触的范围更广，能更好地控制自己，住院与父母暂时分离并不是焦虑的主要原因，入院后的焦虑与不安主要来自学校分离。主要的心理反应为：与同学分离，感到孤独；耽误了学习，担心会落后；对疾病缺乏了解，害怕病情恶化、自己会残疾或死亡；比较注意医护人员查房时的表情、动作、讨论等，以此作为对自己病情的估计；因怕羞而不愿配合体格检查；唯恐因自己住院给家庭造成严重的经济负担而感到内疚。由于此阶段患儿自尊心较强、独立性增加，尽管心理活动很多，但表现比较隐匿，努力做出若无其事的样子来掩盖内心的恐慌，所以更需要关怀。

针对学龄期的住院患儿心理护理应注意：

（1）和患儿交谈 要与患儿开诚布公地交谈，介绍有关病情、治疗和住院的目的，解除患儿疑虑，取得患儿信任，密切护患关系。

（2）帮助患儿与学校保持联系 鼓励患儿给同学打电话等，允许同学来医院探视，交流学习情况，使其感觉到自己仍是集体的一员，仍属于学校的学生。

（3）组织学习活动，增强战胜疾病的信心 在与患儿共同计划一日生活安排时，一定要包括学习，鼓励患儿每日定时坚持学习，使其保持信心。这意味着疾病可以"治疗"，并可回到学校，不因住院而荒废学业。

（4）关心患儿 注意听取患儿的意见，并尽量满足他们合理的要求，对患儿进行体格检查及各项操作时，要采取必要的措施维护患儿的自尊。提供自我护理的机会，发挥他们独立自主的能力，引导他们情绪稳定地接受治疗。

（二）住院临终患儿的心理护理

临终患儿心理反应与其对死亡的认识有关。影响因素包括：对疾病的理解、家长的情绪和举动、目前身体痛苦的程度、年龄、性格等。

婴幼儿尚不能理解死亡，因此，应允许其家长守护在身边做一些力所能及的护理、适当的照顾，使患儿在濒死时，其父母和最喜爱的玩具能陪伴在身边。

学龄前小儿对死亡的概念仍不清楚，他们认为死亡是暂时的，像睡觉一样，不知道死后不能复生，还会把死亡与自己的不良行为联系起来，认为死亡是对不良行为的一种惩罚。而呼吸困难、疼痛等疾病带来的痛苦使他们难以忍受，护理人员应采取措施尽量减少临终患儿的痛苦，操作时稳、准、轻、快；应及时满足其心理、生理需要，如父母的陪伴、搂抱等，以耐心、细致的护理服务支持患儿。

学龄期小儿开始认识死亡，但10岁前的小儿并不理解死亡的真正意义，不能将死亡与自己直接联系起来。病痛的折磨及与亲人的分离使他们难以忍受。10岁以后，小儿对死亡有了和成人相似的概念，逐渐懂得死亡是生命的终结，是普遍存在且不可逆转的，自己也不例外，并把死亡和痛苦联系起来，因此，惧怕死亡。心理护理时要认真面对患儿提出的死亡问题并给予回答，但因小儿性格的不同，避免给予预期死亡的时间，随时观察患儿情绪的变化，使其从最爱的人那里得到支持与鼓励，帮助其平静地死去。

患儿死后，护士要理解、同情家长的痛苦心情，在劝解、安慰家长的同时，尽量满足家长在患儿身边多停留一些时间等要求；医院应安排僻静的场所，让家长发泄内心的悲痛。

第二节　小儿用药护理

药物治疗是疾病综合治疗中的重要组成部分，合理及时的用药可促进患儿康复，但药物的不良反应亦会同时给患儿带来不良影响。小儿正处于生长发育阶段，肝、肾功能不成熟，不同年龄小儿药物在体内的吸收、分布、代谢及排泄过程各有差异，因此，小儿用药须慎重、准确、针对性强，做到合理用药。

一、小儿用药特点

神经系统发育尚未成熟，氨茶碱易引起神经系统的过度兴奋；新生儿应用吗啡可有明显的呼吸中枢抑制作用；对巴比妥类的耐受性较高，其用量按体重计算较成人偏大。

小儿肝脏解毒功能尚未发育成熟，尤其新生儿、早产儿时期，肝脏酶缺乏延长了药物的半衰期，新生儿因葡糖醛酸转移酶不足，应用氯霉素可引起"灰婴综合征"。

新生儿特别是未成熟儿的肾脏排泄功能不成熟，磺胺、卡那霉素等从肾脏排泄的药物，排出慢、易蓄积中毒，故不宜使用或减量使用。

乳儿可受母亲用药的影响，乳母用药后，有些药物在乳汁中含量较大，可以影响乳儿，放射性药物、抗癌药、抗甲状腺激素药物，在乳汁中浓度较高，哺乳期应禁用。

氯霉素可抑制造血功能，链霉素能损害听神经等。较长时间应用抗生素，易造成肠道菌群失调。肾上腺皮质激素长期使用，可抑制骨骼生长，降低机体免疫力，应严格掌握使用指征，在诊断未明确时避免滥用，以免掩盖病情；患水痘时用此药可使病情加重，应禁止使用。

二、给药方法

根据患儿的年龄、疾病种类、病情轻重，选择给药剂型、给药途径、给药时间、给药次数。

（1）口服法 口服法是最常用的给药方法，对患儿身心的不良影响小，条件许可时应尽量采用口服给药。对儿童应鼓励其自己服药；对婴幼儿，可将药片捣碎加水调匀，抱起小儿或抬高其头部后喂服，以防呛咳。

（2）注射法 此法给药比口服法起效快，急重症及呕吐的患儿多用。常用肌内注射、静脉推注及静脉滴注法。其特点是对小儿精神刺激较大，易造成患儿恐惧，宜在注射前做适当解释，注射中给予鼓励。肌内注射次数过多易造成臀肌损害，使下肢活动受影响；静脉推注多用于抢救，在推注时速度要慢，并密切观察，勿使药液外渗；静脉滴注不仅用于给药，还可补充水分及营养，供给热量等，在临床应用广泛，需根据患儿年龄、病情调控滴速，避免进入液体过多。

（3）外用药 以软膏为多，也有水剂、混悬剂、粉剂等，使用时应注意勿使药物误入眼、口而发生意外。

（4）其他方法 雾化吸入较常应用，鼻饲法一般用于昏迷的患儿用胃管灌入只能口服的药物，灌肠给药、含剂、漱剂在小儿时期使用不便，应用较少。

三、药物剂量计算

（1）按体重计算 这是最常用、最基本的计算方法，计算公式为：

每日（次）剂量=每日（次）每千克体重所需药量 × 患儿体重（kg）

体重应按患儿实际所测结果，使药物剂量更加准确。若计算结果超出成人剂量，则以成人量为限。

（2）按体表面积计算 由于许多生理过程（如基础代谢、肾小球滤过率等）与体表面积关系密切，按体表面积计算药物剂量较其他方法更为准确，但计算过程相对复杂。计算公式为：

每日（次）剂量=每日（次）每平方米体表面积所需药量 × 患儿体表面积（m²）

小儿体表面积可按下列公式计算，也可按"小儿体表面积图或表"求得。

体重≤30kg小儿体表面积（m²）=体重（k）× 0.035+0.1

体重＞30kg小儿体表面积（m²）=［体重（kg）-30］× 0.02+1.05

（3）按年龄计算 用于剂量幅度大，不需精确计算的药物，如止咳药、营养药等。

（4）以成人剂量折算 不作为常规使用的计算方法，仅用于某些未提供小儿剂量的药物，剂量多偏小。计算公式为：

$$小儿剂量 = 成人剂量 × 小儿体重（kg）/ 50$$

采用以上各种方法计算的结果，要结合小儿的具体情况，定出较为确切的药物用量。新生儿肾功能不足，一般用药剂量应偏小。同一种药在治疗不同疾病时的剂量可有较大差异，如用青霉素治疗化脓性脑膜炎时其剂量较一般感染时的用量要大几倍。

第三节 营养不良护理

一、概述

营养不良（malnutrition），又称为蛋白质-能量缺乏性营养不良（protein-energy malnutrition，PEM），是由于机体能量和（或）蛋白质摄入不足或吸收障碍而引起的一种慢性营养缺乏症。主要临床特征为体重减轻，皮下脂肪减少或水肿，常伴有各器官不同程度的功能障碍。

由于蛋白质、脂肪长期供给不足，导致自身组织被消耗，从而产生一系列病理生理的改变。如由于糖原不足或消耗过多导致的低血糖症；体内脂肪大量消耗，使血清胆固醇下降；蛋白质供给不足而消耗增加，形成负氮平衡，致血清蛋白下降，低蛋白性水肿。细胞外液常呈低渗状态，血钙、血钾偏低，并伴有锌、硒等微量元素缺乏；消化液及酶分泌减少，活性减低，影响各种营养素消化吸收；心肌收缩力减弱，心排血量减少，血压偏低，脉搏细弱；肾浓缩能力减低，尿相对密度下降；神经系统调节功能失常，反应迟钝，条件反射不易建立；细胞和体液免疫功能低下，易并发各种感染。

治疗原则：本病现无特异性的治疗，多采取综合性措施，包括调整饮食、补充营养素，促进消化和改善代谢功能，去除病因，治疗原发病和并发症。本病多能治愈，但重度营养不良患儿生长发育所受影响较为明显，智力发育迟缓可能是永久性的，年（月）龄越小，其远期影响越大。

二、护理

（一）护理评估

1.健康史

（1）喂养因素　长期摄食不足，如母乳不足又未及时添加辅食；人工喂养儿食物的质和量不当，如长期喂哺单纯淀粉食物，缺乏蛋白质和脂肪；骤然断乳，婴儿还不能适应新的哺喂食物；能量需要量增加，供给量却不足；小儿饮食习惯不良，如吃饭不定时、厌食、偏食等均可引起营养不良。

（2）疾病因素　疾病影响食欲，妨碍食物的消化、吸收和利用，如消化系统疾病、各种酶缺乏所致的吸收不良综合征，肠寄生虫病、结核病、麻疹、某些消化道先天畸形（如唇裂、腭裂、先天性肥大性幽门狭窄或贲门松弛等），以及严重的先天性心脏病均可导致喂养困难；某些遗传性代谢障碍和免疫缺陷病也可影响食物的消化、吸收和利用，引起营养不良。

（3）先天因素　早产、多（双）胎易引起营养不良；宫内感染、孕母疾病可致营养低下；胎盘或脐带结构与功能异常可导致胎儿营养不足或宫内生长发育阻滞，常成为婴儿营养不良的先天条件。

重度营养不良大多由多种因素所致。

2.身体状况

体重不增是营养不良患儿的早期症状。随营养失调日渐加重，表现逐渐消瘦，出现体重下降，皮下脂肪逐渐减少至消失。皮下脂肪减少的顺序为：腹部→躯干→臀部→四肢→面部。

临床上根据患儿体重及身高减少情况将营养不良分为3种类型。①体重低下型：是指患儿体重低于同年龄、同性别参照人群值的均值减2个标准差。②生长迟缓型：是指患儿身高低于同年龄、同性别参照人群值的均值减2个标准差；此指标多反映小儿患慢性营养不良。③消瘦型：患儿体重低于同性别、同身高参照人群值的均值减去2个标准差；此指标主要反映患儿近期、急性营养不良的状况。

临床上还依据病情将患儿营养不良的程度划分为轻度（Ⅰ度）、中度（Ⅱ度）、重度（Ⅲ度），患儿不同程度营养不良的临床表现见表2-1。

表2-1 婴幼儿不同程度营养不良的临床特点

营养不良程度			
类别	Ⅰ度（轻）	Ⅱ度（中）	Ⅲ度（重）
体重低于正常均值	15%～25%	25%～40%	40%以上
腹部皮褶厚度	0.8～0.4 cm	<0.4 cm	消失
身高（长）	正常	低于正常	明显低于正常
消瘦	不明显	明显	皮包骨样
皮肤	干燥	干燥、苍白	苍白、干皱、无弹性
肌张力	正常	明显降低、肌肉松弛	肌张力低下、肌肉萎缩
精神状态	正常	烦躁不安	萎靡、反应低下、控制与烦躁交替

应及时测量身高、体重、皮下脂肪厚度，并与同年龄、同性别参照人群进行比较，同时，还要了解辅助检查情况，如血清蛋白浓度、血糖是否下降，微量元素是否缺乏等，判断营养不良及其程度。

3.心理-社会状况

了解家长对小儿喂养知识的掌握情况，对营养不良疾病的性质、发展以及防治的认识程度，了解患儿家庭成员组成（是否为多胎等）及家庭经济状况等。

4.辅助检查

最具特征的指标是血清蛋白降低，胰岛素样生长因子I水平下降。还有血糖和胆固醇水平下降，血清蛋白量、总蛋白量降低，多种血清酶活性降低，以及维生素、矿物质缺乏等辅助指标。

（二）护理诊断

（1）营养失调（低于机体需要量）　与能量、蛋白质长期摄入不足和（或）需要、消耗过多有关。

（2）生长发育改变　与营养素缺乏，不能满足其生长发育的需要有关。

（3）潜在并发症　感染、低血糖、维生素A缺乏。

（三）护理目标

（1）依照均衡营养的原则，增加营养素摄入的品种和数量，患儿体重逐渐增加。

（2）患儿不发生感染、低血糖、贫血、腹泻等并发症。

（3）患儿的体重、身高等指标显示达到同年龄组的正常值。

（4）家长能熟悉小儿营养及喂养的有关知识，掌握正确的小儿喂养方法。

（四）护理措施

1.饮食管理

根据营养不良的程度、消化吸收能力和病情，逐渐调整饮食的量及种类。原则是：由少到多、由稀到稠、循序渐进，直至恢复正常饮食。

（1）轻度（中度）营养不良　患儿消化功能尚好，在维持原膳食的基础上，增添含蛋白质和热能较高的食物。开始每日可供给能量250～330 kJ／kg（60～80 kcal／kg），蛋白质每日3 g／kg。以后逐渐递增至每日585 kJ／kg（140 kcal／kg）、蛋白质每日3.5～4.5 g／kg时，体重可获满意增长，待体重接近正常后，恢复供给小儿正常需要量。

（2）中、重度（Ⅱ、Ⅲ度）营养不良　患儿的消化能力弱，对食物的耐受性差，饮食调整应循序渐进。开始每日供给能量165～230 kJ／kg（45～55 kcal／kg）逐渐增至每日500～727 kJ／kg（120～170 kcal／kg），蛋白质从开始的每日2 g／kd渐增至每日3.0～4.5 g／kg。待体重接近正常后，再恢复供给正常生理需要量。

（3）母乳喂养　患儿根据食欲"按需哺乳"，人工喂养患儿应给予稀释牛乳或脱脂乳，适应后逐渐增至全乳，待体重恢复接近正常值时再添加适宜的高蛋白质辅助食品。

（4）补充维生素及微量元素　在给患儿添加辅食或膳食中，应添加富含维生素和微量元素的食物，由少量开始，逐渐添加。

2.遵医嘱给助消化药

促进消化，改善食欲，如口服各种消化酶和B族维生素等。必要时少量多次输血或给氨基酸、脂肪乳等静脉高营养液。因患儿体液量相对较多，而心、肾功能较差，输液速度宜慢。

3.观察病情，预防并发症

（1）预防感染的护理　居室内保持适宜的温度、相对湿度，每日通风2次，每次至少15min，有条件者每周室内紫外线消毒1次。减少探视，必要时隔离；注意饮食卫生，小儿的餐具要经常消毒（煮沸消毒），养成良好的个人卫生习惯；易发生口腔炎，注意做好口腔护理。

（2）预防低血糖的护理　患儿早晨容易出现低血糖，表现为出汗、肢体冷、脉弱、血压下降和呼吸暂停等症状，一旦出现低血糖，需遵医嘱立即静脉注射25%~50%葡萄糖注射液进行抢救。

（3）其他　对维生素A缺乏引起的眼干燥症患儿，可用生理盐水湿润角膜及涂抗生素眼膏，同时补充维生素A制剂。腹泻、呕吐的患儿易发生酸中毒，严重病例可发生低血压、心力衰竭，有生命危险。发现病情应及时报告医生，并做好抢救准备。

4.生长发育监测

应每日记录进食情况及对食物的耐受情况，定期测量体重、身高和皮下脂肪的厚度，以判断患儿身体恢复情况。

三、健康教育

（1）以适当方式向患儿家长介绍营养不良患儿的常见病因、预防和护理方法。

（2）指导家长具体的营养知识和科学喂养知识，预防患儿各种感染性疾病，注意做好小儿生长发育监测等。

第四节　维生素 D 缺乏病护理

一、维生素 D 缺乏性佝偻病

（一）概述

维生素D缺乏性佝偻病（vitamin D deficiency rickets）是由于小儿体内维生素D不足使钙、磷代谢紊乱，产生的一种以骨骼病变为特征的慢性营养不良性疾病。本病多见于3岁以下幼儿，北方发病率高于南方，是我国儿科重点防治的"四病"（维生素D缺乏性佝偻病、小儿营养性缺乏性贫血、肺炎、婴幼儿腹泻）之一。

维生素D是脂溶性维生素，目前已知D族维生素至少有10种，但对人体最重要的是维生素D2（麦角维生素D）和维生素D3（胆钙化醇）。维生素D2是由紫外线照射植物中的麦角维生素D产生，但在自然界的存量很少。维生素D3是由人体皮肤内含有的7-脱氢胆固醇经日光中紫外线照射转变而成。维生素D2、维生素D3对人体的作用和作用机制完全相同。

小儿体内维生素D来源可分为内源性和外源性两种。胎儿通过胎盘从母体中获得和经过日光（紫外线）照射皮肤产生的维生素D为内源性来源。早期新生儿体内维生素D水平与母体内维生素D水平及胎龄有关。皮肤日照合成的维生素D是人体维生素D的主要来源。按照我国小儿衣着习惯，仅暴露面部和上肢前臂，每日户外活动2 h接受日光照射即可满足维生素D的需要。依靠摄取食物和补充维生素D制剂而获得的维生素D为外源性的来源。含维生素D的天然食物并不多，以鱼肝、鱼油含量最丰富，鸡蛋、乳牛肉、黄油或咸水鱼较高，牛乳和人乳的维生素D含量较低，蔬菜、水果和谷物中几乎不含维生素D。

维生素D的主要生理功能：促进肠道对钙、磷吸收；促进肾近曲小管对钙、磷的重吸收以提高血钙、血磷的浓度；促进成骨细胞功能，使血中钙、磷向骨质生长部位沉着，形成新骨；也促进破骨细胞活动，使旧骨中骨盐溶解，运到血中的钙、磷增加，从而使细胞外液中钙、磷浓度增高。

（二）病因与发病机制

1.病因

（1）维生素D摄入不足　维生素D摄入不足是维生素D缺乏性佝偻病的主要原因。内源性维生素D主要通过皮肤在日光中的紫外线照射下合成，而外源性维生素D则来源于食物，如动物肝脏、鱼肝油、蛋黄等。然而，这些食物中的维生素D含量往往较低，难以满足婴幼儿对维生素D的需求。即使在母乳喂养的情况下，如果婴儿户外活动少，也会导致维生素D摄入不足。

（2）日光照射不足　日光照射不足是维生素D缺乏的另一主要原因。紫外线照射皮肤能够合成维生素D3，是维生素D的重要来源。然而，由于居住在高纬度地区、阴雨天气多、空气污染严重、城市高层建筑阻挡紫外线以及婴幼儿长期缺乏户外活动等因素，均可能导致内源性维生素D生成不足。

（3）生长速度过快　婴幼儿和儿童在生长发育过程中，如果生长速度过快，对维生素D和钙的需求量会相应增加。如果此时维生素D和钙的摄入不足，就容易导致佝偻病的发生。早产儿、双胎婴儿因生长速度快和体内储钙不足，更易患佝偻病。

（4）食物中钙磷比例不当　钙和磷是构成骨骼的重要成分，食物中钙磷比例不当或钙含量过低都会影响骨骼的正常发育。维生素D有助于促进钙和磷的吸收和利用，如果维生素D缺乏，也会影响钙磷的吸收。人乳中钙磷比例适宜（2∶1），易于吸收，而牛乳虽然钙磷含量较高，但比例不当（1.2∶1），吸收率较低。

（5）疾病及药物影响　胃肠道或肝胆疾病会影响维生素D的吸收；肝、肾严重损害可致维生素D羟化障碍；长期服用抗惊厥药物如苯妥英钠、苯巴比妥等可加速维生素D的分解和代谢，导致体内维生素D不足。糖皮质激素具有对抗维生素D对钙的转运作用，也会影响钙的吸收。

2.发病机制

维生素D缺乏时，肠道钙、磷吸收减少，血中钙、磷下降。血钙的降低可刺激甲状旁腺素（PTH）分泌增加，加速旧骨吸收，骨盐溶解、释放出钙、磷，使血钙得到补偿，维持在正常或接近正常水平；同时大量的磷经肾排出，使血磷降低，钙磷乘积下降，当钙磷乘积降至40以下时，骨盐不能有效地沉积，致使骨样组织增生，旧骨质脱钙，碱性磷酸酶分泌增多，临床上产生一系列骨骼症状和血生化改变。

（三）护理

1.护理评估

1）健康史

（1）孕母状况　孕母患严重软骨病或妊娠晚期体内严重缺乏维生素D者，可致新生儿佝偻病。

（2）日光照射不足　小儿接受日光照射不足，特别是寒冷季节，日照时间短，户外活动少的地区，小儿佝偻病发病率明显增高。

（3）摄入不足　乳类含维生素D量较少，单纯母乳喂养或牛乳喂养又未及时添加富含维生素D的食物或饮食结构不合理，也可致病。

（4）生长发育快早产儿、多胎儿生长发育速度较快，对维生素D的需要量大，可导致维生素D的相对缺乏。

（5）疾病及用药史　胃肠道疾病或肝、胆疾病都影响维生素D的吸收。如小儿腹泻、慢性呼吸道感染、肝炎综合征等疾病均可影响维生素D和钙、磷的吸收。抗癫痫药物能缩短维生素D半衰期，长时间服用可致维生素D缺乏。

2）身体状况

本病好发于3个月~3岁小儿，以非特异性神经精神症状出现最早，继而出现生长中的骨骼改变，肌肉松弛及生长迟滞，免疫力低下等。临床上将其分为佝偻病初期、激期、恢复期和后遗症期，其中初期和激期统称为活动期。

（1）初期　一般在婴儿3个月左右发病。主要表现神经精神症状，多汗、烦躁、夜间啼哭、睡眠不安等。尤其头部多汗，致婴儿摇头擦枕，出现枕秃，此期常无明显骨骼改变。生化检查血钙浓度正常或稍低，血磷浓度降低，钙磷乘积稍低（30~40），此期可持续数周或数月，未及时诊治者可发展为激期。

（2）激期　此期神经精神症状更为显著，主要表现是骨骼改变和运动功能发育迟缓。

骨骼改变主要包括头部、胸部、四肢和脊柱的改变。①头部：颅骨软化（多见于3~6个月的婴儿），按压如乒乓球样；头颅畸形，8~9个月婴儿易发生"方颅"；前囟闭合迟，可迟至2~3岁才闭合；出牙延迟，严重患儿牙齿排列不齐，牙釉质发育不良。②胸部：肋骨串珠，肋骨与肋软骨交界区呈钝圆形隆起像串珠状，以第7~10肋最明显；向内隆起，可压迫肺部而致局部肺不张，并易患肺炎；胸廓畸形，因肋骨软化呼吸时被膈肌牵拉而向内凹陷，形成肋膈沟，称赫氏沟；肋缘外翻，肋骨骺端内陷，胸骨外突，形成鸡胸；剑突区内陷，形成漏斗胸。③四肢：腕、踝部膨大，由于骨样组织增长而致腕、踝部也呈钝圆形隆起，形成佝偻病"手镯"与"脚镯"，以腕部较明显；下肢畸形，下肢长骨缺钙，且因承受重力作用，加以关节处韧带松弛，造成"O"形腿或"X"形腿，严重者可发生病理性骨折。④脊柱侧弯或后突畸形：严重者会出现扁平骨盆，女性患儿成年后可致难产。

肌肉关节松弛：全身肌张力低下，关节松弛而有过伸现象，小儿颈项软弱无力，坐、站、行等发育较晚。腹肌张力减退时，腹部膨隆呈蛙腹状。重症患儿条件反射形成缓慢，情感、语言及动作发育落后。

（3）恢复期　经治疗后临床症状减轻或接近消失，精神活泼，肌张力恢复。

（4）后遗症期　多见于3岁以上的小儿，临床症状消失，还有不同程度的骨骼畸形，轻、中度佝偻病治疗后很少留有骨骼改变。由于本病多发生在3岁以下幼儿，重症患儿遗留有骨骼畸形者，随着年龄增长对自身形象和运动能力的感知以及与同龄人产生的差异，容易引起自卑等不良心理活动，从而影响其心理健康及社会交往。家长对因缺乏营养知识和喂养知识而致孩子患病感到内疚，又因担心遗留骨骼畸形而产生焦虑，渴望接受健康指导。

3）心理-社会状况

佝偻病患者由于面容、身体残疾、四肢功能障碍等，容易受到周围其他人的异样眼光，这可能导致患者感到过度自卑和抑郁，长期的心理压力还可能使患者的性格发生改变，变得不愿与人接触，甚至产生暴躁情绪。由于面容和身体的残疾，可能在社会交往中遇到障碍，难以融入集体生活。这可能导致他们孤立无援，进一步加重心理负担。而且治疗佝偻病需要一定的医疗费用和时间投入，这可能对患者的家庭造成一定的经济负担。长期的治疗和康复过程也可能影响家庭成员的正常工作和生活。了解患者的生活环境及家庭经济情况，以及小儿的日常活动情况，是全面评估病情与社会支持体系的重要环节。

4）辅助检查

佝偻病各期血液生化改变情况见表2-2。

表2-2 佝偻病各期血液生化改变

类别	初期	激期	恢复期	正常值
血清钙	短期下降以后正常	降低	逐渐恢复	10 ~ 11.0 mg / mL （2.25 ~ 2.75 nmol / L）
血清磷	降低	更低	恢复最快	1.3 ~ 2.3 mmol / L
钙磷乘积	< 35	< 30	> 30	> 40
碱性磷酸酶	稍增高	更高	恢复最慢	107.1 ~ 214.2 U/L

2.护理诊断

（1）营养失调（低于机体需要量） 与接受日光照射不足和维生素D摄入不足等有关。

（2）有感染的危险 与免疫功能低下有关。

（3）潜在并发症 维生素D中毒和骨骼畸形。

3.护理目标

患儿能获得适量的维生素D，症状改善。

4.护理措施

1）补充维生素D

（1）增加日照时间　根据不同年龄及不同季节，选用不同方法，主要是进行户外活动或游戏。夏季可在树荫或阴凉处进行，其他季节可开窗或在背风处进行，在不影响保暖的情况下尽量暴露皮肤。每日接受日光照射由10 min逐渐延长至2 h；每日不少于1~2 h。

（2）补充富含维生素D、钙的食物　如母乳、肝、蛋、蘑菇等，无母乳者哺以维生素D强化牛乳或乳粉。

（3）按医嘱补充维生素D制剂和钙剂　初期给予维生素D每日5 000~10 000 IU，后期给予每日10 000~20 000 IU，口服给药，连用1个月后改为预防量（每日400~800 IU）至2岁，北方地区可延长至3岁。重症或伴有其他疾病及不能坚持口服者，可肌内注射维生素D 330万IU或维生素D 240万IU，初期注射1次，后期重复1~2次（每次相隔2~4周），末次注射1个月后用预防量口服。

注意事项：①浓缩鱼肝油滴剂约含维生素D 5 000 IU／g和维生素A 10 000 IU／g，剂量大时有发生维生素A中毒的可能，可使用单纯维生素D制剂；②因维生素D是油剂，注射时应选择较粗的针头，做深部肌内注射，以保证药物充分吸收，每次应更换注射部位，以免发生硬结。若已发生硬结应及时热敷；③对3个月以下患儿及有手足抽搐症病史的患儿，在使用大剂量维生素D前2~3日至用药后2周需按医嘱加服钙剂，每日1~3 g，以防发生抽搐；④口服浓缩鱼肝油滴剂时，可将其直接滴于舌上或食物上，以保证用量。

2）对烦躁、睡眠不安、多汗的患儿的护理

每日清洁皮肤，勤洗头，勤换内衣和枕套。重症患儿应避免过早、过久地坐、站、走，以免发生骨骼畸形。鼓励患儿多采取卧位，恢复期再开始活动。护理操作时动作要轻柔，不可用力过大或过猛，以防发生骨折。

3）预防维生素D中毒的护理

严格按医嘱应用维生素D制剂，不得擅自加量，防止维生素D中毒。维生素D过量可致中毒，中毒表现有厌食、呕吐、头痛、腹泻、多尿等，发现中毒症状应暂停补充维生素D，并及时通知医生。

4）预防感染

保持室内空气新鲜，防止交叉感染。

（四）健康教育

（1）传授知识　以适当方式向患儿家长传授有关佝偻病的预防、治疗和护理知识；指导其科学喂养及合理配餐的方法。

（2）介绍佝偻病的预防方法　①从孕期开始应多晒太阳，饮食应含有丰富的维生素D、钙、磷和蛋白质等营养物质。对冬、春季妊娠或体弱多病者，可于妊娠7~9个月给予维生素D 10万~20万IU，1次或数次，同时使用钙剂；②新生儿应提倡母乳喂养，于生后1~2周开始，每日口服维生素D 500~1000 IU，连续服用，不能坚持口服者可给予维生素D 10万~20万IU，1次肌内注射（可维持2个月）；③婴幼儿应及时添加辅食，多晒太阳，平均每日户外活动应在1h以上；每日口服维生素D 400~800 IU或于冬季1次口服或肌内注射维生素D：我国北方地区的小儿20万~40万IU，南方地区的小儿10万~20万IU，同时给予钙剂。

（3）示范矫正的方法　若患儿已有骨骼畸形，可向患儿家长示范矫正的方法，如：胸部畸形可让小儿作俯卧位抬头扩胸运动；下肢畸形可作肌肉按摩（"O"形腿按摩外侧肌群，"X"形腿按摩内侧肌群），增强肌张力，促使畸形的矫正。畸形严重者可指导手术矫治事宜。

（4）改善环境　改善社区环境污染状况，改善居住条件，增加户外活动时间。

二、维生素D缺乏性手足搐搦症

（一）概述

维生素D缺乏性手足搐搦症（tetany of vitamin D deficiency）又称佝偻病性低钙惊厥，多见于1岁以内小儿，尤以3~9个月儿发病率最高，冬春季多发。主要是由于维生素D缺乏，致血钙离子降低，使神经肌肉兴奋性增强，引起局部或全身肌肉抽搐，出现惊厥、喉痉挛或手足搐搦等表现。

由于维生素D缺乏使血钙下降，而甲状旁腺不能代偿性分泌增加，使骨钙不能及时游离人血，血磷正常，而血钙继续降低。人体正常血钙浓度为2.25~2.27 mmol／L

（0.09～0.11 mg／ml），当总血钙低于1.75～1.88 mmol／L（0.07～0.075 mg／ml）或离子钙低于1.0 mmol／L（0.04 mg／ml）时，可引起神经肌肉兴奋性增高，出现惊厥或手足搐搦。

（二）病因与发病机制

1.病因

（1）维生素D摄入不足 日常饮食中维生素D的摄入量不足是主要原因之一。维生素D主要存在于少数天然食物中，如鱼肝油、深海鱼类（金枪鱼、鲑鱼等）和蛋黄等，若这些食物摄入不足，则容易导致维生素D缺乏。不良生活习惯也是导致维生素D摄入不足的原因之一，如长期居家活动、不注意运动锻炼等，减少了机体日晒的时间，从而影响了体内维生素D的合成。

（2）消化吸收障碍 消化道疾病如长期腹泻、肝胆疾患等，可影响维生素D及钙的吸收，导致体内维生素D和钙的含量下降。先天性1－α羟化酶缺乏的患者，不能产生足够的活性维生素D（1，25－（OH）$_2$D），也会影响钙的吸收。

（3）其他因素 季节变化也可能影响维生素D的合成。春季发病率较高，可能是因为冬季婴儿较少接触日光，导致维生素D缺乏至春季时已达顶点，而春季开始接触日光后，体内维生素D骤增，血磷上升，钙磷乘积达到较高水平，大量钙沉着于骨骼，导致血钙暂时下降而发病。年龄因素也需考虑，发病年龄多在6个月以下，这与婴儿生长发育快、需要钙质较多且维生素D储备不足有关。

2.发病机制

维生素D缺乏性手足搐搦症的发病机制主要涉及血钙的降低和神经肌肉兴奋性的增高。

（1）血钙降低 当维生素D缺乏时，钙的吸收变差，血钙下降。甲状旁腺在血钙降低时会受到刺激而显示继发性功能亢进，分泌较多的甲状旁腺素，使尿内磷的排泄增加，并促使骨骼脱钙以补充血钙的不足。然而，在甲状旁腺代偿功能不全时，血钙即不能维持正常水平。血钙降低至一定水平（如血清总钙量低于1.75～1.88 mmol/L或游离钙低于1 mmol/L）时，即可出现抽搐症状。

（2）神经肌肉兴奋性增高 血钙降低导致神经肌肉的兴奋性增高，从而引发惊厥、手足搐搦和喉痉挛等症状。这些症状的出现与血钙降低的程度并不完全一致，但神经肌肉兴奋性的增高是发病的关键机制。

（三）护理

1.护理评估

1）健康史

（1）了解患儿的出生季节、生活居住地区，有无日光照射不足的情况，如室外活动少等。

（2）了解患儿出生史，是否为早产儿、多胞胎儿，孕母是否有维生素D缺乏史。

（3）了解喂养史，是否为人工喂养，有无接受日光照射、补充维生素D。

（4）询问近期有无发热、感染、腹泻或接受大剂量维生素D情况。

2）身体状况

（1）典型症状　①惊厥：为婴儿期最常见的症状。常突然发生，两眼上翻，面肌、四肢抽动，神志不清。发作时间为数秒至数分钟不等，发作次数可数日1次或1日数次，发作时间长的患儿可伴口周发绀，发作后意识恢复，精神萎靡而入睡，醒后活泼如常，一般不发热，发作轻时患儿表现仅有短暂的双眼上翻、面肌抽动、神志清醒。②手足搐搦：多见幼儿和儿童，为突然手、足痉挛呈弓状，腕和掌指关节屈曲，手指伸直，大拇指内收紧贴掌心，足部距小腿关节（踝关节）伸直，足趾同时向下弯曲呈"芭蕾舞足"。③喉痉挛：喉部肌肉及声门突然痉挛，表现为声嘶、犬吠样咳嗽；呼吸困难、吸气时候鸣，哭闹时加剧；发绀、肺部呼吸音减弱或消失等，有时可突然发生窒息而导致死亡。其中以无热惊厥为常见。婴儿多发，一般预后良好。

（2）隐性体征　没有典型的发作症状时，可通过刺激神经肌肉而引出体征。①面神经征：以手指尖或叩诊锤叩击患儿颧弓与口角间的面颊部引起眼睑和口角抽动为面神经征阳性。新生儿可出现假阳性。②腓反射：用诊锤叩击膝下外侧腓骨小头上方腓神经处，引起足向外侧收缩即为阳性。③陶瑟征：用血压计的袖带包裹上臂，打气后使血压维持在收缩压与舒张压之间，5 min之内该手出现痉挛为阳性。

3）心理-社会状况

了解患儿家长对本病的认识程度，是否产生焦虑和恐慌，是否担心惊厥对小儿智力造成损害或担心害怕再次发作等，同时了解患儿的经济情况和居住条件以及小儿日常活动情况等。

4）辅助检查

血清钙降低（<1.75~1.88 mmol／L），而血磷正常或升高，尿钙阴性。

2.护理诊断

（1）有窒息的危险　与惊厥、喉痉挛发作有关。

（2）有受伤的危险　与惊厥有关。

（3）营养失调（低于机体需要量）　与维生素D缺乏有关。

（4）知识缺乏　家长缺乏对小儿惊厥及喉痉挛时的护理知识。

3.护理目标

（1）可以通过饮食调整、补充维生素D制剂等方式，纠正患儿体内的维生素D缺乏状态。

（2）能够迅速地控制惊厥、手足搐搦等症状，确保患儿生命安全。

4.护理措施

1）预防窒息的护理

（1）惊厥发作时，立即就地抢救，松开患儿衣领将患儿平卧，头转向侧位，以免误吸分泌物或呕吐物造成窒息，保持呼吸道的通畅。喉痉挛发作时，立即将患儿舌体轻轻拉出口外并立即通知医生，迅速在上下牙齿间置牙垫，以防止舌咬伤。备好气管插管用具，必要时行气管插管，保持呼吸道通畅，必要时加压给氧和进行人工呼吸。保持室内安静，避免家长大声呼叫，减少刺激，密切观察患儿呼吸情况及神志，并详细记录。

（2）按医嘱立即应用镇静剂控制惊厥和喉痉挛，常用有苯巴比妥肌内注射，或10%水合氯醛溶液保留灌肠（40～50 mg／kg），或地西泮静脉或肌内注射（0.1～0.3 mg／kg），静脉注射地西泮时宜慢（1 mg／min），以免过快而抑制呼吸。同时遵医嘱及时补充钙剂，降低神经、肌肉的兴奋性。常用10%葡萄糖酸钙溶液5～10 mL加10%～25%葡萄糖溶液10～20 mL缓慢静脉注射或静脉滴注，时间不少于10 min，若注射过快，可引起血钙突然升高发生心搏骤停。惊厥控制后可改为口服钙剂。

2）预防外伤的护理

发现患儿抽搐时应就地抢救，避免家属将患儿抱着摇晃或抱起跑入治疗室，以免外伤或加重抽搐，造成缺氧引起脑损伤，病床两侧应加床档，防止坠床，若患儿抽搐时处坐位，应立即轻放平卧于地或床上，以免摔伤，在没有抢救医疗条件或未有医生到场前可用指压（针刺）人中、十宣穴的方法来止惊。

3）合理喂养，补充D剂

按护理佝偻病患儿方法进行。

（四）健康教育

（1）向患儿家长讲解预防维生素D缺乏的相关知识。

（2）讲解患儿抽搐时的正确处理方法，如就地抢救，保持安静和呼吸道的通畅，松解衣扣，旋转适当体位，针刺或指压人中，并立即通知医护人员。

（3）指导患儿家长出院后按医嘱给小儿补充维生素D和钙剂，并强调口服钙剂时应与乳类分开，最好在两餐间服用，以免影响钙的吸收，平时注意多晒太阳，防止本病复发。

第五节　口炎护理

一、概述

口腔黏膜的炎症简称口炎（stomatitis），在婴幼儿时期常见，多由病毒、细菌、真菌或螺旋体引起。可单独发病，亦可继发于全身性疾病，如急性感染、腹泻、营养不良、久病体弱和B族维生素、维生素C缺乏等。若病变仅局限于舌、牙龈、口角，也可称为舌炎、牙龈炎或口角炎。食具消毒不严、口腔不卫生常常是导致口炎的诱因。

二、病因与发病机制

婴幼儿口腔黏膜干燥、柔嫩、血管丰富，有利于微生物繁殖。当食具消毒不严、口腔不卫生、营养不良、机体抵抗力下降时，寄生在小儿口腔、皮肤等处的正常菌群即可致病。

（1）鹅口疮（thrush）　又名雪口病，为白念珠菌感染所致，多见于新生儿及营养不良、腹泻、长期应用广谱抗生素或激素的患儿。

（2）疱疹性口炎（herpetic stomatitis）　由单纯疱疹病毒感染引起。1～3岁小儿多见，传染性强，可在集体托幼机构引起小流行。

（3）溃疡性口炎（ulcerative stomatitis）　主要由链球菌、金黄色葡萄球菌感染引起。多见于婴幼儿，急性感染、长期腹泻等机体抵抗力降低时，更利于细菌繁殖而致病。

三、临床表现

（1）真菌性口炎 又称鹅口疮，在口腔黏膜上出现白色或灰白色乳凝块样物质，最常见于颊黏膜，其次是舌、牙龈、上腭，甚至蔓延到咽部，起初呈点状和小片状，可逐渐融合成片，形似乳凝块，但不易拭去，若强行擦拭剥落后，局部黏膜可有出血。患处不红、不痛、不流涎，一般无全身症状。

（2）疱疹性口炎 有低热或高热，体温达38～40℃，在牙龈、舌、唇内和颊黏膜等处可见单个、一簇或几簇黄白色小水疱，迅速破裂后形成浅表溃疡凹面，上面覆盖白色模样渗出物，多个小溃疡可融合，周围有红晕，黏膜充血，有时累及上腭及咽部。口唇可红肿裂开，近口角及唇周皮肤可有疱疹，局部疼痛，出现流涎、拒食、烦躁、颌下淋巴结肿大。本病须与疱疹性咽峡炎鉴别，后者由柯萨奇病毒引起，多发生于夏秋季，疱疹主要在咽部和软腭，有时可见于舌，但不累及牙龈和颊黏膜，颌下淋巴结不肿大。

（3）溃疡性口炎 口腔黏膜充血水肿，常见于舌、唇内及颊黏膜处，可蔓延到唇及咽喉部。形成大小不等的糜烂或溃疡，溃疡表面有纤维素性炎性渗出物形成的假膜，常呈灰白色，边界清楚，易拭去，遗留出血的创面，但不久又被假膜覆盖。可有局部疼痛、流涎、拒食、烦躁等表现，常有发热，可达39～40℃，局部淋巴结肿大。

四、辅助检查

（1）血常规 溃疡性口炎患儿白细胞总数和中性粒细胞增多，而疱疹性口炎、鹅口疮患儿白细胞总数和中性粒细胞正常或降低。

（2）病原菌检查 真菌性口炎患儿，取白膜少许，加10%氢氧化钠1滴，可检出真菌菌丝及孢子。溃疡性口炎患儿取少许假膜涂片染色见大量细菌。

五、护理

（一）护理诊断

（1）口腔黏膜改变 与护理不当、理化因素刺激、口腔不洁、抵抗力低下等有关。评估患儿有无口腔黏膜颜色改变、异物形成；有无假膜、溃疡、小水疱形成等。

（2）疼痛 与口腔黏膜炎症有关。评估患儿喂养情况，进食时有无哭闹，有无流涎、烦躁、睡眠不佳的表现。

（3）体温过高　与感染有关。评估患儿有无体温升高，评估有无皮肤发红、触之发热感。记录其热型、体温的变化。

（4）知识缺乏　与家长及年长儿缺乏口腔炎预防及护理知识有关。评估患儿家属及年长儿有无进食后不漱口，有无偏食、挑食等不良饮食习惯等。

（二）护理目标

（1）患儿1～2周口腔黏膜恢复正常。

（2）患儿1 d疼痛减轻。

（3）患儿1～3 d使体温恢复正常。

（4）患儿家长能说出口炎的病因、懂得口炎的护理知识。

（三）护理措施

（1）口腔护理　进食后漱口，多喂温开水，保持口腔黏膜湿润和清洁。用3%过氧化氢溶液清洗溃疡面后涂1%甲紫或2.5%～5%金霉素鱼肝油，较大儿童可用含漱剂，清洗口腔以餐后1 h为宜，动作应轻快，避免呕吐。对流涎者，应及时清理口腔分泌物，保持皮肤干燥、清洁，避免引起皮肤湿疹及糜烂。

（2）减轻疼痛　避免喂过热、过冷、刺激性的食物，疼痛明显者在进食前局部涂2%利多卡因。

（3）维持体温正常　监测体温，当体温过高时，给予松解衣服、置冰袋等物理降温，必要时药物降温。

（4）指导局部涂药　教给家长口炎发生的原因及保持口腔卫生的方法，指导家长局部涂药的方法。涂药前应先将无菌纱布或干棉球放在颊黏膜腮腺管口处或舌系带两侧，以隔断唾液，然后用干棉球将病变部黏膜表面吸干净后方能涂药。涂药后，应嘱患儿闭口10 min，不可马上漱口、饮水或进食。

六、健康教育

（1）给家长讲解口炎发生的原因，教示口炎时饮水、饮食及局部涂药的方法。

（2）教育患儿养成良好的卫生习惯，进食后漱口，避免粗暴擦伤口腔。

（3）向家长宣传均衡营养对提高机体抵抗力的重要性，避免偏食、挑食，培养良好的饮食习惯。

第六节 小儿腹泻护理

一、概述

小儿腹泻（infantile diarrhea）又称腹泻病，是一组由多种原因引起的以腹泻、呕吐为主的临床综合征，严重者可引起脱水和电解质紊乱。本病为婴幼儿时期的常见病，发病年龄多在2岁以下，1岁以内者约占半数。夏秋季发病率最高。在发展中国家腹泻发病率很高，是造成小儿营养不良、生长发育障碍及死亡的重要原因之一。因此，预防和治疗腹泻是保护儿童健康、降低儿童死亡率的重要措施之一，也是我国儿科重点防治的"四病"之一。

二、病因与发病机制

（一）病因

（1）内因 婴幼儿期生长发育快，所需营养物质多，消化系统负担重，易发生消化功能紊乱，特别是新生儿正常肠道菌群尚未建立或因使用抗生素等引起肠道菌群失调，易患肠道感染；消化系统发育不成熟，胃酸和消化酶分泌少，消化酶活性低，对食物的耐受力差；胃内酸度低，胃排空较快，对进入胃内的细菌杀灭能力弱；血液中免疫球蛋白（尤以IgA）和肠道slgA（分泌型免疫球蛋白A）水平均较低；人工喂养儿不能从母乳中获得有很强的抗肠道感染作用的大量体液因子（如IgA、乳铁蛋白等）、巨噬细胞和粒细胞等成分，加上食具易污染，故人工喂养儿肠道感染发病率明显高于母乳喂养儿。

（2）外因 腹泻的外因可分为感染性因素和非感染性因素。前者包括病毒、细菌、真菌、寄生虫等肠内感染和肠外感染，后者包括饮食不当、气候、精神因素、过敏等，70%~80%病例的病原可以从发病季节及临床表现区别出来，如引起秋冬季腹泻最常见的轮状病毒，引起夏季腹泻最常见的大肠杆菌，其他还有痢疾志贺菌、空肠弯曲菌、沙门菌、隐孢子虫等。此外，营养不良、免疫功能低下、长期应用肾上腺皮质激素的患儿更易发病。

（二）发病机制

引起腹泻的机制有：①分泌性腹泻，肠腔内存在大量不能被吸收的具有渗透活性的物质；②渗出性腹泻，肠腔内电解质分泌过多；③渗透性腹泻，炎症所致的液体大量渗出；④肠道功能异常性腹泻，肠道运动功能异常等。临床上的腹泻常是在多种机制共同作用下发生的。

（1）感染性腹泻 病原微生物随污染的食物、水等进入消化道，当机体防御功能下降时，大量病原微生物侵入肠道并产生毒素，引起感染性腹泻。如轮状病毒，肠炎可引起渗透性腹泻，病毒侵入小肠绒毛的上皮细胞，使之变性、坏死，绒毛变短脱落，引起水、电解质吸收减少，肠液在肠腔内大量积聚而导致腹泻；再如肠毒素性肠炎可引起分泌性腹泻，细菌在肠腔中释放不耐热肠毒素和耐热肠毒素；两者都促进肠道氯化物分泌增多，并抑制钠和水地再吸收，导致分泌性腹泻。同时，继发双糖酶分泌不足，使食物中糖类消化不全面滞留在肠腔内，并被细菌分解成小分子的短链有机酸，使肠液的渗透压增高，进一步造成水和电解质的丢失。

（2）非感染性腹泻 主要由饮食不当引起，以人工喂养儿多见。当喂养不当时，消化过程发生障碍，食物被积滞于小肠上部，使肠内的酸度减低，肠道下部细菌上移繁殖，造成内源性感染，使消化功能更加紊乱。加之食物分解后产生胺类等物质刺激肠道，使肠蠕动增加，引起腹泻，严重时导致水、电解质紊乱。

三、临床表现

（一）急性腹泻

病程在2周以内的腹泻为急性腹泻。

1.轻型腹泻

多为饮食因素或肠道外感染引起。每日大便多在10次以下，呈黄绿色稀糊状或蛋花汤样便，有酸臭味，量较少，可有未消化的奶瓣。排便后患儿即安静。精神尚好，偶有低热，无中毒症状，也无明显水、电解质紊乱。大便镜检可见大量脂肪球。一般数日内痊愈。

2.重型腹泻

多由肠道内感染所致。每日大便10次以上，多者可达数十次。大便呈水样或蛋花汤样，量多，有黏液。腹泻时可向外溅射，使肛周皮肤发红或糜烂，全身中毒症状明显，高热或体温不升，精神萎靡，嗜睡，甚至昏迷、惊厥。有程度不等的水、电解质、酸碱平衡紊乱。

1）脱水

由于腹泻、呕吐丢失体液和摄入量不足使体液总量尤其是细胞外液量减少，而导致不同程度的脱水。由于腹泻时水和电解质两者丧失的比例不同，从而引起体液渗透压的变化，即造成不同性质的脱水。

（1）脱水程度　即累积的体液损失，可根据病史和临床表现综合估计。一般将脱水分为轻度、中度、重度脱水3种，不同程度脱水的临床表现见表2-3。营养不良患儿因皮下脂肪少，皮肤弹性较差，脱水程度常易被估计过高；而肥胖小儿皮下脂肪多，脱水程度常易被估计过低，临床上应予以注意，不能单凭皮肤弹性来判断，应综合考虑。

表2-3　不同程度脱水的临床表现

类别	轻度脱水	中度脱水	重度脱水
失水量占体重比例	5%（50 mL/kg）	5%~10%（50~100 mL/kg）	>10%（100~120 mL/kg）
精神状态	稍差	萎靡或烦躁	呈重病容，昏睡或昏迷
前囟和眼窝	稍凹陷	明显凹陷	极度凹陷
哭时眼泪	稍少	少	无
口腔黏膜	稍干燥	明显干燥	极度干燥
口渴	稍有	明显	极明显
尿量	稍减少	明显减少	极少或无尿
皮肤	稍干燥，弹性稍差	苍白干燥，弹性差	发灰干燥，弹性极差
代谢性酸中毒	无	有，较轻	有，较重
周围循环衰竭（休克症状）	无	无	有

（2）脱水性质　脱水的同时常伴有电解质的丢失，由于腹泻时水与电解质丢失比例不同，因而导致体液渗透压发生不同的改变。临床上根据血钠浓度、体液渗透压可

将脱水分为等渗性、低渗性、高渗性脱水3种，其中以等渗性脱水最常见，其次为低渗性脱水，高渗性脱水少见。不同性质脱水的临床表现见表2-4。

表2-4 不同性质脱水的临床表现

类别	低渗性脱水	等渗性脱水	高渗性脱水
原因及诱因	失盐>失水，补充非电解质过多，常见于病程较长，营养不良和重度脱水者	失水=失盐，常见于病程较短，营养状况较好者	失水>失盐，补充电解质过多，常见高热，大量出汗者等
血钠浓度/（mmol/L）	<130	130~150	>150
口渴	不明显	明显	极明显
皮肤弹性	极差	稍差	尚可
血压	极低	低	正常或稍低
神志	嗜睡或昏迷	精神萎靡	烦躁易激惹

2）代谢性酸中毒

脱水的患儿常有代谢性酸中毒。中重度脱水均伴有不同程度的酸中毒。临床上主要根据血浆二氧化碳结合力值（CO_2-CP，正常值为18~27 mmol/L）将酸中毒分为轻、中、重三度。

（1）主要原因 腹泻时丢失大量碱性物质，进食少和吸收不良，热量摄入不足，体内脂肪氧化增加，酮体生成增多，血容量减少，血液浓缩，血流缓慢，组织缺氧致乳酸堆积，肾血流量减少，尿量减少，酸性代谢产物在体内堆积等。

（2）临床表现 新生儿及小婴儿因呼吸代偿功能较差，呼吸改变不典型，常表现为精神萎靡、拒乳、面色苍白等。

3）低钾血症

正常血清钾浓度为3.5~5.5 mmol/L，当血清钾浓度<3.5 mmol/L时称为低钾血症。

（1）主要原因 钾摄入不足即长期不能进食或进食少，静脉补液内不加或少加钾盐；消化道丢钾过多如呕吐、腹泻、胃肠引流或肠瘘；经肾排钾过多如酸中毒、酮中毒或创伤所致的组织破坏，钾从细胞内释出随即由肾脏排出；应用排钾利尿剂；原发性肾脏失钾性疾病，如肾小管酸中毒、醛固酮增多症等；钾在体内分布异常，如碱中毒、胰岛素治疗等。

（2）临床表现 神经肌肉症状表现为神经肌肉兴奋性减低，如精神萎靡、反应低下、躯干和四肢无力、严重者发生弛缓性瘫痪，腹胀、肠鸣音减弱或消失、腱反射减弱或消失；心血管症状如心率增快、心音低钝、心律失常，心电图显示T波增宽、低平或倒置，Q-T间期延长，ST段下降，出现U波，在同一导联中U波＞T波；肾脏损害如口渴、多饮、多尿、夜尿、低钾低氯性碱中毒、反常性酸性尿。

4）低钙血症和低镁血症

脱水时易导致低钙血症和低镁血症。

（1）主要原因 腹泻患儿进食少，吸收不良，从大便丢失钙、镁，可使体内钙、镁减少。

（2）临床表现 在脱水和酸中毒时，由于血液浓缩和离子钙增加，可不出现低钙症状，输液后血钙被稀释及酸中毒被纠正后离子钙减少，可出现手足搐搦、惊厥等表现，尤其见于营养不良和活动性佝偻病患儿。极少数长期腹泻和营养不良患儿中，经补钙后症状不能缓解，应考虑低镁血症可能，常表现为易激惹、烦躁不安、手足震颤、惊厥等。

（二）迁延性腹泻和慢性腹泻

迁延性腹泻指病程在2周~2个月，慢性腹泻指病程在2个月以上。引起迁延性腹泻和慢性腹泻常见原因：①感染性腹泻未及时控制或长期喂养不当；②长期应用广谱抗生素导致肠道菌群失调；③营养不良对食物消化功能差；④体内缺乏双糖酶，对富含双糖的饮食不耐受；⑤对食物过敏如对牛奶过敏。

主要表现为腹泻迁延不愈，病情反复，大便次数和性状不稳定，严重者可出现水、电解质紊乱。由于长期消化吸收障碍，可出现体重减轻、贫血等营养不良表现及感染。

（三）生理性腹泻

多见于出生6个月以内的婴儿，外观虚胖，除大便次数增多外，不影响生长发育，精神、食欲及体重增长良好。添加辅助食品后，大便即逐渐转为正常。生理性腹泻发生可能与婴儿小肠乳糖酶相对不足及母乳中前列腺素E2含量较高有关。

（四）几种不同类型肠炎的临床特征

（1）轮状病毒肠炎　又称秋季腹泻，多发生在秋季。常见于6个月至2岁小儿。起病急，常伴发热和上呼吸道感染等症状。腹泻前先有呕吐，大便次数多、量多，呈水样或蛋花汤样，黄色或黄绿色，无腥臭味，易出现水及电解质紊乱。本病为自限性疾病，病程多为3~8d，大便镜检偶见少量白细胞。

（2）大肠杆菌肠炎　多发生在5—8月气温较高季节。主要表现为发热、呕吐、腹泻，大便为稀便，伴较多黏液，有腥臭味，重者可有脱水、酸中毒及电解质紊乱。产毒性大肠杆菌肠炎多无发热和全身症状，侵袭性大肠杆菌肠炎的表现与细菌性痢疾相似。

（3）真菌性肠炎　主要由白念珠菌感染所致，常并发于其他感染，与患儿免疫力低下或长期使用广谱抗生素有关。主要症状为大便稀黄，泡沫较多，带黏液，有时可见豆腐渣样细块（菌落），偶见血便；大便镜检可见真菌孢子和假菌丝，真菌培养阳性。

四、辅助检查

（1）血常规　白细胞总数及中性粒细胞增高提示细菌感染，降低一般属于病毒感染，嗜酸粒细胞增多常见于寄生虫或过敏性病变。

（2）大便常规及病原学检查　大便常规检查可见红细胞、白细胞或脓细胞、霉菌菌丝和孢子。细菌感染，大便可培养出致病菌；疑为病毒感染者做病毒学检查。

（3）测定血清钠、钾及氯化物　血钠可提示脱水性质。血气分析及测定二氧化碳结合力（CO_2-CP）可了解体内酸碱平衡紊乱程度及性质。重症者同时测尿素氮，必要时查血钙及血镁。

五、护理

（一）护理诊断

（1）体液不足　与丢失体液过多和摄入量不足有关。评估患儿皮肤、黏膜、尿量、眼泪等情况，听诊心率，了解电解质的检查结果及其意义。评估依据：该患儿前囟和眼窝凹陷、皮肤及口腔黏膜干燥，尿量减少，哭时无眼泪。

（2）腹泻　与喂养不当、感染等因素有关。评估患儿每日大便次数，每次大便的量、性质、内容物，听诊肠鸣音，了解大便检查结果及意义。评估依据：大便次数增多，一般每日大便10次以上，多者可达数十次，大便呈水样或蛋花样，量多，有黏液。

（3）体温过高　与肠道感染有关。评估患儿有无皮肤发红、触之发热感；测量体温是否高于正常范围；记录其热型、体温的变化；评估呼吸、心率的变化。评估依据：全身中毒症状，体温在38～39℃间，精神萎靡。

（4）潜在并发症　与肠道内大量碱性物质及电解质丢失有关。①代谢性酸中毒：与腹泻次数多、肠道碱性物质大量排出体外有关；观察患儿有无精神萎靡或烦躁，心率增快，呼吸深长，口唇樱桃红色等表现。②低血钾：与腹泻次数多、肠道电解质、体液大量排出体外有关；观察患儿有无神经肌肉兴奋性减低，腹胀、肠鸣音减弱或消失、腱反射减弱或消失等。

（5）皮肤黏膜完整性受损　与腹泻、大便刺激及尿布使用不当有关。评估患儿皮肤黏膜特别是臀部、肛门周围皮肤的完整性，有无发红、破损等。评估依据：患儿肛周皮肤糜烂。

（6）知识缺乏　与家长或家政人员喂养知识、卫生知识及对腹泻患儿的护理知识缺乏有关。评估患儿家属或年长儿对腹泻的了解，腹泻时的饮食、喂养情况以及预防腹泻的知识等。评估依据：患儿家属或家政人员对腹泻缺乏认识，缺乏对婴幼儿的合理喂养、个人卫生、食品清洁、清洁饮水、粪便处理等知识。

（二）护理目标

（1）24 h内纠正患儿体液不足及电解质紊乱状态。

（2）患儿腹泻次数减少，脱水不再发展。

（3）患儿24 h内体温恢复正常。

（4）患儿不发生并发症或发生后能得到及时纠正。

（5）患儿不发生皮肤黏膜损伤。

（6）家长能说出患儿腹泻的病因，能协助医护人员护理患儿。

（三）护理措施

（1）补充液体　纠正水、电解质紊乱及酸碱平衡失调。

（2）调整饮食及控制感染　腹泻患儿存在着消化功能紊乱，应根据患儿病情适当调整饮食，以减轻胃肠道负担，逐步恢复消化功能。继续喂养是必要的护理措施，以避免发生营养障碍。严重呕吐者可暂时禁食 4～6 h。对糖类不能耐受者，应限制糖的摄入量，改喂豆浆或酸奶。对牛乳和大豆过敏者应改用其他饮食。不要给患儿饮用碳酸饮料，以免加重腹泻。对少数严重病例口服营养物质不能耐受者，应加强支持疗法，必要时给予全静脉营养。细菌性肠炎按医嘱使用抗生素抗感染，病毒性肠炎一般不用抗生素。

（3）维持正常体温　可用物理降温或化学降温。

（4）病情观察　患儿的神志、精神、皮肤弹性、前囟和眼眶有无凹陷、体重和尿量变化等，记录 24 h 出入液量，估计患儿脱水的程度，动态观察补液后脱水症状是否得到改善；当患儿出现呼吸加快、精神萎靡、口唇樱红，血 pH 值和 CO_2-CP 下降时，表明患儿存在酸中毒，应及时报告医生并按医嘱使用碱性药纠正；当脱水纠正后，患儿表现为全身乏力、精神萎靡、肌张力低下、膝反射迟钝、腹胀、肠鸣音减弱或消失、心音低钝，以及心电图显示 T 波平坦或倒置、出现 U 波、ST 段下移和心律失常，提示有低血钾存在，应及时按医嘱补充钾盐。

（5）臀部护理　患儿的臀部皮肤受大便的刺激易发生尿布皮炎。因此，每次便后均要用温水清洗并吸干，然后局部涂上消毒植物油、呋锌油、5% 鞣酸软膏或 40% 氧化锌油等按摩片刻，促进血液循环；选用消毒软棉尿布并及时更换，避免使用不透气塑料布或橡皮布，保持会阴部及肛周皮肤干燥、清洁；必要时可用红外线灯照射局部；注意女婴会阴部的清洁，预防逆行性尿路感染。

（6）防止交叉感染　对肠道感染性腹泻患儿要做好隔离，防止交叉感染，患儿食具、尿布、衣服应专用，尿布最好用一次性的，用后焚烧，对腹泻粪便应进行消毒处理。

六、健康教育

（1）积极向家长宣传预防腹泻的措施，告诉患儿家长合理喂养的方法及个人卫生、食品清洁、安全清洁饮水、臀部护理、粪便处理等知识。

（2）增强体质，适当进行户外活动，防止受凉或过热。

（3）及时治疗营养不良、贫血、佝偻病等疾病，避免长期使用广谱抗生素。

第七节 急性上呼吸道感染护理

一、概述

急性上呼吸道感染（acute upper respiratory tract infection）是指由各种病原体引起的上呼吸道炎症，简称上感，俗称感冒，是小儿最常见的疾病，占儿科门诊患者的60%以上，一年四季均可发生，冬春季节和气候骤变时居多，多为散发，偶有流行，主要通过飞沫传播。

二、病因与发病机制

（1）易感因素 婴幼儿上呼吸道的解剖和免疫特点是易发本病的内在因素。

（2）感染 各种病毒和细菌均可引起本病，但90%以上为病毒，主要有呼吸道合胞病毒、鼻病毒、流感病毒、副流感病毒、柯萨奇病毒、腺病毒等。病毒感染后可继发细菌感染，常见溶血性链球菌，其次为肺炎链球菌等。

（3）其他 若患有营养不良、先天性心脏病、维生素D缺乏性佝偻病、贫血等易患本病；气候骤变、空气污浊、护理不当等更易诱发本病。

三、临床表现

（一）一般类型上感

（1）症状 婴幼儿以全身症状为主，多有发热，体温可高达39~40℃，甚至可引起高热惊厥。此外还可出现烦躁不安、头痛、全身不适、乏力等。部分患儿有食欲缺乏、呕吐、腹痛、腹泻等消化道症状，腹痛多为脐周阵发性疼痛，可能为肠痉挛所致，若腹痛持续存在，多并发肠系膜淋巴结炎。年长儿全身症状轻，轻度发热；年长儿以局部症状为主，如鼻塞、流涕、喷嚏、干咳、咽部不适和咽痛等。新生儿和小婴儿出现局部症状时可因鼻塞而出现张口呼吸或拒乳。

（2）体征 体检可见咽部充血，扁桃体肥大，也可有下颌和颈部淋巴结肿大、触痛。肺部听诊正常。若为肠道病毒感染可出现不同形态皮疹。

（二）两种特殊类型的上呼吸道感染

（1）疱疹性咽峡炎 为柯萨奇A组病毒感染所致，好发于夏秋季节。多表现为急起高热、咽痛、流涎、厌食等。体检可见咽部充血，咽喉部黏膜上有数个至数十个2～4 mm大小灰白色疱疹，周围有红晕，疱疹破溃后形成小溃疡。病程1周左右。

（2）咽结合膜热 病原体为腺病毒，多发生于春夏季。以发热、咽炎和结膜炎为特征。表现为高热、咽痛、眼部刺痛，体检可见咽部明显充血、滤泡性眼结膜炎，结膜明显充血，但分泌物不多，主要表现畏光、流泪，颈部及耳后淋巴结肿大。病程1～2周。

（3）并发症 呼吸道感染可累及邻近器官或向下蔓延而并发鼻窦炎、中耳炎、咽后壁脓肿扁桃体周围脓肿、颌下或颈部淋巴结炎、喉炎、气管炎、支气管炎及肺炎。病毒性上感还可引起心肌炎、脑炎等；年长儿链球菌感染可引起急性肾炎、风湿热等。

四、辅助检查

（1）血常规 病毒性感染者白细胞计数正常或偏低，细菌感染者白细胞计数增高，主要是中性粒细胞增高。

（2）病原学检查 病毒分离和血清学检查可明确病原，近年免疫荧光、酶及分子生物学技术可做出早期诊断。

五、护理

（一）护理诊断

（1）体温过高 与感染有关。
（2）潜在并发症 热性惊厥等。

（二）护理措施

1.维持体温正常

（1）环境及生活护理 维持室温18～22 ℃，相对湿度50%～60%，居室要阳光充足，每日定时开窗通风，保持空气新鲜。衣被厚薄、松紧适宜，出汗后及时更换衣服，避免受凉。

（2）密切观察体温 体温＞38.5 ℃时给予物理降温，如头部、腋窝、腹股沟处温水擦浴等，每4 h测1次体温并记录，如体温过高或有热惊厥史者须1～2 h测1次体温。

（3）注意饮食 大量出汗后应补足水分，保证营养和水分摄入，给予清淡易消化富含维生素的饮食。

（4）按医嘱用药　按照医嘱给予退热药，如口服对乙酰氨基酚等；如持续发热需要重复给退热药时，间隔时间应大于4~6 h；按照医嘱给抗病毒药，合并细菌感染时给予抗生素等。

2.预防高热惊厥

密切观察病情及时给予降温处理，既往有热性惊厥史的小儿可按医嘱预防性应用苯巴比妥。出现热惊厥先兆时，立即告知医生；发生惊厥时，按惊厥护理。

六、健康教育

（1）指导家庭护理　注意居室通风，保持适宜的温湿度。多饮水、给清淡富含营养及维生素且易消化的流质半流质饮食。注意休息，鼻塞严重时，可在喂乳或临睡前10~15 min给0.5%麻黄碱液滴鼻，1~2滴/次，2~3/d。向家长介绍如何观察并及早发现并发症，如高热持续不退、淋巴结肿大、咳嗽加重、呼吸困难等应及时与医护人员联系，以便及时处理。

（2）指导口腔护理　婴幼儿可用消毒棉签蘸生理盐水清洁口腔，年长儿用淡盐水或漱口液漱口，咽部明显充血、疼痛或有化脓者给予雾化吸入。

（3）介绍预防知识　提倡母乳喂养，及时添加辅食。加强体格锻炼，按时接受免疫接种，提高免疫力。根据季节适时添减衣物，避免受凉。尽量不带小儿到人多的公共场所去，上感流行季节可用食醋熏蒸法进行室内空气消毒（按每立方米用食醋5~10 ml，加水2倍，加热熏蒸到全部气化）。对反复发生上感的患儿应积极治疗原发病，增强营养，提高免疫力。

第八节　肺炎护理

一、概述

肺炎（pneumonia）是指不同病原体或其他因素所致的肺部炎症。临床特征为发热、咳嗽、气促、呼吸困难和肺部固定湿啰音。肺炎是婴幼儿时期常见病，占我国住院小儿死亡的第1位，是儿童保健重点防治的"四病"之一。本病一年四季均可发生，以冬春寒冷季节及气候骤变时多发。

肺炎的分类如下：

（1）按病理分类　分为支气管肺炎、大叶性肺炎、间质性肺炎等，以支气管肺炎最常见。

（2）按病因分类　分为感染性肺炎和非感染性肺炎，前者如病毒性肺炎、细菌性肺炎、支原体肺炎、衣原体肺炎、真菌性肺炎等。后者如吸入性肺炎、过敏性肺炎、坠积性肺炎等。

（3）按病程分类　分为急性肺炎（病程＜1个月）、迁延性肺炎（病程1~3个月）、慢性肺炎（病程＞3个月）。

（4）按病情分类　分为轻症肺炎、重症肺炎。

根据临床表现典型与否，近年来又分为典型肺炎和非典型肺炎。临床上若病原体明确则多按病因分类，否则按病理分类。

二、病因与发病机制

最常见病原体为细菌和病毒，也可有病毒细菌混合感染。发达国家中小儿肺炎以病毒为主，主要是呼吸道合胞病毒，其次是腺病毒、流感病毒、副流感病毒等。发展中国家则以细菌为主，仍以肺炎链球菌多见，其次为金黄色葡萄球菌，近年来肺炎支原体、衣原体和流感嗜血杆菌所致肺炎有增加趋势。营养缺乏性疾病，如营养不良、维生素D缺乏性佝偻病、先天性心脏病、免疫缺陷等小儿易患肺炎且病情严重，迁延不愈。

病原体常由呼吸道入侵，少数经血行入肺，引起支气管、肺泡、肺间质的炎症。支气管因黏膜水肿而管腔变窄；肺泡壁因充血水肿而增厚，肺泡腔内充满炎性渗出物，从而造成通气和换气功能障碍，导致低氧血症与高碳酸血症。由于缺氧，患儿呼吸与心率加快，出现鼻翼扇动和三凹征。由于病原体毒素的作用，重症患儿常有毒血症，引起不同程度的感染中毒症状。缺氧、二氧化碳潴留及毒血症可导致循环系统、消化系统、神经系统的一系列症状及水、电解质与酸碱平衡紊乱，严重时可发生呼吸衰竭。

三、临床表现

起病大多较急，发病前多有上呼吸道感染，主要表现为发热、咳嗽、气促、肺部固定的中细湿啰音。

（一）支气管肺炎

1.轻症

以呼吸系统症状为主，大多起病较急，主要表现为发热、咳嗽和气促。

（1）呼吸系统症状　咳嗽较频繁，初为刺激性干咳，而后有痰；气促，多在发热、咳嗽后出现呼吸频率加快，重者出现点头呼吸。

（2）全身症状　发热，热型不定，多为不规则热，新生儿、重度营养不良患儿可不发热，甚至体温低于正常。患儿精神不振、烦躁不安、食欲减退、轻度腹泻或呕吐。

（3）体征　呼吸增快可达40～60次/min，晚期可出现三凹征。鼻翼扇动、唇周发绀、肺部可闻及较固定的中、细啰音，以两肺底部及脊柱旁较多，吸气末较为明显。新生儿及小婴儿症状、体征可不典型。

2.重症

由于严重的缺氧及毒血症，除呼吸系统症状和全身中毒症状加重外，还可出现循环、神经、消化系统的功能障碍。

（1）循环系统　常见心肌炎和心力衰竭。心肌炎表现为面色苍白、心音低钝、心律失常，心电图显示ST段下移和T波低平、倒置。心力衰竭的表现有呼吸突然加快，安静时＞60次/min以上；心率增快，安静时婴儿＞180次/min、幼儿＞160次/min；心音低钝或出现奔马律；极度烦躁不安，明显发绀，面色发灰；颈静脉怒张，肝迅速增大，达到肋下3cm以上；尿少或无尿，颜面或下肢水肿等。

（2）神经系统　轻度缺氧表现为烦躁或嗜睡，合并中毒性脑病时出现不同程度的意识障碍、惊厥、昏迷、前囟隆起、瞳孔对光反射迟钝或消失、呼吸节律不齐甚至停止、脑膜刺激征等。

（3）消化系统　表现为食欲减退、呕吐和腹泻，发生中毒性肠麻痹时出现腹胀、肠鸣音消失；发生消化道出血时可呕吐咖啡样物、便血或粪便隐血试验阳性。

（4）其他　发生休克及弥散性血管内凝血（DIC）时，表现为血压下降、四肢发冷、脉搏细速以及皮肤、黏膜、胃肠道出血。若诊断延误或病原体致病力强，则可引起脓胸、脓气胸、肺大疱等并发症。

（二）几种不同病原体所致肺炎

几种不同病原体所致肺炎特点见表2-5。

表2-5　几种不同病原体所致肺炎特点

类别	呼吸道合胞病毒肺炎	腺病毒肺炎	金黄色葡萄球菌肺炎	支原体肺炎
好发年龄	2岁以内，2~6个月为多	6个月至2岁	新生儿及婴幼儿	婴幼儿及年长儿
临床特点	突出表现为喘憋。临床上有毛细支气管炎和间质性肺炎2种类型，前者全身中毒症状轻，后者全身中毒症状重。抗生素治疗无效	骤起稽留型高热，中毒症状重，剧咳，喘憋、发绀等。抗生素治疗无效	起病急、多呈弛张热或稽留高热，病情重、发展快。可有皮疹，易复发及出现并发症。因病原体较顽固，抗生素疗程较长	刺激性咳嗽为突出表现；常有发热，热程1~3周；咳黏痰，可带血丝；有全身多系统受累表现。红霉素治疗有效
肺部体征	以哮鸣音、呼气性喘鸣为主，肺部可听到细湿啰音	体征出现较晚，发热4~5 d后才出现湿啰音	体征出现较早，两肺有中、细湿啰音	体征不明显。婴幼儿呼吸困难、喘憋为突出特点
X线检查	肺气肿和支气管周围炎影像；线条状阴影增多或网状阴影	出现较早，呈片状阴影，可融合成大病灶，有肺气肿	变化快，有小片状浸润影，迅速形成多发性小脓肿、肺大疱、脓胸等	肺门阴影增浓；支气管肺炎改变；间质性肺炎改变；均匀实变影
白细胞数	正常或降低	正常或降低	明显增高，核左移	正常或偏高
病程	<1周	3~4周或更长	数周至数月	2~4周

四、辅助检查

（1）血常规　病毒感染者白细胞计数正常或偏低；细菌感染者白细胞计数增高，中性粒细胞增高，并有核左移。

（2）X线检查　早期肺纹理增粗，后渐出现大小不等的斑片状阴影或融合成片，可伴有肺气肿或肺不张。

（3）病原学检查　取鼻咽拭子或气管分泌物做病毒分离；取气管分泌物、胸腔积液及血液等做细菌培养或免疫学方法，进行细菌抗原检测可以明确致病菌。

五、护理

（一）护理诊断

（1）气体交换受损　与肺部炎症有关。

（2）清理呼吸道无效　与呼吸道分泌物过多、黏稠不易排出有关。

（3）体温过高　与肺部感染有关。

（4）营养失调（低于机体需要量）　与摄入量不足、消耗增加有关。

（5）潜在并发症　心力衰竭、中毒性脑病、中毒性肠麻痹、脓胸、脓气胸、肺大疱。

（二）护理措施

1.改善呼吸功能

（1）环境与休息　保持室内空气新鲜流通，室温18～22℃，相对湿度在50%～60%。病室要定时通风换气（应避免对流）。嘱患儿卧床休息，减少活动。被褥要轻软，内衣应宽松，以免影响呼吸。各种操作应集中进行，尽量使患儿安静，以减少氧的消耗。

（2）按医嘱给氧　凡有低氧血症、呼吸困难、喘憋、口唇发绀等情况应立即给氧。年长儿可采用鼻导管给氧，氧流量0.5～1 L／min，氧浓度不超过40%；重症肺炎缺氧严重者应用头罩给氧或氧气帐用氧。若出现呼吸衰竭，则使用机械通气正压给氧。

吸氧注意事项：①操作前应先清除鼻腔内分泌物；②吸氧过程中应经常检查导管是否通畅；③每日应更换鼻导管1次，两侧鼻孔宜交替使用，以免一侧长时间吸入冷空气，使鼻黏膜干燥出血；④湿化瓶内蒸馏水应每日更换1次，将湿化液加温至37℃，氧气加温、加湿；⑤氧浓度不宜过高，持续时间不宜过长，以免发生晶体后纤维增生造成失明。

（3）抗感染　按医嘱给予抗生素或抗病毒药物，消除肺部炎症，并注意观察药物疗效及不良反应。

2.保持呼吸道通畅

（1）调节室内空气的湿度，并嘱患儿多饮水，避免呼吸道干燥。

（2）协助患儿按时更换体位，一般每2h更换1次体位；用手轻拍患儿背部，促使痰液排出。具体方法是五指并拢、掌指关节略屈，由下向上、由外向内轻拍背部，边拍边鼓励患儿咳嗽。若呼吸道分泌物较多而排出不畅时，可进行体位引流，使分泌物借助重力和震动排出。

（3）对痰液黏稠不易咳出者，可按医嘱给予超声雾化吸入，以稀释痰液利于咳出。雾化吸入器中可加入庆大霉素、利巴韦林、地塞米松、糜蛋白酶等药物，每日2次，每次20 min。因雾化吸入必须深呼吸才能达到最佳效果，故应对患儿进行指导。

（4）必要时给予吸痰，吸痰不能过频和过慢（过频可刺激呼吸道使黏液产生过多，过慢可妨碍呼吸使缺氧加重），注意勿损伤黏膜。吸痰宜在哺乳前或哺乳1h后进行，以免引起呕吐。因吸痰时刺激，患儿多有咳嗽、烦躁，吸痰后宜立即吸氧。

（5）按医嘱给予祛痰药促进排痰。

3.维持体温正常

保证患儿摄入充足水分，若体温超过38.5 ℃时应采取物理降温或按医嘱给予退热药，密切观察患儿体温变化并警惕热性惊厥的发生。

4.补充营养及水分

（1）给予患儿营养丰富、易消化的半流质饮食，少量多餐，防止过饱而影响呼吸。

（2）鼓励患儿多饮水，以湿润呼吸道黏膜，利于痰液的咳出，防止发热导致脱水。

（3）哺喂时将患儿头部抬高或抱起，防止呛入气管发生窒息。重症患儿不能进食时，采取肠道外静脉营养，以保证液体的摄入量，避免呼吸道黏膜干燥、分泌物黏稠。

5.密切观察病情，防治并发症

（1）如患儿突然出现烦躁不安、面色苍白、气喘加剧，呼吸＞60次/min、心率＞160～180次/min、肝在短时间内增大＞1.5 cm，颜面水肿等心力衰竭的表现，应立即报告医生，同时控制输液速度在每小时5 mL/kg，做好给氧、强心、利尿等抢救准备。若患儿口吐粉红色泡沫样痰为肺水肿的表现，可给患儿吸入20%～30%乙醇湿化的氧气。

（2）密切观察意识、瞳孔等变化，如患儿出现烦躁或嗜睡、惊厥、昏迷、呼吸不规则、瞳孔不等大提示颅内压增高，可能发生了中毒性脑病，应立即报告医生，配合抢救。

（3）密切观察有无呕吐以及呕吐物的性质、有无腹胀、肠鸣音减弱或消失、有无便血等。若腹胀明显伴低血钾者，按医嘱补钾。有中毒性肠麻痹时给予腹部按摩、热敷、肛管排气、禁食、胃肠减压等。

（4）若患儿突然出现烦躁不安、剧烈咳嗽、呼吸困难、胸痛、发绀、患侧呼吸运动受限，提示并发了脓胸或脓气胸，应积极配合医生进行胸腔穿刺术或胸腔闭式引流。

六、健康教育

（1）安慰家长，向其介绍患儿病情取得家长配合，协助观察患儿病情变化。介绍肺炎的临床特点、治疗要点、药物的不良反应，说明早期规律服药的重要性。讲解肺炎的护理要点，如经常更换体位的重要性，示范轻拍背部协助排痰等，介绍耐心喂养的重要性，强调应少食多餐，避免呛咳。对年长儿应说明住院和积极治疗对疾病痊愈的重要性，鼓励患儿克服暂时的痛苦，与医护人员合作。

（2）积极宣传肺炎预防的相关知识，教育患儿咳嗽时用手帕或纸巾捂嘴，不随地吐痰，防止病原菌污染空气而传染他人。在冬春季节注意室内通风，尽量避免带小儿到公共场所，必要时用食醋熏蒸进行房间空气消毒，1次／d，连续3～5 d。

（3）向家长强调预防本病的关键是合理营养，增强体质，注意体格锻炼；在寒冷季节注意保暖，冷暖要适度，避免着凉；按时预防接种和进行健康检查，积极防治原发病。

第九节 小儿病毒性心肌炎护理

一、概述

病毒性心肌炎（viral myocarditis）是病毒侵犯心肌所致的，其病理特征为心肌细胞的坏死或变性，部分病例可累及心包或心内膜。临床表现轻重不一，轻症者大多预后良好，重症者可发生心力衰竭、心源性休克甚至猝死。

流行病学资料显示，儿童心肌炎的常见病毒有柯萨奇病毒（B组和A组）、埃可病毒、脊髓灰质炎病毒、腺病毒、麻疹病毒、流感和副流感病毒、肝炎病毒、水痘病毒、腮腺炎病毒等。其中最主要为柯萨奇病毒B，新生儿期柯萨奇病毒B组感染可导致流行，且病死率高，达50%以上。

二、病因与发病机制

本病的发病机制尚不完全清楚，从分子病毒学、分子免疫学的研究提示，病毒性心肌炎发病机制与病毒对被感染的心肌细胞直接损害和病毒触发人体自身免疫反应而引起的心肌损害有关。病毒性心肌炎急性期，柯萨奇病毒、腺病毒通过心肌细胞的相关受体、侵入心肌细胞，并在细胞内复制，直接损害心肌细胞，导致心肌细胞的变性、坏死、溶解。同时，机体在病毒的刺激下，激活细胞和体液免疫反应，产生抗心肌抗体、白细胞介素、肿瘤坏死因子、干扰素等，并诱导产生细胞黏附因子、T细胞（CD8$^+$）有选择地向损害的心肌组织黏附、浸润和攻击。早期以病毒直接损害心肌为主，慢性阶段以免疫反应损害心肌为主。

三、辅助检查

（1）一般化验　急性期血白细胞总数增高，以中性粒细胞为主。部分患者血沉轻度增快。

（2）心肌损害血生化指标　磷酸激酶（CPK）在病程早期多有增高，其中以来自心肌的同工酶（CK–MB）为主。乳酸脱氢酶（LDH）及其同工酶（LDH1）增高，该指标在心肌炎早期诊断有提示意义。

（3）病毒学诊断　疾病早期可从咽拭子、咽冲洗液、粪便、血液中分离出病毒，但需结合血清抗体测定才更有意义。恢复期血清抗体滴度比急性期高出4倍，病程早期血清IgM特异抗体滴度在1∶128以上。应用聚合酶链反应（PCR）或病毒探针原位杂交法，可在患儿心肌或血中查到核酸病毒。

（4）心电图　心律失常，包括各种期前收缩，室上性或室性心动过速，Ⅰ～Ⅲ度房室传导阻滞。心肌受累明显时，ST-T段改变，T波低平、双向或倒置。但心电图缺乏特异性，应强调动态观察的重要性。

（5）X线检查　伴心力衰竭或反复迁延不愈者心脏均明显扩大，合并大量心包积液心影明显增大，心搏动减弱。

四、护理

（一）护理诊断

（1）活动无耐力　与心肌收缩力下降、组织缺氧有关。

（2）潜在并发症　心力衰竭、严重心律失常，心源性休克等。

（二）护理目标

（1）患儿心功能改善，活动量逐渐增加，胸闷、气促、心悸症状渐消失。

（2）患儿不发生并发症或发生时能被及时发现，并得到及时、适当的处理。

（三）护理措施

1.减轻心脏负担，改善心肌功能

（1）休息　足够的休息是治疗的关键。急性期卧床休息，恢复期仍应限制活动量，一般总休息时间不少于3～6个月。重症患儿，如有心衰、心脏明显扩大者，应延长卧床时间，待心衰控制，心脏情况好转后再逐渐增加活动。

（2）饮食　可给高热量、高维生素、高蛋白质、低盐、低脂肪饮食。切忌饱餐，以免增加负担。

（3）改善心肌营养及代谢　按医嘱给予：①大剂量维生素C，可清除自由基，增加冠状动脉血流量，改善心肌代谢；②1，6二磷果糖，有益于改善心肌能量代谢，营养心肌，促进受损细胞的修复；③皮质激素，可提高心肌糖原含量，促进心肌中酶的活力，改善心肌功能。但为避免病毒感染的扩散，发病10 d内尽可能不用激素。对重症，尤其合并心源性休克或证实慢性自身免疫性炎症反应者，主张足量、早期使用。

2.严密观察病情，及时发现和处理并发症

（1）密切观察和记录患儿体温、精神、面色、呼吸、心率、心律和血压变化。有明显心律失常应进行心电监护，如发现多源性期前收缩、频发室性期前收缩、高度或完全性房室传导阻滞、心动过速、心动过缓应立即报告医生。

（2）胸闷、气促、心悸时应卧床休息，必要时按医嘱给予镇静、吸氧。如出现心衰表现，立即报告医生，并按心衰护理。

（3）心源性休克按医嘱予积极抢救，使用血管活性药物和扩张血管药时，要准确控制滴数，最好使用输液泵，以避免血压过大的波动。

五、健康教育

（1）对患儿及家长介绍本病的特点、治疗过程及预后，减轻患儿及家长的焦虑和恐惧心理。

（2）强调休息对本病恢复的重要性，使患儿能自觉配合治疗，家长能为患儿的休息提供安静、舒适的环境。

（3）告知患儿及家长预防呼吸道和消化道感染的常识，疾病流行期间尽量避免去公共场所。

（4）嘱出院后定期门诊随访，带药出院的患儿，应让患儿及家长了解所带药物的名称、用法、用量及副作用。

第十节　急性肾小球肾炎护理

一、概述

急性肾小球肾炎（acute glomerlalonephritis，AGN）简称急性肾炎，是儿科常见的免疫反应性疾病。主要表现为水肿少尿、血尿、高血压。临床可分为急性链球菌感染后肾炎（APSGN）和急性非链球菌感染后肾炎。本节主要叙述APSGN。

二、病因与发病机制

（一）病因

本病由多种病原体感染后引起，如细菌有溶血性链球菌、葡萄球菌、肺炎链球菌等，病毒有流感病毒、腮腺炎病毒、柯萨奇病毒、麻疹病毒、乙型肝炎病毒、巨细胞病毒、EB病毒等，还有肺炎支原体、白念珠菌、钩端螺旋体、立克次体、疟原虫等，其中最常见的是A组J3溶血性链球菌。

（二）发病机制

APSGN是由A组乙型溶血性链球菌中的致肾炎菌株引起的上呼吸道感染或皮肤感染后的一种免疫反应。致肾炎链球菌作为抗原刺激机体产生相应抗体，抗原抗体形成循环免疫复合物沉积于肾小球基膜上；抗原也可以先"植入"毛细血管壁，再与抗体形成免疫复合物（原位免疫复合物）。免疫复合物在局部激活补体系统，引起一系列炎症反应和免疫损伤。炎症反应使得肾小球毛细血管管腔变窄，甚至闭塞，导致肾小球血流量减少，肾小球滤过率降低，水钠潴留，细胞外液和血容量增多，临床出现水肿少尿、高血压，严重者出现急性循环充血、急性肾衰竭、高血压脑病等症状；又因免疫损伤使肾小球基膜断裂，血液成分漏到肾小球囊内，临床出现血尿、蛋白尿、管型尿。另外，免疫反应激活补体系统产生过敏毒素，使全身毛细血管通透性增加，血浆蛋白渗出到组织间隙，使间质中蛋白质含量增高，故水肿多为非凹陷性

三、临床表现

本病好发年龄5～14岁，男女比为2：1。起病前1～3周有链球菌的前驱感染病史，如上呼吸道感染（化脓性扁桃体炎、咽炎）或皮肤感染（脓皮病），偶见猩红热。

APSGN临床表现轻重不一，轻者可无临床症状，仅于尿常规检查时发现异常；重者可在起病2周内出现急性循环充血、高血压脑病、急性肾衰竭而危及生命。

（一）典型表现

（1）水肿少尿　约70%的患儿有水肿，初为晨起眼睑、面部水肿，渐波及全身，呈非凹陷性；一般多为轻、中度水肿。在水肿的同时尿量明显减少，一般1～2周内水肿消退，尿量亦随之增多。

（2）血尿　几乎所有患儿均有血尿，其中30%～50%为肉眼血尿，呈浓茶色或烟灰水样（酸性尿），也可呈洗肉水样（中性或弱碱性尿）。肉眼血尿多在1～2周内消失，镜下血尿可持续数月，运动后或并发感染时可暂时加剧。

（3）高血压　30%～70%患儿有高血压，多为轻、中度（16.0～20.0／10.7～14.4 kPa或120～150／80～110 mmHg），于病程1～2周后随尿量增多而降至正常。

（二）严重表现（并发症）

少数病例在起病2周内可出现下列严重的临床表现，应提高警惕，及时发现和处理。

（1）严重循环充血　由于水钠潴留，血浆容量增加而出现循环充血。表现为气急、发绀、频咳、端坐呼吸、咳粉红色泡沫痰，两肺底湿性啰音，心率增快，有时出现奔马律；肝脏肿大，肝颈征阳性，颈静脉怒张。

（2）高血压脑病　由于血压骤升，超过脑血管代偿性收缩机制，使脑血管痉挛或脑血管高度充血扩张而致脑水肿。血压往往在150～160／100～110 mmHg以上。表现为剧烈头痛，呕吐，复视或一过性失明，严重者突然惊厥、昏迷。

（3）急性肾功能衰竭　由于少尿或无尿，出现暂时性氮质血症、代谢性酸中毒和

电解质紊乱（高钾血症）。一般3~5d后随着尿量增加，肾功能逐渐恢复正常。

（三）非典型表现

（1）无症状　性急性肾炎患儿仅有尿改变而无水肿、高血压等临床症状，但血清ASO增高、C3降低。

（2）肾外症状性　急性肾炎患儿有水肿和（或）高血压，甚至有严重循环充血或高血压脑病，血尿改变轻微或无改变。

（3）以肾病综合征　表现的急性肾炎患儿以急性肾炎起病，但水肿和蛋白尿突出，伴轻度低蛋白血症和高胆固醇血症，似肾病综合征表现。

四、辅助检查

（1）尿常规　尿蛋白+~+++，红细胞++~+++，白细胞+~++，可见透明、颗粒或红细胞管型。

（2）血常规　常有轻中度贫血（与血容量增加，血液稀释有关），白细胞可正常或增高。

（3）红细胞沉降率（血沉）　多数轻度增快，提示疾病处于活动期，其增快与疾病的严重程度无关。一般2~3个月内恢复正常。

（4）肾功能检查　重症患儿可有血尿素氮和肌酐增高。

（5）肾脏B超检查　可见双侧肾脏弥漫性增大。

五、护理

（一）护理诊断

（1）体液过多　与肾小球滤过率下降，水钠潴留，血容量增加有关。评估依据：水肿少尿3d；体检发现颜面部、双下肢水肿。

（2）高血压脑病　与血压骤升，使脑血管痉挛或脑血管高度充血、扩张导致脑水肿有关。评估依据：患儿有高血压（150/105 mmHg），并有头痛、抽搐等高血压脑病的临床表现。

（3）潜在并发症　如严重循环充血、急性肾衰竭。评估依据：根据提供的病史分析，如患儿年龄12岁；2周前曾患"扁桃体炎"，提示可能有A组B溶血性链球菌感染；有水肿少尿、血尿（尿呈浓茶水样）、高血压及高血压脑病的临床表现；尿常规提示血尿、蛋白尿、管型尿，血常规提示轻度贫血和感染，抗链球菌溶血素抗体（ASO）升高提示新近有链球菌感染，补体C3下降提示存在免疫反应导致补体被消耗，以上资料均支持急性链球菌感染后肾炎的诊断。因此在起病2周内应考虑其所有并发症的发生。

（4）知识缺乏　与家长和（或）患儿缺乏对本病的认识有关。评估依据：了解家长和（或）患儿对本病的认识程度。

（二）护理目标

（1）患儿在1～2周内尿量增多，水肿消退。

（2）患儿血压在1～2周内得到控制。

（3）患儿在起病2周内不发生严重循环充血、肾衰竭，或发生时能及时发现和处理。

（4）家长和（或）患儿基本了解本病的有关知识，配合护理工作。

（三）护理措施

1.休息

可减轻心脏负担，增加心排血量，使肾血流量增加，从而提高肾小球滤过率，减少水钠潴留，防止严重病例（并发症）的发生。故起病2周内应卧床休息，待水肿消退、血压正常、肉眼血尿消失，则可下床轻微活动；红细胞沉降率（血沉）正常方可上学，但应避免剧烈体育活动；Addis计数正常后可恢复正常生活。

2.饮食

管理应限制钠盐摄入（有水肿少尿及高血压者），食盐以每日60 mg／kg为宜；除严重少尿或循环充血，一般不必严格限水；有氮质血症时应限制蛋白质，予优质蛋白每日0.5 g／kg，同时供给高糖饮食以满足小儿热量需求。当尿量增加、水肿消退、血压正常时应尽早恢复正常饮食，以保证小儿生长发育的需要。

3.用药

护理遵医嘱给予利尿剂、降压药及镇静剂。

（1）凡有明显水肿少尿、高血压或循环充血患儿，均应使用利尿剂、降压药。利尿剂一般口服氢氯噻嗪，无效时静脉注射呋塞米；降压药有硝苯地平（硝苯地平）、利舍平（利血平）、卡托普利、硝普钠。有抽搐者使用镇静剂。

（2）应用利尿剂前后应注意观察体重、尿量（色）、水肿、血压变化，并做好记录；观察有无脱水和低血容量、低钾血症、低钠血症等电解质紊乱表现；还要注意静脉注射呋塞米过量可致一过性耳聋。

（3）应用硝普钠应新鲜配制，用黑纸或铝箔包裹遮光以免药物遇光分解变色，影响疗效；同时控制液体速度为$1\mu g/(kg\cdot min)$，严密监测血压、心率和药物不良反应，如恶心、呕吐、情绪不稳定、头痛和肌痉挛等。

4.观察病情变化，以防并发症发生

（1）严重循环充血应密切观察生命体征变化，若突然出现气急、发绀、频咳、端坐呼吸、咳粉红色泡沫样痰、两肺底湿性啰音，心率增快，有时出现奔马律，肝脏肿大，肝颈征阳性，颈静脉怒张，则提示发生循环充血状态，此时应立即将患儿置于半卧位，吸氧，配合医生积极治疗。

（2）急性肾衰竭详见《内科护理学》。

（四）护理评价

（1）实施护理措施1~2周，评价患儿尿量有无增多，水肿有无消退。

（2）实施护理措施1~2周，评价患儿血压有无控制，头痛有无缓解或消失，抽搐有无再次发作。

（3）评价患儿在起病2周内有无发生循环充血、肾衰竭或发生时有无及时发现和处理。

（4）评价家长和（或）患儿对本病的认识程度，能否配合护理工作。

六、健康教育

（1）向家长和（或）患儿讲解饮食、休息、定时量血压和称体重的重要性。如告知低盐饮食还应包括少食味精、酱油、面包、饼干、汽水等含钠食物，少尿期应少食橘子、香蕉、苹果等含钾丰富的食物；强调活动期患儿一定要注意休息；每4~6 h测血压是为了及时发现高血压及高血压脑病的发生；每周测体重2次以了解水肿消退程度，要求家长和（或）患儿配合护理工作。

（2）介绍降压药可能出现的不良反应，如利舍平（利血平）可致鼻塞、面红、嗜睡，以消除顾虑。

（3）平时应多锻炼身体，增强体质，避免或减少上呼吸道感染或皮肤感染，一旦发生急性扁桃体炎、脓皮病或猩红热，应及早使用青霉素7～10 d，以彻底清除体内残余的链球菌。同时告诉家长，当患儿感染后1～3周内应随时检查尿常规，及时发现和治疗本病。

（4）说明本病的预后情况，如95% APSGN患儿能完全恢复，仅少数患儿（＜5%）发展为慢性肾炎和慢性肾衰竭，少于1%患儿死于急性肾衰竭。

第十一节　尿路感染护理

一、概述

尿路感染（urinary tract infection，UTI）是指病原体直接侵入尿路，在尿中生长繁殖，并侵犯尿路黏膜或组织而引起的损伤。按病原体侵袭的部位不同分肾盂肾炎、膀胱炎和尿道炎，肾盂肾炎又称上尿路感染，膀胱炎和尿道炎合称下尿路感染。由于小儿时期泌尿系感染局限于某一部位者较少，且临床上又难以定位，故统称泌尿道感染。泌尿道感染是小儿泌尿系统常见病之一，女性发病率高于男性，但在新生儿或婴幼儿早期，男性发病率却高于女性。

二、病因与发病机制

（一）病因

任何致病菌均可引起泌尿道感染，多数为革兰阴性杆菌，其中大肠杆菌最常见，占60%～80%；其次为克雷伯杆菌、肠杆菌、变形杆菌等，少数为肠球菌和葡萄球菌等革兰阳性菌。

（二）发病机制

1.感染途径

（1）上行感染　是尿路感染最主要的途径。膀胱输尿管反流常是细菌上行感染的直接通道。

（2）血源性感染　继发于新生儿败血症、菌血症等，致病菌主要是金黄色葡萄球菌。

（3）淋巴感染和直接感染　阑尾脓肿和盆腔炎症可通过淋巴管感染肾脏，肾脏邻近组织如肾周脓肿也可直接蔓延感染。

2.易感因素

（1）小儿尿路解剖生理特点决定。

（2）尿路先天畸形、尿路梗阻及膀胱输尿管反流均可增加尿路感染的危险，也是导致尿路感染迁延不愈和重复感染的原因。

（3）尿路抵抗感染功能缺陷，如尿中IgA浓度减低，增加发生泌尿道感染的机会。

（4）其他，如糖尿病、高血压及长期使用糖皮质激素或免疫抑制剂的患儿，其尿路感染的发病率可增高；蛲虫由肛周移行至外阴等。

三、临床表现

（一）急性尿路感染

不同年龄患儿的临床表现差异较大。

（1）新生儿期　症状极不典型，以全身症状为主，表现为发热或体温不升、皮肤苍白、体重不增、拒奶、腹泻、嗜睡和惊厥，伴有黄疸者较多见。新生儿常伴有败血症，多由血源性感染引起。

（2）婴幼儿期　女孩多见，仍以全身症状为主，表现为高热、呕吐、面色苍白、腹胀、腹泻等，甚至出现精神萎靡和惊厥；局部症状可有排尿时哭闹、排尿中断、夜间遗尿等，应细心观察。

（3）儿童期　发热、寒战、腹痛、遗尿等全身症状突出，常伴有腰痛和肾区叩击痛，膀胱刺激症状明显，可出现尿频、尿急、尿痛，尿液浑浊，偶见肉眼血尿。

（二）慢性尿路感染

病程多在6个月以上。轻者可无明显症状，也可间断出现发热、脓尿或菌尿，反复发作者可有贫血、乏力、发育迟缓、高血压及肾功能减退等。

四、辅助检查

（1）尿常规　清洁中段尿沉渣中白细胞计数≥5个/高倍视野（HP）即可怀疑泌尿道感染；如出现白细胞成堆、白细胞管型、蛋白尿，有助于肾盂肾炎的诊断；肾盏乳头处炎症及膀胱炎可出现血尿。

（2）尿液涂片找细菌　每油镜视野中细菌数≥1个，表明尿内细菌数>10^5/ml，有诊断意义。

（3）尿培养及菌落计数 清洁中段尿培养及菌落计数是诊断UTI的主要依据。通常认为中段尿培养尿内菌落数≥10^5／ml可确诊，10^4～10^6／ml为可疑，＜10^4／ml系污染。通过耻骨上膀胱穿刺获取的尿培养，只要发现有细菌生长，即有诊断意义。临床高度怀疑UTI而尿普通细菌培养阴性者，应作L型细菌和厌氧菌培养。

（4）影像学检查 反复感染或迁延不愈者应进行影像学检查，以观察有无泌尿系畸形和膀胱输尿管反流。常用有B型超声检查、静脉肾盂造影加断层摄片（检查肾瘢痕形成）、排泄性膀胱尿路造影（检查VUR）、肾放射性核素造影和CT扫描等。

五、护理

（一）护理诊断

（1）体温过高 与尿路细菌感染有关。评估患儿有无发热；尿常规检查白细胞有无≥5个／HP或出现白细胞成堆、白细胞管型，尿涂片找细菌每油镜视野有无≥1个细菌，中段尿培养菌落数有无≥10^5／ml。

（2）排尿异常 与膀胱、尿道炎症有关。评估患儿有无排尿时哭闹、排尿中断、遗尿等症状，儿童期患儿有无尿频、尿急、尿痛等症状。

（二）护理措施

1.维持正常体温

（1）休息和饮食 急性期应卧床休息，鼓励患儿多饮水，必要时静脉输液以增加尿量，冲洗尿道，促进细菌和毒素的排出。高热患儿宜给予高热量、富含蛋白质和维生素、易消化的流质或半流质饮食，以增强机体抵抗力。

（2）降温 每4 h测1次体温，并准确记录；高热者给予物理降温或药物降温；退热处理1 h后应测体温，并观察体温有无骤降、大量出汗、软弱无力等虚脱表现，如出现应保暖、饮热水，严重时静脉补液。

2.使排尿正常

（1）局部护理 保持患儿会阴部清洁，如便后冲洗外阴，3%硼酸坐浴每日2次；小婴儿勤换尿布，尿布在阳光下暴晒或用开水烫洗晒干，必要时煮沸高压消毒。

（2）用药护理 遵医嘱应用抗菌药物治疗，对于尿道刺激症状明显者，遵医嘱应用654-2等抗胆碱药。同时，注意抗菌药物的不良反应，如口服呋喃妥因（硝呋妥英）、磺胺类药物可出现胃肠道反应，故宜饭后服用；服用磺胺药时由于其易在尿中形成结晶，故应多饮水，并注意有无血尿、尿少、无尿等不良反应发生。

六、健康教育

（1）向家长和（或）患儿解释本病的护理要点及预防知识，如注意个人卫生，幼儿不穿开裆裤，为婴儿勤换尿布，便后洗净臀部；女孩清洗外阴时应从前往后擦洗，单独使用洁具，防止上行感染；及时发现和处理男孩包茎、女孩处女膜伞及蛲虫前行感染等；及时矫治尿路畸形，防止尿路梗阻和肾瘢痕形成。

（2）安慰并指导年长患儿按时、正规服药，增强治愈信心，克服惧怕心理；向家长解释本病的预后，如急性尿路感染经合理抗菌治疗，多数于数日内症状消失，但有近50%患儿可复发与再感染，故必须定期复查。

（3）一般急性尿路感染于疗程结束后每月随访一次，除检查尿常规外，还应做中段尿培养，连续3个月，如无复发可认为治愈；反复发作者每3～6个月复查一次，共2年或更长时间。告诉家长留取尿标本前，应清洁患儿外阴后再留中段尿；尿标本必须及时送检，避免污染；中段尿培养标本必须在未使用抗生素之前采集，以提高阳性检出率。

第十二节　营养性缺铁性贫血护理

一、概述

营养性缺铁性贫血（nutritional iron-deficiency anemia）是由于体内铁缺乏导致血红蛋白合成减少，是小儿最常见的一种贫血，临床上以小细胞低色素性贫血、血清铁减少和铁剂治疗有效为特点。任何年龄均可发病，以6个月至2岁小儿最为多见。本病严重危害小儿健康，被列为我国儿童保健工作重点防治的"四病"之一。

二、病因与发病机制

（一）病因

（1）铁摄入量不足　这是缺铁性贫血的主要原因。人乳、牛乳、谷物中含铁量较低，如果小儿未及时添加含铁丰富的辅食或偏食、挑食等，则容易发生缺铁性贫血。

（2）先天储铁不足　胎儿从母体获得的铁以妊娠最后3个月为最多，可用至生后4~5个月，故早产、双胎或多胎、胎儿失血和孕母严重缺铁等均可使胎儿储铁减少。

（3）生长发育过快　早产儿、低出生体重儿、婴儿期、青春期生长发育速度较快，对铁的需求量相对较多，如不及时添加含铁丰富的食物或补充铁剂，则易导致缺铁性贫血发生。

（4）铁的吸收障碍或丢失过多　如慢性腹泻、消化道畸形、食物搭配不合理、肠息肉、钩虫病、膈疝、长期食用未经加热的鲜牛乳致婴儿过敏而引起的肠出血等。

（二）发病机制

铁是合成血红蛋白的原料，铁缺乏时血红蛋白合成减少，使新生的红细胞内血红蛋白含量不足，细胞质减少，细胞变小，染色变淡；而缺铁对细胞的分裂、增殖影响较小，故红细胞数量减少的程度不如血红蛋白减少明显，从而形成小细胞低色素性贫血。缺铁不仅使血红蛋白合成减少，同时还可影响肌红蛋白的合成，并可使多种含铁酶（如细胞色素C、单胺氧化酶、核糖核苷酸还原酶等）及铁依赖酶的活性降低，由于这些酶参与机体的多种功能活动，如生物氧化、组织呼吸、神经介质分解与合成等，故当酶的活性降低时，细胞功能发生紊乱，出现一些非造血系统表现，如消化系统功能异常，神经、精神系统异常，皮肤黏膜损害，免疫功能下降等。

三、临床表现

（1）贫血的一般表现　患儿皮肤黏膜逐渐苍白，以唇、口腔黏膜、睑结膜、甲床较明显，易疲乏，不爱活动，年长儿可诉全身无力、头晕、眼前发黑、耳鸣等。

（2）骨髓外造血表现　肝、脾、淋巴结大，年龄越小、病程越久、贫血越严重、症状越明显。

（3）非造血系统表现　①消化系统：可出现食欲缺乏、呕吐、腹泻、口腔炎、舌炎或舌乳头萎缩等，少数患儿有异食癖（喜食泥土、墙皮、煤渣等）。②神经系统：可出现烦躁不安、易怒或萎靡不振、注意力不易集中、记忆力减退，甚至出现智能障碍。③心血管系统：明显贫血时可出现心率加快，严重者可有心脏扩大、心前区杂音甚至出现心力衰竭。④免疫系统：免疫功能降低，患儿易合并感染。⑤其他：头发枯黄无光泽，指甲薄脆、有条纹隆起不光滑，甚至出现"反甲"。

四、辅助检查

（1）血常规 血红蛋白降低比红细胞减少明显，血涂片可见红细胞大小不等，以小细胞多见，中央淡染区扩大，呈小细胞低色素性贫血。网织红细胞数正常或轻度减少，白细胞、血小板多正常。

（2）骨髓象 红细胞系统增生活跃，以中、晚幼红细胞增生为主，各期红细胞体积均较小，胞质量少，细胞质的发育落后于细胞核。

（3）铁代谢相关检查 血清铁（SI）减少，总铁结合力（TIBC）增高，血清铁蛋白（SF）降低，转铁蛋白饱和度（TS）降低。

五、护理

（一）护理诊断

（1）营养失调（低于机体需要量） 与铁缺乏有关。

（2）活动无耐力 与贫血致组织缺氧有关。

（3）有感染的危险 与贫血使机体免疫力下降有关。

（4）潜在并发症 心力衰竭，药物治疗不良反应。

（5）知识缺乏 与家长的防病知识缺乏有关。

（二）护理措施

1.生活护理

（1）合理安排饮食 因母乳中的铁更易吸收，故应提倡母乳喂养。如果以牛乳喂养，鲜牛乳必须加热处理，以减少因过敏所致肠道出血。及时添加含铁丰富的辅食，如鸡蛋黄、动物肝、肾，动物血、豆类制品、瘦肉、木耳等，或补充强化铁食品。协助家长纠正患儿的不良饮食习惯，注意食物的色、香、味，并创造良好的进餐环境，进食前不安排过于剧烈的活动、不进行不舒适的检查及治疗护理操作。按医嘱给患儿服用助消化药物，如乳酶生、胃蛋白酶、多酶片、山楂、神曲、鸡内金等。

（2）适当安排休息与活动 根据患儿的耐力程度及活动能力安排适当的休息与活动。对于轻、中度贫血的患儿，不必严格限制日常活动量，但应避免参加危险性较大的活动。重度贫血的患儿，应卧床休息以减轻心脏负担，定时测量心率，观察有无心悸、呼吸困难等症状，必要时吸氧。对哭闹、烦躁不安的患儿应耐心安抚，由专人看护，将各种治疗护理操作集中进行，以减少对患儿的刺激。

2.正确应用铁剂

（1）遵医嘱给予铁剂 铁剂多以口服为主，服用时需注意铁剂刺激胃肠道，故应从小剂量开始，逐渐增加至全量，并在两餐之间服用，既可减少对胃的刺激，又可增加铁的吸收；服用铁剂时，同服稀盐酸和（或）维生素C制剂或含维生素C丰富的果汁、水果、蔬菜等可促进铁的吸收，牛奶、钙片、浓茶、咖啡、抗酸药、高磷酸盐食品等可阻碍铁的吸收；为避免服用液体铁剂时牙齿被污染，可用吸管吞服或服药后漱口。当口服铁剂无效或口服后胃肠道反应严重时，可采取注射给药。注射铁剂时应注意深部肌内注射，每次都要更换注射部位，以减轻疼痛，利于吸收，避免形成硬结或局部组织坏死；抽药和给药时要使用不同的针头，以防铁剂渗入皮下组织，造成注射部位的疼痛及皮肤着色或局部炎症反应；首次注射铁剂后应观察1 h，警惕过敏反应的发生。

（2）铁剂疗效的观察 口服铁剂12～24 h后，患儿烦躁不安等精神症状减轻，食欲增加。用药3～4 d后，网织红细胞开始上升，7～10 d达高峰。用药1～2周后血红蛋白逐渐上升，3～4周时达到正常，如治疗3周内血红蛋白上升不足20 g/L，应协助医生寻找原因。血红蛋白恢复至正常后应再继续用药2个月左右停药，以增加储存铁。

（3）观察铁剂的不良反应 铁剂口服后，可对胃肠道产生刺激，引起恶心、呕吐、腹痛等反应，还可使大便呈黑色，停药后即可恢复正常，应向家长说明情况，以消除顾虑。

3.预防感染

患儿病室应安静，阳光充足，空气新鲜，温、湿度适宜，定期消毒。鼓励患儿多饮水，保持口腔清洁，必要时每日进行2次口腔护理。根据气温变化为患儿及时增减衣物，尽量不去人多拥挤的公共场所。对患儿进行保护性隔离，以避免交叉感染。

4.预防心力衰竭

重度及极重度贫血时易并发心力衰竭，故应减少患儿活动，卧床休息；严格掌握输液的速度和输液量，必要时吸氧；对需要输血治疗的患儿，要少量、多次、缓慢输注；密切监测有无心衰表现，一旦出现应及时报告医生并配合医生进行处理。

六、健康教育

（1）加强预防宣教　孕妇、哺乳妇女要多吃含铁丰富的食物。婴儿提倡母乳喂养，及时添加含铁丰富的辅助食品，改变不良的饮食习惯。足月儿在生后4个月，早产儿在生后2个月可给予铁剂进行预防。

（2）介绍疾病，指导用药　采取适当的方式为患儿或患儿家长介绍本病的病因及早发现、早治疗的重要性，告诉家长正确应用铁剂的方法、疗程及注意事项。

（3）解除思想压力，做好心理护理　患儿生病后家长可能会出现焦虑、内疚、担忧等情绪反应。对有异食癖的患儿，应正确对待，告诉家长不可责备患儿。对由于注意力不能集中，记忆力下降，智力发育受影响等引起学习成绩下降的学龄儿童，护理人员应做好耐心细致的心理工作，多给予关怀、疏导、理解和鼓励，解除家长及患儿的心理压力。营养性缺铁性贫血小结。

第十三节　化脓性脑膜炎护理

一、概述

化脓性脑膜炎（purulent meningitis）简称化脑，是由各种化脓性细菌感染引起的脑膜炎症，又称细菌性脑膜炎（bacterial meningitis），是小儿时期，尤其是婴幼儿时期常见的一种神经系统急性感染性疾病。临床上以发热、头痛、呕吐、惊厥、昏迷、脑膜刺激征阳性和脑脊液呈化脓性改变为其特点。本病病死率较高，神经系统后遗症较多。由脑膜炎双球菌引起的，因其有流行病学方面的特征，传染性强，故称为流行性脑脊髓膜炎，在传染病护理学中讲述。

二、病因与发病机制

病原菌以肺炎链球菌和流感嗜血杆菌最多见，其次为大肠杆菌和金黄色葡萄球菌等。其致病原因与年龄、季节、地区、机体免疫功能、头颅外伤以及是否有先天性的神经或皮肤缺陷有关。其中以年龄为最主要的因素。新生儿以大肠杆菌、B组溶血性链球菌、金黄色葡萄球菌感染为主；婴幼儿以肺炎链球菌、流感嗜血杆菌为主；12岁以上以肺炎链球菌为主。肺炎链球菌脑膜炎好发于晚冬及早春，流感嗜血杆菌性脑膜炎好发于晚秋及早冬。

多数病例由体内感染灶（如上呼吸道、消化道、皮肤黏膜或新生儿脐部）经菌血症或败血症过程侵入脑膜。一般经过四个过程：①上呼吸道或皮肤等处化脓性细菌感染；②致病菌由局部感染灶入血（引起菌血症或败血症）；③致病菌经血循环侵及脑膜；④致病菌繁殖引起脑膜和脑组织炎症性病变。其中以上呼吸道感染最常见，多数患儿局部感染的症状轻微甚至缺如。化脑的确切发病机制尚未完全明了。少数化脓性脑膜炎可因患中耳炎、乳突炎、鼻窦炎、脑脊膜膨出或头颅骨折时，细菌直接蔓延到脑膜所致。

主要病变为蛛网膜、软脑膜和表层脑组织在细菌毒素及多种炎症相关因子作用下形成的炎症，表现为脑膜表面血管极度充血，大量的脓性渗出物覆盖在大脑顶部，逐渐蔓延到颅底及脊髓，并可发生脑室膜炎，导致硬脑膜下积液和（或）积脓、脑积水。炎症还可损害脑实质、颅神经、运动神经和感觉神经而产生相应的临床神经系统体征。

三、临床表现

各种化脓性细菌所致的脑膜炎，其临床表现大致相仿。不同年龄临床表现有较大差异，年长儿较典型；2岁以下婴幼儿因前囟未闭，颅缝可有裂开，颅内压增高时有缓冲余地，故临床表现不典型；新生儿除上述因素外，且因机体反应性较差，神经系统的功能不健全，临床表现极不典型。

于发病前数日常有上呼吸道炎症或胃肠道感染等病史，主要表现为感染中毒及急性脑功能障碍症状、颅内压增高征和脑膜刺激征。

一般起病较急，高热、头痛、呕吐、精神萎靡、烦躁不安和嗜睡等，病情加重时可出现惊厥和昏迷。神经系统表现有脑膜刺激征（颈项强直、凯尔尼格征、布鲁津斯基征）阳性、颅内压增高征（持续剧烈的头痛、喷射性呕吐、前囟门饱满，重者发生脑疝，出现双瞳孔不等大、对光反应迟钝、呼吸衰竭）。

3个月以下的小婴儿及新生儿化脑多起病隐匿，缺乏典型的症状和体征。可无发热甚至体温不升；惊厥不典型，仅见面部、肢体局灶或多灶性抽动、局部或全身性肌阵挛或各种不显性发作；脑膜刺激征很少出现，颅内压增高征不典型，仅见前囟紧张。常表现出少动、拒乳、呕吐、黄疸、肌张力低下、呼吸不规则、易激惹、烦躁不安、嗜睡、双目凝视、脑性尖叫等。部分患儿在病程中可并发硬脑膜下积液、脑性低钠血症、脑室管膜炎、脑积水、癫痫等。

四、辅助检查

（1）血常规　周围血白细胞数增高，分类中性粒细胞升高为主。严重感染者，白细胞总数反而减少。

（2）血培养　病程早期血培养可帮助确定病原菌。

（3）脑脊液检查　脑脊液压力增高、外观浑浊或脓性、白细胞数多达 $1\,000 \times 10^6 / L$ 以上，分类以中性粒细胞为主，糖降低，蛋白质增多。

五、护理

（一）护理诊断

（1）体温过高　与细菌感染有关。评估患儿病前有无呼吸道、消化道或皮肤感染史，新生儿应询问生产史、脐带感染史。测量体温、脉搏、呼吸，检查患儿有无发热、头痛等。化脑患儿常有高热、头痛、脉搏和呼吸增快等。

（2）潜在并发症　颅内高压症。评估患儿有无呕吐、惊厥、嗜睡及昏迷。注意精神状态、面色、囟门是否隆起或紧张，有无脑膜刺激征。

（3）营养失调（低于机体需要量）　与摄入不足、机体消耗增多有关。评估患儿有无呕吐、惊厥、嗜睡及昏迷致患儿进食少等情况，评估患儿有无发热等使机体消耗过多的情况。

（4）有受伤的危险　与抽搐有关。评估患儿出现惊厥时有无舌咬伤、肢体擦伤、碰伤等危险因素存在。

（5）恐惧（家长）　与预后不良有关。评估家长对疾病的了解程度、护理知识的掌握程度，是否有焦虑或恐惧。

（二）护理目标

（1）患儿体温维持在正常范围。

（2）患儿颅内压能维持正常水平。

（3）患儿的营养满足机体的需要。

（4）患儿住院期间没有受伤的情况发生。

（5）患儿家长能用正确的态度对待疾病，主动配合各项治疗和护理，恐惧感减轻。

（三）护理措施

1.维持正常的体温

保持病室安静、空气新鲜，温、湿度适宜。患儿绝对卧床休息。高热者每4 h测体温1次，并注意观察热型及伴随症状。体温＞38.5 ℃时，及时给予物理降温或药物降温，以减少大脑耗氧量，防止惊厥，并记录降温效果。鼓励患儿多饮水，必要时静脉补液。大量出汗后应及时更衣等，做好相应的皮肤护理，注意保暖。协助或给予口腔护理，每日2～3次。遵医嘱给予抗生素治疗。

2.病情观察、防治并发症

（1）监测生命体征 若患儿出现意识障碍、囟门饱满、瞳孔大小改变、躁动不安、频繁呕吐、肢体强直等惊厥先兆，说明有脑水肿。若患儿呼吸不规则、瞳孔忽大忽小或两侧不等大、对光反应迟钝、血压升高，说明有脑疝及呼吸衰竭。应经常巡视、密切观察、详细记录，以便及早发现并给予急救处理。

（2）做好并发症的观察 如患儿在治疗中发热不退或退而复升，前囟饱满、颅缝裂开、呕吐不止、频繁惊厥、应考虑有并发症存在，如硬脑膜下积液、脑积水等。可做颅骨透照试验、头颅CT扫描检查等，以便及早确诊并及时处理。

（3）做好抢救药品及器械的准备 准备好氧气、脱水剂、呼吸兴奋剂、吸引器、人工呼吸机、硬脑膜下穿刺包及侧脑室引流包等。

（4）药物治疗的护理 按医嘱及时准确给药，如大剂量青霉素（40万～80万U／kg）每6 h静脉给药一次，每日4次达到药物浓度高峰，以利于通过血脑屏障。注意各种抗生素的使用要求，如青霉素应在稀释后1 h内输完，防止破坏过多，影响疗效；高浓度的青霉素须避免渗出血管外，防止组织坏死。了解所用药物的不良反应，并注意观察，尤其注意观察氯霉素的骨髓抑制作用，定期做血象检查；新生儿尤其早产儿，不用氯霉素，因其肝脏解毒功能差，易出现灰婴综合征。注意静脉用药的配伍禁忌；静脉输液时速度不宜太快，以免加重脑水肿；保护好静脉血管，保证静脉输液通畅；记录24 h出入量等。

3.保证营养供给

应根据患儿需要制定合理的饮食计划，给予高热量、高蛋白、高维生素、清淡、易消化的流质或半流质饮食。少量多餐，每日4～6次，以减轻胃的饱胀感，并防止呕吐发生。注意食物的调配，鼓励家长带患儿喜欢的食物，以增加患儿的食欲。频繁呕吐不能进食者，应注意观察呕吐情况，并静脉输液，维持水、电解质平衡。

4.防止外伤

惊厥时患儿的护理参照本章第四节"小儿惊厥"。呕吐后帮助患儿漱口，保持口腔清洁，及时清除呕吐物，减少不良刺激。做好皮肤护理，及时清除大小便，保持臀部干燥，适当使用气垫等，预防褥疮的发生。注意患儿安全，躁动不安时防止坠床等。

5.心理护理

向患儿及家长介绍本病虽然很重，但大部分仍能痊愈，使其树立战胜疾病的信心。多给予安慰、关心和爱护，减轻焦虑感。

六、健康教育

（1）必须加强卫生知识的大力宣传，积极锻炼身体，预防上呼吸道感染，接种各种疫苗，增强机体的免疫力，减少化脓性脑膜炎的发生。

（2）对患儿及家长根据其接受程度，介绍病情、用药原则、护理方法，使其主动配合，及时解除患儿不适。

（3）对恢复期和有神经系统后遗症的患儿，应进行功能训练，指导家长根据不同情况给予相应护理，促使病情尽可能地康复。

第十四节　手足口病护理

一、概述

手足口病（hand-foot-mouth disease）是由肠道病毒引起的传染病，多发生于学龄前儿童，尤以3岁以下年龄组发病率最高，可引起手、足、口腔等部位的疱疹，少数患儿可出现肺水肿、心肌炎、无菌性脑膜炎、脑炎等并发症。个别重症患儿可致死亡。2008年5月2日起，我国将手足口病列入丙类传染病管理。

二、辅助检查

（1）血常规　普通病例白细胞计数正常，重症病例白细胞计数可明显升高。

（2）心电图　无特异性改变，但可见窦性心动过速或过缓，Q-T间期延长，ST-T改变。

（3）胸部X线片 双肺纹理增多，网格状、斑片状阴影，重症病例可出现肺水肿、肺出血征象。

（4）病原学检查 肠道病毒（CoxA16、EV71等）特异性核酸阳性或分离到肠道病毒。

三、护理

（一）护理诊断

（1）有传播感染的危险 与对患儿隔离不当、对污染物消毒不严有关。

（2）体温过高 与病毒血症有关。

（3）皮肤完整性受损 与皮疹有关。

（4）疼痛 与口腔黏膜疱疹有关。

（5）潜在并发症 肺水肿、心肌炎、无菌性脑膜炎、脑炎等。

（6）焦虑 与对该病认识不足及疾病危重有关。

（二）护理措施

（1）预防感染 传播严格执行各项消毒隔离措施。

（2）维持正常体温 监测体温，多饮水。体温 ≥38.5 ℃时应予以温水洗浴等物理方法降温或遵医嘱给予退热药，出汗后及时更换衣服，注意避免受凉。

（3）皮疹护理 患儿穿着宜宽松、柔软、舒适，勤换内衣，保持皮肤清洁，剪短指甲，戴连指手套，以防抓破皮疹。臀部有皮疹者要及时更换尿布，保持臀部清洁、干燥。手、足部皮疹初期及有疱疹形成涂阿昔洛韦软膏，继发感染者涂抗生素软膏。

（4）口腔护理 保持患儿口腔清洁，每日清洁口腔2~4次，以餐后1 h为宜，再涂以锡类散、鱼肝油等，以促进溃疡愈合。

（5）饮食护理 应给予清淡、温凉、易消化的流质或半流质饮食，避免酸、辣、热、粗、硬等刺激食物，减轻口腔疼痛。对口腔溃疡疼痛不能进食者，要予以补液。

（6）健康指导 本病流行期间不宜带儿童到人群聚集、空气流通差的公共场所，避免接触患病儿童；患儿所用的物品要进行消毒处理。

四、健康教育

（1）普及疾病知识　向家长和儿童普及手足口病的基本知识，包括传播途径、预防措施、临床表现等。

（2）强调预防接种　鼓励适龄儿童接种EV71疫苗，以降低重症和死亡风险。

（3）培养良好卫生习惯　教育儿童养成饭前便后洗手的好习惯，避免接触患病儿童，不共用毛巾、餐具等个人物品。

（4）加强环境清洁　定期清洁和消毒儿童常接触到的物品和场所，如玩具、餐具、门把手、桌面等。

（5）及时就医　提醒家长密切关注儿童的身体状况，如出现手足口病症状应及时就医，避免延误病情。

第十五节　注意缺陷多动症护理

一、概述

注意缺陷多动症（attention deficit hyperactivity disorder，ADHD）又称儿童多动综合征（children's hyperkinesis syndrome）简称多动症，或多动性障碍。是指智力正常或基本正常的小儿，表现出与年龄不相称的活动过多、注意力不集中、情绪不稳定等症状，并以此为主要特征的一种临床综合征。可有不同程度的学习困难，运动功能不协调及心理异常。

二、病因与发病机制

本病与多种因素有关。遗传因素在本病发生中有相当大的作用，家系调查发现，患儿父母在童年期有多动史者较多，其同胞兄弟姐妹的患病率高于一般人群3倍，同卵双生者患病率高于异卵双生，这些均表明多动症与遗传因素有关，可能是一种多基因遗传代谢性疾病。此外还与妊娠及分娩期轻微的脑损伤、精神发育损害或延迟、神经递质及有关酶的改变、中枢神经系统病毒感染、营养不良及不良的社会与家庭环境、其他心理障碍等有关。

三、临床表现

本症主要表现为注意力缺陷和活动过度两大方面，两者多同时存在。

（1）注意力缺陷　是本症必备表现之一，患儿注意力能集中的时间很短，易随环境转移，各方面的刺激均能引起反应，如窗外鸟叫他们就盯视窗外，同学咳嗽声响，他们就会把头转过去。在游戏和学习时往往心不在焉，听课不能专心，常把作业记错或漏掉。做事有始无终，对任何活动均不能持久。因此，患儿不能参加对正常儿童有兴趣的活动，但对他自己有兴趣的活动则可持续相当一段时间。

（2）活动过度　患儿从小表现兴奋多动，在婴儿期表现为不安静，易激惹、睡眠不安；幼儿期及学龄前期不能静坐，好跑动、爬高爬低，任意破坏东西；学龄期上课时小动作不停，摇椅转身，离位走动，叫喊讲话，扰乱课堂秩序，常翻箱倒柜，干扰别人的活动，引人厌烦。

（3）其他表现　患儿任性冲动、情绪不稳、缺乏克制力，对愉快或不满的事情常引起过分的兴奋和愤怒，伴有学习困难；神经发育障碍或延迟（如精细协调动作笨拙、语言发育延迟、智力偏低）等。

按照美国DSM-IV（1991年）标准，ADHD的临床表现可分为注意力缺陷和多动-冲动两项，ADHD的诊断必须至少具备这2项中的各4种表现，或某1项中的8种表现。

多动具有发育特点，学龄前及学龄儿童较显著，随小儿年龄增长而逐渐好转，青春期后多无症状，但注意力不集中可持续存在。对于7岁以前起病的患儿，根据父母、老师对其行为的评估，病程持续超过半年者可考虑本病，但应与某些器质性（如脑炎、风湿性脑病）或功能性精神疾病（如精神分裂症或躁狂状态）等鉴别。

四、护理

（一）护理诊断

（1）思维过程改变　与神经发育延迟或损伤、遗传等因素有关。评估患儿有无做事有始无终、对任何活动均不能持久等表现；评估患儿有无上课时小动作不停，摇椅转身，离位走动，叫喊讲话，扰乱课堂秩序等表现；评估患儿有无经常翻箱倒柜，干扰别人的表现。

（2）焦虑（家长）　与学习成绩不良等有关。评估患儿家长有无辱骂、责备患儿的表现；评估家长有无见到患儿的表现就感到厌烦的行为出现。

（二）护理措施

（1）指导用药　6岁以前最好以教育为主，尽量不用药。对需要用药物治疗的患儿，指导家长用药的方法、疗效及不良反应的观察。抗精神病药、安眠药对本症无效，有时还会使症状恶化，不宜应用。可选用对本症唯一有效的药物神经兴奋剂，如哌甲酯、苯丙胺、匹莫林等。但此类药物仅能改善患儿注意力，对多动、冲动等症状无太大作用。长期应用可引起淡漠、社会退缩、刻板动作、食欲减退、影响发育等不良反应，用药中应给予注意，严格按照医嘱，避免滥用。一般下午、晚上不用药，以免影响睡眠。

（2）心理护理　需家长、教师、医务人员密切地配合进行。针对患儿临床表现特点，在同情和爱护的基础上，尽可能寻找、去除致病诱因。对患儿的攻击和破坏行为不能袒护，要严加制止，但要注意方式方法，减少对患儿的不良刺激（辱骂、责备、歧视等），发现优点予以表扬，以提高自尊心。鼓励患儿积极参加文娱、体育活动，如柔道、打球、走平衡梯、跑步等，可培养其注意力，增强自我控制意识，并使其过多的精力得以释放。为患儿制订简单可行的规矩，培养一心不二用的习惯，如吃饭时不看书，做作业时不玩玩具等。让患儿将对人对事的不满和意见讲出来，然后和家长一起分析，对者加以肯定，错者加以纠正，使患儿心情舒畅，能和大人融洽相处并相互合作，逐渐提高其社会适应能力。加强家庭与学校的联系，共同教育，持之以恒。

五、健康教育

为父母和教师提供医疗咨询、讲课等，使其了解本病治疗应以教育和训练为主，应本着关心、耐心、爱护的原则进行治疗，不要见到患儿的表现就感到厌烦、蔑视，不要对其进行责骂和体罚。教给他们如何与患儿和睦相处，如何提出目标靶行为，如何建立奖赏制度，正向强化已经建立的好行为，有意忽视其不良行为等。

第二章　风湿免疫系统常见病护理

第一节　强直性脊柱炎护理

一、概述

强直性脊柱炎（ankylosing spondylitis）是一种慢性进行性疾病，主要侵犯骶髂关节、脊柱骨突、脊柱旁软组织及外周关节，并可伴发关节外表现。严重者可发生脊柱畸形和关节强直。

强直性脊柱炎并发症包括以下几种。①眼部受累：前葡萄膜炎或虹膜炎。②肺部受累：肺上叶纤维化。③神经系统受累：阳痿、夜间尿失禁和直肠感觉迟钝、踝反射消失等。④肾脏受累：极少发生，主要是IgA（免疫球蛋白A）肾病和肾淀粉样变。⑤前列腺炎：本病慢性前列腺炎比正常人群多见。⑥心血管系统受累：升主动脉炎、主动脉瓣关闭不全等。⑦耳部受累：慢性中耳炎。

二、护理

（一）一般护理

（1）心理护理　帮助患者树立战胜疾病的信心，提高患者自我护理的能力，使患者保持良好的心态，积极配合治疗。

（2）饮食护理　禁烟酒，饮食以高蛋白食物如肉类和鱼类为主，同时补充维生素和钙质，如水果、蔬菜和牛奶；避免不洁饮食，不喝生水，少吃寒凉冷冻食品。

（3）病情观察　评估患者受累脊柱发生屈曲畸形的程度，及观察患者有无并发症的发生。

（4）个人生活护理　①预防感冒，避免创伤，避免穿紧身衣；②保持居家清洁卫生，适当通风；③注意外生殖器的卫生。

（5）用药护理 ①遵医嘱按时按量服药，不随意加减药或停药；②正确讲解药物的方法和注意事项，观察并记录药物的疗效及副作用。

（二）专科护理

（1）专科宣教 ①座位：应保持腰背挺直，避免身体向前弯曲，并常有规律地活动脊柱，通过坐直和向后活动肩膀来伸展脊柱。坐的时间不要太长，要常站立、散步和舒展身体。②站立：应尽可能保持挺胸、收腹和双眼平视的姿势。③睡眠：以硬板床及低枕头为宜，多取仰卧位，避免促进屈曲畸形的体位。

（2）疾病活动期以被动运动为主，缓解期进行主动与被动运动，但应避免剧烈运动。

（3）减少或避免引起持续性疼痛的体力活动。进行合适的运动，如慢跑、游泳、打太极等，做好避免摔跤、打网球、篮球和乒乓球等高强度的剧烈运动。

三、健康教育

（1）保持乐观情绪，按时作息。

（2）日常生活中维持正确姿势进行适当活动，可进行游泳、打太极拳等，不可快速奔跑，避免剧烈运动和运动后损伤。

（3）体育疗法 ①深呼吸：每天早上、工作时间及睡前常规做深呼吸运动。②颈椎运动：头颈部可做向前、向后、向左、向右转动以及头部旋转运动，以保持颈椎的正常活动度。③腰椎运动：每天做腰部运动，前屈、后仰、侧弯和左右旋转躯体，使腰部脊柱保持正常的活动度。④肢体运动：俯卧撑、斜撑、下肢前屈后伸、扩胸运动以及游泳等。

（4）采取热疗促进局部血液循环，减轻疼痛。

（5）定期测量身高，做好身高记录，是防止不易发现的早期脊柱弯曲的一个重要措施。

（6）坚持按医嘱给药，定期门诊随访。

第二节　多发性肌炎／皮肌炎护理

一、概述

多发性肌炎（polymyositis）和皮肌炎（dermatomyositis）是横纹肌非化脓性炎性肌病。其临床特点是以肢带肌、颈肌及咽肌等肌组织出现炎症、炎性病变，导致对称性肌无力和一定程度的肌萎缩，并可累及多个系统和器官，亦可伴发肿瘤。多发性肌炎指无皮肤损害的肌炎，伴皮疹的肌炎称皮肌炎。

多发性肌炎／皮肌炎并发症：皮肌炎常见的并发症有恶性肿瘤、脏器损伤可引起间质性肺炎、心肌炎、真菌性脑膜炎、败血症、消化道出血和胃肠道穿孔等。

二、护理

（一）一般护理

（1）环境与休息　环境清洁，通风良好，减少探视，避免交叉感染；急性期有肌痛、关节疼痛者应卧床休息，保持关节功能位，定时翻身，预防压疮。病情稳定后，有计划进行锻炼，活动量由小到大，对肌无力的肢体应协助被动活动。

（2）饮食护理　进食高蛋白、高维生素易消化软食，注意补钙。对进食呛咳的患者，嘱咐其进食时取坐位或半坐位，进餐后30~60 min内尽量避免卧位，

（3）心理护理　多与患者交流，帮助患者树立战胜疾病的信心，提高患者自我护理的能力，使患者保持良好的心态，积极配合治疗。

（4）药物护理　告知患者正规用药的重要性，在用药过程中不应自行换药或停药。讲解用药的方法及注意事项。观察药物的疗效及副作用。

（二）专科护理

（1）皮肤损害护理　评估皮损的部位、形态、面积大小；保持皮肤清洁干燥，不涂化妆品，避免接触刺激性物品，必要时外涂凡士林防止皮损加重。勤换内衣，注意保暖，避免日光。

（2）关节、肌肉肿痛护理　评估关节、肌肉疼痛的部位、性质、持续时间，关节肿胀和活动受限的程度，观察是否伴有呼吸困难、心律失常等，如有异常做好急救准备。协助指导患者完成日常生活自理。

（3）肌无力护理　评估有无四肢对称性肌无力；评估有无进行性肌萎缩，是否有颈肌、喉、咽肌、呼吸肌无力。对吞咽轻度困难者，宜进流质或半流质食物，无呛咳或呛咳较少时，可进食软食，细嚼慢咽，进食呛咳严重或吞咽困难的患者必要时遵医嘱给予鼻饲或肠外营养，防止吸入性肺炎。发音困难者，鼓励进行书面和体语交流，耐心倾听患者主诉。对呼吸肌无力者，给予吸氧和雾化吸入，预防肺部感染；严重呼吸困难者需行气管插管或气管切开。

（4）预防感染护理　保持口腔清洁，有霉菌感染者用2%碳酸氢钠溶液漱口，制霉菌素加甘油涂口。病房经常通风换气，限制探视。指导患者深呼吸、有效咳嗽、咳痰、定时翻身拍背，多饮水，有利于痰液咳出。严格执行无菌操作规程。

（5）功能锻炼　急性炎症期应避免剧烈运动，其他时间应鼓励患者进行主动和被动运动以保持运动功能和防止肌肉萎缩。避免过度劳累，活动量以患者能忍受为度。

三、健康教育

（1）避免诱因　避免感染、寒冷刺激、创伤、情绪受挫等，有皮损者避免日光照射。育龄妇女应避孕，避免一切预防接种。

（2）用药指导　告知药物作用与副作用，嘱其按医嘱坚持服药，勿自行停药或减量。

（3）活动　根据病情有计划地进行活动与锻炼，劳逸适度，保证充足睡眠。

（4）饮食　少量多餐，以低盐、优质高蛋白、富含钙及维生素、易消化的软食、半流质或流质为宜、忌食辛辣及刺激性食物。

（5）自我监测　告知患者及家属病情危重的征象，如出现呼吸困难、发绀、心慌等应及时就医。

（6）复查　门诊随访，定期复查血常规、肝肾功能等。

第三节　成人斯蒂尔病护理

一、概述

成人斯蒂尔病（still disease in adults）是以高热、关节炎或关节痛、皮疹为主要临床表现，伴周围血白细胞数增高、肝脾及淋巴结肿大等多系统受累的一种临床综合征，也称成人Still病。

成人斯蒂尔病并发症包括：①肝损害；②肺损害，如呼吸困难、胸腔积液；③心脏损害，如心包炎、心肌炎、心内膜炎、心脏压塞。

二、护理

（1）卧床休息　至体温正常。

（2）监测体温　高热时监测体温变化，遵医嘱给予物理或药物降温，观察降温效果，指导患者多饮水，每日2 000～3 000 mL，必要时静脉补液，保持出入量平衡，防止电解质紊乱，满足患者生理需要，增加患者舒适感。加强基础护理，保持口腔清洁。

（3）保持皮肤清洁　经常洗澡更换内衣裤，用中性肥皂清洗。出现皮疹者，禁忌搔抓，定期修剪指甲。

（4）饮食　高热量、高维生素、低脂肪、易消化膳食，忌辛辣刺激食物，戒烟酒。按照患者的饮食爱好合理烹调，少量多餐。

（5）用药指导　非甾体抗炎药、糖皮质激素、免疫抑制剂等药物的效果及不良反应。

（6）心理护理　教育患者树立长期对待疾病的思想准备，保持乐观情绪，消除紧张、焦虑、抑郁和恐惧的心理。

三、健康教育

（1）建立良好的生活习惯，适当休息，加强体育锻炼，注意循序渐进，劳逸结合，提高免疫功能。

（2）寒冷季节或天气骤变注意保暖，防止受凉，预防感冒，防止感染。合理营养，平衡膳食，戒烟酒。

（3）培养良好的卫生习惯，勤剪指甲，保持皮肤清洁，勤洗勤换衣裤。

（4）保持乐观心理，建立良好人际关系，树立战胜疾病的信心。

（5）向患者介绍疾病的治疗、服药的注意事项、预防保健知识等，遵医嘱按时服药，定期门诊随访。

第四节　白塞病护理

一、概述

白塞病（behcet disease，BD）是一种全身性、慢性、血管炎症性自身免疫性疾病，特点为复发性口腔及生殖器溃疡、眼炎、皮肤损害，也可累及血管、神经系统、消化道、关节、肺、肾等器官，大部分患者预后良好，眼、中枢神经及大血管受累者预后不佳。

白塞病并发症包括：①消化道黏膜溃疡出血；②动静脉血栓。

二、护理

（1）急性活动期卧床休息，注意保暖。

（2）饮食以清淡无刺激易消化的高热量、高蛋白、高维生素的软食或半流质为宜。

（3）经常和患者交流，给予心理支持。

（4）溃疡的护理　①口腔溃疡：每年发作至少3次，溃疡此起彼伏，可以同时出现多处溃疡，多数自行消退，一般不留瘢痕。口腔溃疡为本病的首发症状，是诊断本病的主要依据。保持口腔清洁，饭后、睡前漱口，选择冰硼散、锡类散等涂抹，严重者进温凉流质。②眼部护理：眼部病变表现为结膜充血、角膜溃疡、畏光、流泪、异物感、视力下降，最终可导致失明。注意用眼卫生。应避免强光刺激，不看电视，外出戴墨镜。③外生殖器溃疡：好发部位在女性为大小阴唇和阴道，男性为阴囊和阴茎，也可出现在肛门周围。采用高锰酸钾坐浴2~3次/d，已婚妇女出现外阴阴道壁溃疡严重者，避免性生活。平时保持会阴清洁干燥，勤洗勤换内裤。④皮肤损害：保持皮肤清洁干燥，皮损处按外科换药处理。肌肉注射注意更换部位，严格无菌操作。⑤消化道溃疡：观察有无腹痛、黑便。

三、健康教育

（1）保持口腔清洁，正确膳食，饭后、睡前漱口。及时处理口腔溃疡。

（2）注意皮肤、眼及会阴等卫生。出现外阴溃疡避免性生活。

（3）保持情绪稳定，劳逸结合。

（4）遵医嘱服药，定期门诊复查随访。

（5）药物治疗护理，用激素、免疫抑制剂等治疗时同免疫风湿科用药护理。

第五节 反应性关节炎护理

一、概述

反应性关节炎（reactive arthritis）是指继发于身体其他部位感染的急性非化脓性关节炎。肠道或泌尿生殖道感染后发生的反应性关节炎最常见。具有关节炎、尿道炎及结膜炎三联症的反应性关节炎又称赖特综合征（reitert syndrome，RS）。

反应性关节炎并发症：发热、感染。

二、护理

（1）注意用眼卫生，遵医嘱用抗生素眼液滴眼。

（2）泌尿生殖道受累患者鼓励多饮水，保持外阴皮肤清洁，勤洗勤换内裤，1∶5 000高锰酸钾（PP粉）坐浴2次/d。

（3）关节疼痛明显者，卧床休息。

（4）患者应清淡饮食，食用易消化、富含蛋白质及维生素的食物。避免食用辛辣刺激食物，避免便秘发生。禁酒避免高脂食物。

（5）遵医嘱合理用药，观察药物疗效及不良反应。

三、健康教育

（1）正确认识自身疾病。

（2）保持皮肤清洁，注意会阴部护理，急性期避免性生活。

（3）注意眼部护理。

（4）积极治疗感染性疾病。

（5）按医嘱用药，定期门诊随访。

第六节　风湿性多肌炎与巨细胞动脉炎护理

一、概述

风湿性多肌痛（polymyalgia rheumatica，PMR）多发于老年人，以近端肌群（肩胛带肌、骨盆带肌）和颈肌疼痛和僵硬为主要特征，伴血沉显著增快和非特异性全身症状。本病病因不明。一般为良性过程，且与增龄密切相关，随年龄增长发病渐增多，50岁之前患本病者甚少。

巨细胞动脉炎（giant cell arteritis，GCA）是一种原因不明的系统性坏死性血管炎。血管病变常呈节段性、多灶性，主要累及主动脉弓起始部的动脉分支，亦可累及主动脉的远端动脉，以及中、小动脉，故属大动脉炎范畴。因典型患者呈颞部头痛，头皮及颞动脉触痛，因而GCA又称为颞动脉炎；又因累及颅内动脉称为颅动脉炎；又由于在动脉壁上常形成巨核细胞肉芽肿，故有人称其为肉芽肿性动脉炎。

PMR最主要的并发症是疼痛及活动障碍，PMR偶有并发肉芽肿性心肌炎与肝炎报道还有发生急性动脉炎的可能。GCA并发症包括：①咀嚼暂停及吞咽或语言停顿；②眼睑下垂或视力障碍等，失明是GCA严重并发症之一；③部分患者可出现耳痛、眩晕及听力下降；④抑郁、记忆减退、失眠等。

二、护理

（1）急性期应绝对卧床休息，病情稳定后，有计划进行锻炼，活动量由小到大，对肌无力的肢体应协助被动活动，并可按摩、推拿、理疗等治疗方法，缓解疼痛。

（2）饮食以高蛋白、高热量、高维生素、低盐为主，多食新鲜蔬菜、水果，忌食油腻、辛辣、海鲜及刺激性食物并戒烟酒。

（3）注意观察患者疼痛的部位、性质和活动受限的程度，并注意胸闷、心前区疼痛、腹痛等关节外症状，提示病情严重，若发现异常汇报医生配合抢救处理。

（4）观察患者有无发热、肌痛等，按医嘱给予适当的处理。

（5）经常巡视病房了解患者及家属的心理，给予心理支持与安抚。耐心解答患者及家属提出的问题，提供优质满意的护理服务。

（6）保持床单整洁，根据病情和天气洗澡更换衣裤，养成良好的个人卫生习惯防止皮肤感染。

（7）按医嘱使用糖皮质激素、免疫抑制剂等药物，并注意观察疗效及副作用。

三、健康教育

(1)普及疾病知识　向患者及家属普及风湿性多肌炎及巨细胞动脉炎的基本知识，包括病因、临床表现、治疗方法及预后等。

(2)强调遵医嘱用药　教育患者遵医嘱用药，不随意停药或更改药物剂量。特别是糖皮质激素的使用，应遵循医生的指导，逐步减量至停药。

(3)培养良好生活习惯　鼓励患者保持健康的生活方式，如合理饮食、适量运动、避免过度劳累等。

(4)定期随访复查　提醒患者定期随访复查，监测病情变化及药物不良反应。

第七节　大动脉炎护理

一、概述

大动脉炎（takayasu arteritis）是指累及主动脉及其主要分支的慢性非特异性炎症引起的不同部分肾动脉狭窄或栓塞，出现相应部位缺血表现，少数也可引起动脉扩张或动脉瘤。

并发症：脑出血、心力衰竭、肾功能衰竭、心肌梗死、主动脉瓣关闭不全、失明等。

二、护理

（1）活动期、有脑部缺血症状及严重高血压者应卧床休息，减少活动。饮食营养、易消化、无刺激性，同时积极鼓励戒烟。

（2）药物治疗包括肾上腺糖皮质激素、血管扩张药、抗凝药及免疫抑制剂等。对长期服用激素者应注意观察有无继发感染、水钠潴留、糖尿病、骨质疏松、低钾血症、褥疮、股骨头坏死等，还应注意有无腹疼、呕血、黑便等消化道出血症状。嘱患者按医嘱服药，避免突然减药或停药致病情反复。

（3）注意观察病情变化，对发热患者可每日测4次体温。每日测血压，比较患肢与正常肢体血压差异及脉搏搏动情况。注意患肢血液循环变化状况及有无疼痛寒冷及感觉异常等。如出现头痛、眩晕或晕厥等脑缺血症状，应置患者平卧位并立即通知医生，协助抢救处理。

（4）对有明显脑供血不足和严重高血压患者应建议施行血管重建术治疗。

（5）针对原发病，予以抗感染、抗风湿及抗结核等治疗。

（6）鼓励患者保持情绪稳定，积极配合治疗护理。指导患者注意安全，留陪客协助日常生活。

（7）缓解期鼓励患者逐渐增加活动量。

三、健康教育

（1）普及疾病知识　向患者及家属普及大动脉炎的基本知识，包括病因、临床表现、治疗方法及预后等。帮助患者了解疾病的治疗进展和成功案例，增强其战胜疾病的信心。

（2）强调遵医嘱用药　教育患者遵医嘱用药的重要性，不可自行增减药量或停药。提醒患者定期复查血常规、肝肾功能等，以便及时调整治疗方案。

（3）培养良好生活习惯　鼓励患者保持健康的生活方式，如合理饮食、适量运动、充足睡眠等。提醒患者避免过度劳累和精神紧张，保持良好的心态。

（4）定期随访复查　提醒患者定期随访复查，监测病情变化及药物不良反应。鼓励患者积极参与疾病管理，与医护人员保持良好的沟通。

第八节　系统性血管炎护理

一、概述

系统性血管炎（systemic vasculitis）是一组以血管的炎症与坏死为主要病理改变的炎性疾病。临床表现因受累血管的类型、大小、部位及病理特点不同而表现各异。其常累及全身多个系统，引起多系统多脏器功能障碍，但也可局限于某一脏器。系统性血管炎常累及的部位为皮肤、肾脏、肺、神经系统等。本组疾病临床表现复杂多样，变化多端，大多数属疑难杂症。

系统性血管炎并发症包括：①皮肤，如各种类型的皮疹，最典型的皮疹是"可以触及的紫癜"；②关节，如全身性的关节炎；③肺炎；④肾小球肾炎；⑤胃肠道，如腹痛、便血及肠穿孔；⑥耳鼻喉，如慢性鼻窦充血、听力丧失、鼻中隔炎症；⑦眼，如视力丧失；⑧脑，如脑卒中、神志改变，认知障碍；⑨神经系统，如运动障碍；⑩心脏，如心脏扩大、心力衰竭、心律失常。

二、护理

（1）一般护理　居住环境应清洁、卫生并保持室内空气流通，湿度要适宜。生活要有规律，应保证其有充足的睡眠时间。

（2）饮食护理　饮食宜清淡，忌酒类、辛辣和鱼腥等，应多吃蔬菜、水果、奶类、豆类等食品。

（3）皮肤护理　保护患处清洁卫生，避免劳累、撞伤、砸伤及冻伤；鞋袜要宽松；要保暖防寒，避免刺激、损害皮肤。

（4）心理护理　患者要有乐观精神，心情要舒畅，生活要有规律，解除思想负担，积极配合治疗，争取使病情早日治愈。

（5）用药护理　遵医嘱用药，服用激素类药物应按时按量，不可突然停药或减药，使用环磷酰胺时应多饮水。

（6）并发症的观察和护理　会出现雷诺现象，末梢神经病变，要注意冷暖；会累及肺部，出现肺纤维化，要有效吸氧，密切观察O_2-SP变化；避免使用会损害肾功能的药物。

（7）其他　加强体育锻炼，增强体质，提高免疫力。

三、健康教育

（1）普及疾病知识　向患者及家属普及系统性血管炎的基本知识，包括病因、临床表现、治疗方法及预后等。帮助患者了解疾病的治疗进展和成功案例，增强其战胜疾病的信心。

（2）强调遵医嘱用药　教育患者遵医嘱用药的重要性，不可自行增减药量或停药。提醒患者定期复查相关指标，以便及时调整治疗方案。

（3）培养良好生活习惯　鼓励患者保持健康的生活方式，如合理饮食、适量运动、充足睡眠等。提醒患者避免过度劳累和精神紧张，保持良好的心态。

（4）注意个人卫生　保持个人卫生，避免接触感染原，以减少感染的风险。对于长期卧床的患者，家属应帮助其经常变换体位、活动四肢和关节部位，以预防褥疮的发生。

（5）心理支持　给予患者充分的心理支持，鼓励其积极面对疾病。对于出现焦虑、抑郁等情绪问题的患者，应及时寻求专业心理咨询或治疗。

第九节　脂膜炎护理

一、概述

脂膜炎（panniculitis）是涉及皮下脂肪组织的一组炎症性疾病。可以分为原发性和继发性两大类。按炎症的主要发生部位，可将脂膜炎分为小叶性脂膜炎和间隔性脂膜炎两大类，其中小叶性脂膜炎涉及脂肪小叶，而间隔性腹膜炎涉及小叶间的结缔组织间隔。诊断脂膜炎通常需要通过临床表现和话检来确诊。活检时需切除足够量的标本，并进行系列性病理切片，以确定是间隔性，小叶性还是混合性脂膜炎。

二、护理

（一）病情观察

（1）配合活检伤口皮肤的保护。

（2）观察药物的副作用。

（3）观察有无并发症的发生，观察病情变化。

（二）一般护理

（1）室内温度要恒定，患者的衣服和被褥要合适，注意保暖，防冻和防潮

（2）饮食指导根据病情而定。

（3）协助患者取舒适体位，尽量让关节处于功能位置。

（4）注意保暖，防止呼吸道感染。

（5）做好皮肤护理。

（6）做好口腔及呼吸道的护理，预防细菌及霉菌感染。

（7）心理护理　关心患者，了解患者的思想、生活及工作情况，消除患者对疾病的恐惧心理和悲观情绪。

（8）用药护理 观察药物的副作用；指导正确服药；预防药物副作用。

（四）对症护理

（1）发热的护理。

（2）合并内脏损伤地做好相应护理。

（3）关节受累的护理。

三、健康教育

（1）环境安静、清洁、舒适。

（2）饮食指导合并有内脏损伤的给予相应的饮食指导，如肾功能受累的优质蛋白饮食，肝功能受累的低蛋白饮食。

（3）日常生活避免长期过度的紧张工作和劳累，保证充足的睡眠。注意皮肤的保护。

（4）心理指导保持平静的心境，有一个良好的养病、治病的环境，精神愉快，积极乐观，正确认识疾病的危害性，合理安排工作学习。

（5）指导患者正确服药。

（6）定期复诊，病情有变化立即就诊。

第十节　结缔组织病护理

一、概述

结缔组织病（connective tissue disease）是一组与免疫反应有关的人体多器官多系统结缔组织的炎症性疾病，其主要病变为黏液性水肿、纤维蛋白样变性及坏死性血管炎。传统的结缔组织病包括红斑狼疮、皮肌炎、硬皮病、结节性多动脉炎及类风湿性关节炎、风湿热等。

结缔组织病常见的症状：①发热；②疼痛；③皮肤黏膜症状，如皮疹、光敏感、口腔溃疡、外阴溃疡、眼部症状、网状青紫、皮肤溃疡等；④雷诺氏征；⑤肌肉，可有肌肉疼痛、肌无力，肌酶升高，肌电图表现为肌源性损害等；⑥系统损害；⑦常有自身抗体，如抗核抗体、抗ds-DNA抗体、抗ENA抗体、抗血小板抗体、抗心磷脂抗体、类风湿因子等；⑧系统性血管炎。混合结缔组织病患者在临床上往往同时有多种症状，如肿胀指，有雷诺现象，手指尖有血管炎的表现，可有肌肉疼痛、关节肿痛，吃东西时有哽噎感，还可有肺、心甚至肾脏损害的表现，类似系统性红斑狼疮、硬皮病、肌炎和类风湿关节炎，但不能明确诊断为其中任何一种疾病，同时患者血中可检查出高滴度抗核糖核蛋白抗体，这种患者常被诊断为混合性结缔组织病。

二、护理

（一）病情观察

（1）观察皮肤受损程度。

（2）密切观察激素反应，若突然出现精神症状要注意激素引起的副作用。

（3）注意观察免疫抑制剂的副作用，定期复查血白细胞及肝脏功能。

（二）一般护理

（1）心理护理　关心患者，了解患者的思想、生活及工作情况，消除患者对疾病的恐惧心理和悲观情绪，

（2）活动指导　①协助患者取舒适体位，尽量让关节处于功能位置；②支起盖被，避免下肢受压；③遵医嘱服药，必要时服止痛剂。

（3）注意休息　避免过劳，避免紫外线及日光照射，卧床休息。

（4）注意保暖，防止呼吸道感染　因长期服用类固醇皮质激素及免疫抑制剂，机体抵抗力降低，极易出现感染。

（5）加强营养　进食高蛋白、高热量、高维生素、低盐、低脂肪饮食；肾病综合征时出现低蛋白血症，可少量定期补充血浆。

（三）对症护理

（1）长期服用氯喹可引起视网膜改变，故应定期检查眼底。

（2）合并心脏损害时须注意心率、血压；合并脑病出现昏迷时，加强护理，定期翻身。

（3）做好口腔及呼吸道的护理，预防细菌及霉菌感染。

（4）重症患者需做好各种抢救准备。

（四）疼痛护理

（1）急性期绝对卧床休息，缓解期适当活动。

（2）饮食应供给富含维生素的食物。蛋白、糖和食盐量不要过多（因能增加患者的敏感性而使关节疼痛加重）。

（3）遵医嘱给予止痛药和抗风湿药。

（4）室内温度要恒定，患者的衣服和被褥要合适，注意保暖，防冻和防潮。

（5）经常给予患者安慰和鼓励，消除其精神痛苦及悲观、失望情绪，使之有信心配合治疗。

（6）在急性期过后应进行锻炼，保存关节的活动功能，加强肌肉的力量与耐力。锻炼前可进行理疗，方法有热水袋、热水浴、蜡浴、红外线热敷、激光理疗及推拿与按摩等。对无力起床者，须注意其休息姿势，以免长期卧床后形成畸形。鼓励患者在床上进行各种运动，如仰卧床上，自动将四头肌进行收缩和松弛交替运动。每天早中晚各练1组，每组自5～10次逐渐增加到50次，以锻炼四头肌功能。然后再进行举腿活动，锻炼有困难者，家属应帮助进行锻炼。

（7）运动训练应做关节范围内的运动，运动量要阶段性增加，运动后要充分休息。

三、健康教育

（1）环境安静、清洁、舒适。

（2）饮食指导　①宜清淡、低盐、低脂肪、高蛋白；②患者已有肾衰，则禁食香蕉、苹果、橙子、西红柿等含钾食物；③含补骨脂素的芹菜、无花果，含联胺基因的蘑菇、烟熏食物，豆类等可诱发红斑狼疮，应尽量避免。

（3）注意休息　日常生活避免长期过度的紧张工作和劳累，保证充足的睡眠。

（4）心理指导　保持平静的心境，有一个良好的养病、治病的环境，精神愉快，积极乐观，正确认识疾病的危害性，合理安排工作学习。

（5）医疗护理措施的配合　活动期应积极治疗，使其缓解，缓解期要调整用药，减少药物副作用，防止旧病复发。指导患者正确服药。

第十一节　结节性红斑护理

一、概述

结节性红斑（eryfhema nodosum）结节性红斑是一种真皮脉管和脂膜炎症所引起的急性炎症性疾病。为对称性鲜红色结节性损害，压痛明显。临床上常见散在的皮下结节，鲜红到紫红色，大小不等，按之疼痛。以好发于小腿伸侧为特征。多见于中青年女性，男女比例约为1∶5。以春秋季发病者为多。

节性红斑的临床表现：发病前可有咽痛、发热、乏力及肌肉关节疼痛等前驱症状。皮损多突然出现，表现为蚕豆或更大的皮下结节，多隆起于皮面，压痛明显，数目不定，结节不融合，不破溃，表面皮肤初为鲜红色，渐转为暗红色，2～3周消退，不留萎缩痕。但可有新疹发生，因而有时新、旧皮损并存。皮损好发于小腿伸侧，偶可累及四肢及躯干。

二、护理

（一）病情观察

（1）观察皮肤结节的变化

（2）密切观察激素反应，突然出现精神症状要注意激素引起的副作用。

（3）注意观察其他药物的副作用及疗效，定期复查血白细胞及肝脏功能。

（二）一般护理

（1）急性期卧床休息，抬高患肢，尽量让关节处于功能位置。

（2）支起盖被，避免下肢受压。

（3）注意保暖，防止呼吸道感染。

（4）饮食方面，给予高热量、富营养、易消化的流质或半流质饮食，禁食刺激性食物以免刺激口腔溃烂；对进食困难者遵医嘱给予静脉补充，以保证充足的营养和热量，促进皮肤修复，

（5）心理护理　关心患者，了解患者的思想、生活及工作情况，消除患者对疾病的恐惧心理和悲观情绪。经常给予患者安慰和鼓励，消除其精神痛苦及悲观、失望情绪，使之有信心配合治疗。

（三）用药护理

（1）遵医嘱用药。

（2）观察药物的副作用。

（3）指导正确服药。

（4）预防药物副作用。

三、健康教育

（1）环境安静、清洁、舒适。

（2）饮食指导 宜清淡易消化无刺激性，忌食辛辣厚味，血腥发物等

（3）日常生活避免长期过度的紧张工作和劳累，保证充足的睡眠。

（4）心理指导 保持平静的心境，有一个良好的养病、治病的环境，精神愉快，积极乐观，正确认识疾病的危害性，合理安排工作学习。

（5）正确服药 指导患者正确服药，切不可滥用药物，并定期随诊。

（6）预防感染。

第三章　感染科常见病护理

第一节　感染疾病一般护理

感染疾病一般护理常规：

（1）入院护理　接诊护士热情接待患者，做好入院介绍，讲明消毒隔离意义，取得患者配合。

（2）消毒隔离　严格执行消毒隔离制度，履行疫情报告职责。根据疾病传播途径，做好消毒隔离工作，避免交叉感染，防止传染病播散。

（3）饮食护理　根据不同疾病给予治疗饮食，做好饮食护理。

（4）病情观察　严密观察患者病情变化、药物疗效和不良反应，如有异常及时报告医生并处理。

（5）及时送检　准确及时留送化验标本。

（6）心理护理　鼓励、安慰患者，增强其战胜疾病的信心。

（7）健康指导　①讲解传染病的预防、传播途径等知识，保护易感者，做好一级预防；②做好出院后休息、饮食、服药、复诊等指导。

第二节　原因待查发热护理

一、概述

发热是临床上常见的症状之一，可能由多种原因引起。当发热持续2至3周以上，体温多次超过38.5 ℃，并且经过详细的病史询问、体格检查以及常规实验室检查后仍不能明确诊断时，这种情况被称为原因待查发热（fever of unknown origin, FUO）。长期低烧指的是体温持续超过一个月在37.5℃至38.5℃之间，如果不伴有其他明显症状，同样可能需要详细的诊断过程来确定原因。

原因待查发热并发症可能包括：

（1）循环系统 严重时可能出现休克，这是一种急性循环衰竭状态，需要紧急处理。

（2）神经精神系统 可能出现抽搐、惊厥、谵妄等症状，这些症状可能是由于高热、代谢紊乱、缺氧或感染侵犯中枢神经系统所致。

二、病因

原因待查发热的可能原因包括但不限于：

（1）感染性疾病 细菌、病毒、真菌、寄生虫或立克次体等引起的各种感染。

（2）非感染性炎症性疾病 如风湿热、系统性红斑狼疮、血管炎、血清病等。

（3）恶性肿瘤 如淋巴瘤、白血病等。

（4）药物反应 某些药物可能导致药物热。

（5）肉芽肿性疾病 如结节病、韦格纳肉芽肿等。

（6）内分泌疾病 如甲状腺功能亢进等。

（7）其他罕见疾病 如周期性发热综合征等。

三、辅助检查

对于原因待查发热和长期低烧，通常需要进一步的诊断检查，包括但不限于：

（1）影像学检查 如胸部X线、CT扫描、超声等。

（2）专科检查 如内镜检查、活检等。

（3）实验室检查 如血液培养、血清学检测、自身免疫抗体检测等。

（4）特殊检查 如骨髓穿刺、淋巴结活检等。

四、护理

（1）按感染疾病患者一般护理常规。

（2）环境 病室经常通风换气，保持空气清新，但避免冷空气对流。保持病房安静，避免噪声和视觉刺激。

（3）休息 卧床休息，减少机体消耗。

（4）舒适护理 做好患者皮肤、口腔护理，保持床单清洁、干燥。寒冬时应给予保暖，出汗后及时更换衣物。遵医嘱对发热患者给予吸氧，吸氧有助于发热患者的舒适感。

（5）饮食护理 发热期间给予易消化、高维生素、高热量、营养丰富的流食，少量多餐，多吃水果或汤水；体温下降病情好转，可改为半流质；恢复期改为普通饮食。指导患者摄取足够水分，若无心脏及肾脏疾病的限制，每天液体摄入量为 2 000 ~ 3 000 mL，防止脱水。必要时遵医嘱静脉补液，维持水和电解质平衡。

（6）病情观察 ①密切观察患者神志及生命体征、热型变化。根据医嘱及病情测量体温并记录，高热时及时采取降温措施，（物理降温、药物降温等）。②观察发热时的伴随症状，防止患者高热时发生抽搐或惊厥。③注意水电解质平衡，掌握血沉、血常规、血清电解质的变化。④患者食欲不佳、大量出汗及呕吐时，密切观察有无脱水现象。⑤观察末梢循环情况，高热时四周末梢厥冷、发绀等提示病情加重。⑥观察有无抽搐，休克等并发症发生。⑦观察药物作用及不良反应。

（7）标本采集 及时、准确采集各种检验标本送检，防止培养标本污染。

（8）用药护理 ①解热药物：使用药物后应观察患者的反应及体温变化，避免发生虚脱。②抗生素：必须按时、合理用药，并现配现用，观察药物的疗效与不良反应。

（9）心理护理 发热患者往往因诊断不明而产生紧张、焦虑的情绪，需及时与患者沟通，耐心解释，给予关心和安慰，帮助患者树立信心。经常巡视患者，给予精神安慰，解除不适，满足患者的需要。

（10）安全护理 高热出现谵妄者应及时使用床栏防止坠床，并有专人陪护。

五、健康教育

（1）发热待查患者为明确诊断，各项检查和化验较多，应主动向患者和家属讲解各项检查的目的、必要性和注意事项，以取得患者的理解和配合。

（2）介绍正确的测量体温的方法，说明体温正常范围和发热的临床表现、发热的诱因、预防措施和处理方法。

（3）告诉患者及家属，高热时代谢增快，进食少，消耗大，体质虚弱，故应卧床休息，减少活动和体力消耗，

（4）耐心指导患者发热时的降温措施。

（5）告知患者忌自行滥用退热药及消炎药。

第三节　病毒性肝炎护理

病毒性肝炎（viral hepatitis）是由多种肝炎病毒引起的一组传染病，包括甲、乙、丙、丁、戊、己、庚型肝炎。

一、甲型病毒性肝炎

（一）概述

甲型病毒性肝炎是甲型肝炎病毒（HAV）引起的自限性疾病。甲型肝炎病毒在外界抵抗力较强，但在100 ℃条件下5 min或氯1 mg／L 30 min、紫外线照射1 h、1∶4 000甲醛37 ℃ 72 h的条件下均可灭活。

主要传染源是急性患者和隐性感染者。肝炎患者自潜伏末期至发病后10 d传染性最大，出现黄疸后20 d开始无传染性，潜伏末期和发病初期粪便中排出病毒浓度最高。黄疸出现后2周，虽部分患者粪便中仍有病毒颗粒，但实际感染力已明显降低。甲型肝炎病毒主要从肠道排出，通过日常生活接触而经口传染。本病主要发生于儿童及青少年，我国人群有普遍易感性。

潜伏期为15～45 d，平均30 d。患者表现乏力、食欲减退、恶心呕吐、肝区胀痛、腹胀、便秘或腹泻等。部分患者可出现黄疸，表现为尿色逐渐加深，继而巩膜及皮肤先后出现黄染。可出现肝大，有压痛、叩击痛。肝功能检查有明显异常。

治疗原则为合理休息和营养，给予支持疗法及药物治疗。

（二）护理

（1）采取消化道隔离方式。

（2）注意休息　早期需卧床，使患者得到充分的休息，待症状改善、黄疸明显减退及恢复期时可逐步增加活动，要避免过度劳累。

（3）合理营养　进行高蛋白质、低脂肪、适量糖类和热能的饮食。成人每日热能以8 358～10 460 kJ（2 000～2 500 kcal）为宜。必要时，还应根据体重、有无发热及病情轻重做适当的调整。肥胖者根据具体情况适当限制热能，控制饮食，避免影响肝功能的恢复和脂肪肝的发生。蛋白质应占热能的16%左右，每日供应90～130 g。蛋白质以鱼类、蛋类、乳制品、大豆及其制品。血氨增高、有肝昏迷倾向或出现症状时，给予低蛋白饮食。脂肪的供给应占总热能的20%左右，以60 g为宜。要多给予易消化吸收的脂肪，如全奶、奶油、黄油、人造奶油及各种植物油等。糖类的供应占总热能的60%左右为宜。多食新鲜蔬菜、水果等维生素含量丰富的食品。患者食欲欠佳有厌油时，给予清淡、半流饮食，少量多餐，如面条、面片、鱼片青菜粥、豆腐、豆浆等。

（4）预防感染　保持病房清洁，定时通风。重症肝炎应做好病房消毒工作，可用紫外线照射；预防真菌感染可用0.2%过氧乙酸熏蒸30 min，也可用0.2%过氧乙酸或有效含氯消毒剂喷雾，喷雾时用被单盖住患者面部。注意口腔护理，每日早、晚及餐后清洁口腔，注意防止口腔真菌感染，可用3%碳酸氢钠液漱口。卧床患者加强背部护理和保温，防止受凉和肺部感染。

（5）观察患者的精神、食欲状况及乏力程度；有无意识障碍，其程度如何；皮肤、巩膜黄染情况，尿、便的颜色；了解黄疸的消退；皮肤、黏膜有无出血点，消化道有无出血等。

（6）因黄疸致皮肤瘙痒时，可用2%碳酸氢钠液涂擦后，涂上苯海拉明软膏或涂擦止痒酒精。必要时可服阿利马嗪或考来烯胺。

（7）指导患者家属及与患者有密切接触者尽早注射甲型肝炎疫苗，方法是①贺福立适，成人剂量为1.0 mL，含1440 ELISA（酶联免疫吸附测定）单位；儿童剂量为0.5 mL，含720 ELISA（酶联免疫吸附测定）单位；1个月后及6个月后再各用1次，共3次注射。②用甲肝疫苗（国产），1 ml／支。治愈出院时指导患者逐渐增加活动量，由半日工作过渡至全日工作。

（8）预防措施　①加强水源、粪便及饮食的管理，做好饮用水和食具的消毒，不喝生水，不生食水产品，饭前便后洗手。②注射甲型肝炎疫苗，如贺福立适。密切接触者尽早注射。

二、乙型病毒性肝炎

（一）概述

乙型病毒性肝炎（简称乙肝）系由乙型肝炎病毒（HBV）引起。乙型肝炎病毒是脱氧核糖核酸病毒，对外界抵抗力强，100 ℃煮沸20～30 min、常规高压灭菌、60%的福尔马林加40%的高锰酸钾（固体）熏蒸、0.0752 mol/L的次氯酸钠作用1 min或0.0336 mol/L作用10 min、新鲜配制的2%碱性戊二醛2～10 min、0.2%～0.5%的过氧乙酸、0.5%碘附10 min浸泡或喷雾可灭活。

急性和慢性乙型肝炎患者及病毒携带者均是乙型肝炎的传染源，急性患者从潜伏期末至发病后66～144 d，其血液都具有传染性。作为传染源意义最大的是慢性肝炎患者和病毒携带者。乙型肝炎表面抗原（HBsAg）阳性的慢性病患者和无症状病毒携带者，其传染性取决于乙型肝炎e抗原（HBeAg）是否阳性，乙型肝炎e抗原阳性者传染性最强。通过血液、体液、母婴、性生活传播。乙型肝炎较多发生于20～40岁的青壮年。

潜伏期为40～180 d。大多数患者起病缓慢。主要症状为乏力、食欲减退、恶心呕吐、腹胀及肝区疼痛。部分患者有肝大，且有压痛或叩击痛。一部分患者并无明显症状，仅表现为血清转氨酶升高或肝脾肿大。黄疸型患者可有尿色加深，巩膜及皮肤先后出现黄染。部分病例病情迁延，转为慢性。少数患者可转变成重型肝炎。临床表现为病情在10 d内迅速恶化，黄疸迅速加深。明显出血倾向，凝血酶原活动度<0.40。出现神经系统症状，如有烦躁、谵妄、定向力和计算力障碍、嗜睡及昏迷，并发肝性脑病、肝肾综合征等。实验室检查有肝功能损害。

治疗原则为支持、护肝治疗，改善肝脏细胞功能；药物抗病毒治疗及免疫促进剂治疗。

对丙型肝炎，给予支持疗法及对症治疗，如改善微循环和肾功能，治疗肝性脑病、抗感染、止血、脱水治疗等。

（二）护理

（1）采取血液隔离方式。

（2）注意休息　急性肝炎、症状较重的慢性肝炎及重症肝炎患者均需卧床休息，给予必要的生活照料，尽量解除影响患者舒适度的因素，使患者得到充分的休息。待症状改善、黄疸明显减退及恢复期时可逐步增加活动，要避免过度劳累。

（3）合理营养　原则是高蛋白质、低脂肪、适量糖类和热能的饮食。成人每日热能以8 358～10 460 kJ（2 000～2 500 kcal）为宜。有的患者必要时，还应根据体重、有无发热及病情轻重做适当的调整。发热时应适当增加热能，肥胖者根据具体情况适当限制热能，控制饮食，避免影响肝功能的恢复和脂肪肝的发生。蛋白质应占总热能的16%左右，每日为90～130g。蛋白质以鱼类、蛋类、乳制品、大豆及其制品为好。血氨增高、有肝性脑病倾向或症状时，给予低蛋白饮食。严重肝性脑病时，严格限制蛋白质。随着肝性脑病的改善，应尽早逐步增加，并恢复到每日40～60g，此时以补充植物性蛋白质为好。植物性蛋白质纤维成分多，在肠道停留时间短，可降低毒性物质的吸收，防治和改善肝性脑病。脂肪的供给应占总热能的20%左右，每日约60g。要多给予易消化吸收的脂肪，如全奶、奶油、黄油、人造奶油及各种植物油等。黄疸期给低脂肪食物，少量多餐。糖类的供应占总热能的60%左右为宜，每日约310～360g。多食新鲜蔬菜、水果等维生素含量丰富的食品，以增加各种维生素。食物应越杂越好，要注意选择富含氨基酸的食物。多吃鱼、虾、鸭、去皮鸡肉、牛奶、黄豆、玉米、小米、糯米、菜花、小红枣等支链氨基酸含量丰富的食品，少吃猪肉、羊肉、牛肉、鸡皮等含芳香族氨基酸多的食物。多吃菠菜、圆白菜、菜花等，可以补充体内的维生素K。

（4）预防感染　急性期和重症肝炎患者实行保护性护理，保持室内的清洁，定时通风。重症肝炎患者做好病房物体表面和空气的定期消毒。加强口腔护理，早晚和进食后清洁口腔，重症肝炎要注意口腔真菌感染，可用3%碳酸氢钠液漱口。做好背部护理和保温，防止感染。

（5）观察患者的精神、食欲状况、乏力程度；有无意识障碍，其程度如何；皮肤及巩膜黄染情况，尿、便的颜色，了解黄疸的消退；皮肤、黏膜有无出血点，消化道有无出血等，以利判断疾病的转归和重症肝炎的早期发现。

（6）为早期发现肝性脑病，可让患者将1～25的数字按顺序排列，所用时间＞30 min钟为阳性。也可让患者做20以内的连加或连减，了解有无智力障碍和注意力降低。观察患者有无精神神经异常改变，如定向力障碍、兴奋、性格改变、扑翼样震颤、嗜睡等症状。意义在于及早发现和救治。

（7）注意观察尿量　准确记录出入量，定期测量腹围、体重，观察患者有无水肿、腹水和肝肾综合征表现。应用利尿剂后，观察利尿剂的效果及有无低血钾和电解质紊乱。

（8）保持排便通畅，减少血氨吸收，防止肝性脑病的发生。必要时口服乳果糖或采取其他通便措施。用食醋灌肠，使肠道保持酸性环境，降低肠道内氨的形成。

（9）因黄疸而致皮肤瘙痒时，可用2%碳酸氢钠液擦拭后，涂擦苯海拉明软膏或止痒酒精，必要时可服阿利马嗪或考来烯胺。

（10）了解所用药物的使用注意事项，采用最佳的给药途径和方法，注意药物副作用。

（11）出院指导 掌握规律的生活起居、运动量和合理营养。痊愈后经过全休、半休逐步过渡到全日工作。一般病后1年内不宜参加重体力劳动，慢性肝炎患者要劳逸结合，避免过度劳累。对慢性肝炎患者提供合理的营养知识，不饮酒，不滥吃药，减轻肝脏负担。吃药时阅读说明书，了解该药对肝脏是否有损害。必须服用对肝脏有损害的药物时，嘱其定期检查肝脏功能。不与家人和其他人共用注射器、针头、刮胡刀、剃须刀、指甲刀等可能接触血液和体液的物品。患者流出的体液和血液应选择对肝炎病毒有效的消毒方法和消毒剂及时消毒，并应先消毒后清洗。餐具与家人分开使用。性生活时使用避孕套。家人若未感染乙型肝炎病毒，应注射乙型肝炎疫苗。乙型肝炎病毒感染者所生的孩子出生后应注射乙型肝炎疫苗。定期复查肝脏功能。如感疲倦、食欲不好、恶心、皮肤或巩膜发黄，尿色加深呈茶色等，及时到医院就诊。告诉患者保持良好的心情和精神状态的重要性和方法。

（12）乙型肝炎的预防措施 ①做好血制品管理，使用国家指定厂家生产的血制品，严格筛选献血人员。②可能接触患者血液和体液的物品，未经有效消毒不得给他人使用。③患者的血液、体液和分泌物须有效消毒后方可弃去，血液、体液和分泌物污染其他物品须先消毒后再清洗。④进行乙型肝炎疫苗接种。

三、丙型病毒性肝炎

丙型病毒性肝炎是由丙型肝炎病毒（HCV）所引起。主要传染源是有传染性的献血员和急慢性患者。通过输血和血制品引起。发病者以成人多见。输血后的发病者约80%～90%为丙型病毒性肝炎。丙型肝炎的潜伏期为14～180 d，由血制品和医院内传播所致的丙型肝炎潜伏期为7～33 d，平均为19 d。临床表现、治疗原则及护理基本同乙型病毒性肝炎。

四、丁型病毒性肝炎

丁型病毒性肝炎由丁型肝炎病毒（HDV）所引起。丁型肝炎病毒为一种缺陷性核糖核酸病毒，具有乙型肝炎病毒表面抗原的外壳。丁型肝炎病毒的"装配"需要依赖于乙型肝炎病毒表面抗原的合成，其复制和表达也需要乙型肝炎病毒或其他嗜肝病毒或其他嗜肝脱氧核糖核酸病毒的协助。所以，丁型肝炎病毒只存在于乙型肝炎病毒感染者及某些嗜肝脱氧核糖核酸病毒表面抗原阳性的动物中。乙型肝炎患者感染丁型肝炎病毒可导致病情加重和感染慢性化，并可能与原发性肝癌的发生有关。传染源主要是患者和病毒携带者。传播途径与乙型病毒性肝炎基本相同。成人及儿童普遍易感染，高危人群是乙型肝炎病毒表面抗原阳性的药瘾者、用凝血因子治疗的血友病患者。

丁型肝炎病毒和乙型肝炎病毒同时感染时，临床表现与单纯急性乙型病毒性肝炎相似，少数患者发展为重型肝炎。丁型肝炎病毒和乙型肝炎病毒重叠感染的临床表现基本同乙型病毒性肝炎，但多表现为病情恶化，或在慢性疾病过程中表现为急性肝炎发作，严重的可导致肝坏死。也有的仅有一过性的转氨酶升高。丁型肝炎的治疗、护理、预防基本同乙型病毒性肝炎。

五、戊型病毒性肝炎

戊型病毒性肝炎是由戊型肝炎病毒（HEV）所致。急性戊型病毒性肝炎患者是戊型病毒性肝炎的主要传染源。通过被污染的水源，经粪污口途径传播。水源性污染所致的暴发流行的肝炎，50%以上为戊型肝炎。该病好发于青壮年。孕妇发病率和病死率高。多数患者起病急，有黄疸。部分患者有黄疸前驱症状，类似甲型病毒性肝炎，但可能较甲型病毒性肝炎严重，持续时间也较长，约4～5 d后出现黄疸。皮肤瘙痒及陶土色粪便现象较甲型病毒性肝炎常见。部分患者有关节疼痛及复发性皮疹、疱疹性皮疹的表现。大部分患者在急性期有肝脾肿大。本病一般不发展为慢性，但可发展为重型肝炎。本病病死率高，尤以孕妇严重，可致早产和死胎。戊型肝炎的治疗、护理及预防基本同甲型病毒性肝炎。

六、庚型病毒性肝炎

庚型病毒性肝炎由庚型肝炎病毒（HGV）所致。传染源和传播途径基本同丙型肝炎。治疗、护理根据临床表现参照相应类型肝炎治疗方法。预防乙、丙等类型肝炎。

第四节 伤寒及副伤寒护理

一、概述

伤寒（typhoid fever）及副伤寒（paratyphoid fever）是由伤寒杆菌或甲、乙、丙型副伤寒杆菌所致的肠道传染病。本病长年可见，发病高峰为7—11月。

本病病原为革兰阴性杆菌，属沙门菌属。有鞭毛，能活动，不产生芽孢，无荚膜。只感染人，人可长期带菌，甚至终生。在自然界生存能力较强，耐寒，在水中可存活3周，在粪便中存活2月。对光、热、干燥及消毒剂抵抗力弱，60 ℃下30 min或煮沸后迅速死亡。传染源为患者及带菌者。病程2～4周传染性最强。病菌污染水、食物经口感染，日常生活接触、苍蝇、蟑螂等媒介亦可进行传播。水源污染可造成暴发流行。人群普遍易感，病后获持久性免疫力。

潜伏期3～60 d。以持续发热、相对缓脉、特殊中毒症状、脾肿大、玫瑰疹及白细胞减少为主要特征。典型伤寒分为初期、极期、缓解期和恢复期。

除典型伤寒外，根据临床症状又分为：轻型、暴发型、迁延型和逍遥型。在整个病程中，存在复发和再燃现象。

治疗方法为药物治疗，应用抗生素及中药治疗。对症治疗及积极治疗肠穿孔、肠出血等并发症。

二、护理

（1）按感染疾病一般护理常规，消化道隔离。

（2）饮食护理 伤寒饮食要三忌：①忌食多渣、多纤维食物，如芹菜、韭菜、圆白菜、竹笋、梨、香蕉等；②忌食过硬难消化的食物，如豆类、花生、油炸食品及坚硬果实等；③忌饮食过饱，少食用产气多的甜食和乳品。因饮食过饱和食用过硬与含渣及多纤维的食物，会增加胃肠蠕动，而诱发肠出血、肠穿孔。因此，伤寒患者饮食宜高营养易消化的半流质饮食，如米粥、藕粉、面片、菜汤、馒头等。并应控制每次食量，宜少量多餐（每餐吃七八成饱）。

（3）便秘时禁用泻药及高压灌肠 泻药能促使肠蠕动加快，高压灌肠则使肠腔充盈、扩大，肠壁变薄，容易诱发肠出血和肠穿孔。便秘可用小肥皂头或安钠素栓塞入肛内或开塞露肛内注入，如上述方法不能奏效，可口服液状石蜡等润滑剂，或酌情用

300～500 mL生理盐水低压慢速灌肠。腹胀不宜用新斯的明，宜用肛管排气、松节油腹部热敷，但应注意不要烫伤。腹泻一般不用鸦片制剂，宜用碱式碳酸铋。

（4）高热护理　高热时不要轻易用退热发汗药，适当用温水、酒精擦浴或头部冰敷。

（5）严密观察肠出血、肠穿孔　在病程2～4周，发现患者排柏油样或果酱样粪便时，应警惕出血的可能。少量出血，可无症状或仅有轻度头晕、心慌。如头晕和心慌加重、出冷汗、体温骤降、烦躁不安、面色苍白，提示大量肠出血，应立即止血。如患者突然持续腹痛、呃逆、恶心、呕吐、腹壁紧张、大汗淋漓、脉细速、呼吸快，为肠穿孔表现，应尽快手术修补。

（6）控制随意活动　患者随意活动和过度用力，易诱发肠出血、肠穿孔。患者必须卧床休息直至病程第5周，才能逐渐下地活动。做好生活护理，保持皮肤清洁，防止褥疮发生。意识障碍者，应注意安全，防止摔伤及其他意外。

（7）患者用物、居室环境及排泄物应进行彻底消毒　①住室和家具消毒：用1.5%过氧乙酸喷雾，2.5 mL／m³，作用2 min；或过氧乙酸熏蒸，用量1～2 g／m³，作用2 h；0.2%～0.5%过氧乙酸擦拭，0.00672～0.0269 mol/L有效氯消毒剂擦拭。②衣服、被褥消毒：用环氧乙烷处理20～24 h，煮沸30 min或0.2%～0.4%过氧乙酸浸泡30 min。③餐具、水杯消毒：煮沸30 min（加0.5%肥皂或碱），或高压蒸汽灭菌121℃下30 min。④剩余食物消毒：煮沸或高压蒸汽灭菌121℃下30 min。⑤便器消毒：用3%～5%漂白粉或0.2%～0.5%过氧乙酸处理60 min。⑥排泄物、分泌物消毒：加等量或双倍量20%漂白粉或0.5%～1%过氧乙酸作用1～2 h。⑦垃圾消毒：用1%次氯酸钠溶液喷洒消毒或焚烧。

（8）伤寒的预防　①管理传染源：隔离治疗直至停药后，粪便连续培养3次阴性。带菌者予以彻底治疗，对饮食业、水源管理人员及托幼机构人员应调换工作岗位，并定期化验粪便，1年后无传染性，方可恢复原工作。接触者需观察23 d。发现患者，协同医疗防疫部门，尽早尽快查清传染源，予以根治，并进行卫生监督。可疑者做粪便培养，阳性者按患者治疗处理。②切断传播途径：开展爱国卫生运动，养成良好个人卫生和饮食卫生习惯；搞好"三管一灭"即粪便管理、水源管理、饮食卫生管理和消灭苍蝇，把好病从口入关。③预防接种：易感人群注射伤寒、副伤寒甲、副伤寒乙三联菌苗。

副伤寒是一种急性消化道传染病。包括副伤寒甲、副伤寒乙和副伤寒丙3种。其病原分属于沙门菌属A、B、C 3个血清群。临床表现、治疗、护理、预防与伤寒相似，其病情轻、病程短，预后良好。

三、健康教育

（1）心理指导 伤寒与副伤寒患者因高热时间长、病情重，易出现精神恍惚、表情淡漠等症状，病人及家属易产生恐惧、焦虑心理。应使病人及家属了解本病特点，上述现象可随病情改善体温下降而恢复，取得病人的合作，以良好的心态接受治疗和护理。

（2）饮食指导 给予高热量、高维生素富含营养的流质饮食，如肉汤、蛋白、果汁等，或给予半流质饮食如面条等。不喝牛奶及奶制品，以免引起肠胀气。鼓励病人多饮水，以促进毒素的排出。饮食恢复循序渐进，切忌过急，禁食生、冷、硬等刺激食物，以免引起肠出血、肠穿孔。

（3）护理方法指导 主要进行口腔护理，保持皮肤清洁。意识障碍者定期更换体位，防止压疮及肺部感染。注意观察大便色泽、性状，有无黑便。便秘时可用温盐水或开塞露低压灌肠，忌用泻药或高压灌肠。腹胀者可用松节油腹部热敷或肛管排气，避免按压腹部。注意病人用药的反应，如恶心、呕吐、腹泻、皮疹、白细胞减少等异常现象，及时通知医师处理。

（4）休息与活动指导 病程极期伴并发症的病人应绝对卧床休息，恢复期可适当在室内活动，避免劳累。

（5）隔离知识指导 消化道隔离及症状消失后15天，大便培养连续3次阴性方可解除隔离。患者的排泄物、呕吐物经消毒处理后倒入粪池，病友间不能相互接触，碗筷专用并消毒。

（6）出院指导 慢性带菌者出院后仍需按时服药，服用磺胺类药时，多饮水，防止结晶尿。注意个人卫生，加强饮食饮水及粪便的管理。养成饭前便后洗手，不食不洁食物，不喝生水等良好卫生习惯。

第五节　细菌性痢疾护理

一、概述

细菌性痢疾（bacterial dysentery）是由痢疾杆菌引起的急性肠道传染病。各种年龄都可能发病。病原为痢疾杆菌，系革兰阴性杆菌，根据生化反应及抗原组成，痢疾杆菌可分为A群（志贺菌及舒氏菌）、B群（福氏菌及其血清型）、C群（鲍氏菌及其血清型）、D群（宋内菌属）。致病菌在体外生命力较强，蔬菜、水果中生存11～24 d，牛奶中生存24 d，阴暗潮湿及冰冻情况下生存长达数周。阳光直射30 min或60℃ 10 min即死亡，各种消毒剂都能迅速将其杀死。传染源为急性和慢性患者及带菌者。传播途径为致病菌污染水、食物和器具，经口感染。食物和水源传播可引起大暴发，大流行。各种年龄均可发病，但以儿童、青壮年多见。

潜伏期数小时至7 d。主要特征有腹痛、腹泻、脓血便、里急后重及全身中毒症状。依病程长短分为急性菌痢与慢性菌痢。

急性菌痢按病情轻重分为轻型、重型和普通型。慢性菌痢为急性菌痢迁延不愈或反复发作，病程2个月以上，因不同诱因而出现腹痛、腹泻等急性菌痢症状。

治疗原则为积极抗感染、对症治疗。注意维持水、电解质平衡并及时抢救循环及呼吸衰竭。

二、护理

（1）按感染疾病一般护理常规。高热按高热护理常规。

（2）患者用物及排泄物应进行消毒　①餐具、茶具消毒：煮沸20～30 min或0.2%～0.5%过氧乙酸浸泡30～60 min，剩余食物煮沸20～30 min。②痰杯、便器消毒：冲洗后浸泡于3%～5%漂白粉澄清液或0.2%～0.5%过氧乙酸中30～60 min。③排泄物、分泌物消毒：经20%漂白粉处理6 h，1%次氯酸钠、0.5%～1%过氧乙酸作用1～2 h。

（3）患者禁吃生冷瓜果，如冷饮、凉拌菜，宜食用低脂，易消化的米粥、藕粉、面条、面片等，随病情恢复逐步改为正常饮食。腹泻频繁、恶心、呕吐，不能进食者，口服补液溶液（ORS），多饮盐糖水、米汤及橘汁。严重脱水的患者需静脉补液，以补充丢失的水和盐分。

（4）注意观察病情，急性菌痢在发病24 S内，容易发展为中毒性痢疾。对发病24 h内的患者，要勤观察体温、脉搏、血压、面色、手脚温度及精神状况。若患者持续高热，血压下降，面色发白，手脚发凉（小儿烦躁抽风）等，应警惕转为中毒性菌痢的可能。并立即报告处理。

（5）为防止肛周皮肤破溃，幼儿不要包裹太紧。每次便后用细柔卫生纸擦净，再用温热水毛巾清洗抹布，然后涂抹植物油或防护油保护皮肤。破溃处涂抹紫草油、鱼肝油或氧化锌软膏。肛裂或脱肛者，先用1∶5 000高锰酸钾溶液坐浴，坐浴前消毒浴盆。坐浴时将肛周浸泡于溶液中，用淡盐水毛巾托回肛门外露部位。每次坐浴约20～30 min，每日2次。老龄体弱患者需有人照看，以免摔倒和发生意外。

（6）服用抗生素后注意观察用药效果，如患者腹痛减轻，排便次数减少，体温下降，则病情好转治疗有效，如上述症状加重，应换药治疗。

（7）重型和中毒型菌痢患者的护理　①专人护理，随时做好急救准备。保证患者安全，防止坠床。做好口腔护理，预防口腔感染。②密切观察血压、体温、脉搏、神志、面色、肤色、四肢温度、瞳孔变化及有无惊厥。发现异常及时报告。③保持呼吸道通畅。

（8）准确记录出入量，观察粪便量、次数及性状的变化。腹痛时可用热水袋热敷或针灸止痛。

（9）慢性菌痢可在家自我疗养，注意饮食卫生，不要暴饮暴食，少进或不进生冷、油大、多渣、辛辣刺激性食品，注意劳逸结合，避免腹部着凉。根据病情采用中西医结合综合治疗措施，如针灸等。

（10）痢疾的预防措施　①管理传染源：隔离患者并予以彻底治疗。对托幼机构、饮食行业及炊事人员，定期进行粪便培养，对慢性菌痢及带菌者，应暂调工作岗位，经治愈后才能恢复原工作。②切断传播途径：首先把住病从口入关，加强水及粪便的管理。消灭苍蝇、蟑螂。搞好饮食卫生，做到不吃生冷、不吃蔬菜瓜果，不饮生水，不食用腐败变质食物，剩余饭菜煮沸消毒后食用。养成饭前便后洗手的习惯。不与患者共餐，不共用餐具。凡护理患者后，均应充分洗手，以防传染。患者住所、用物、排泄物按规定进行消毒。

三、健康教育

（1）预防知识　教育患者及家属了解细菌性痢疾的传播途径和预防措施，如养成良好的个人卫生习惯、饭前便后洗手、不饮生水、禁食不洁食物等。

（2）病情监测　指导患者及家属观察病情变化，如大便次数、颜色、性状和量，以及体温情况，如有异常应及时就医。

（3）饮食指导　恢复期患者应避免过早进食生冷、坚硬、油腻、油炸食品及辛辣刺激性食物，以免加重胃肠负担。同时，鼓励患者多食用易消化、富含营养的食物，以改善全身营养状况。

（4）心理疏导　对于患者因病情反复或长期治疗而产生的焦虑、抑郁等情绪问题，应给予心理疏导和支持，帮助患者树立战胜疾病的信心。

第四章　心内科常见病护理

第一节　心律失常护理

一、概述

心律失常（arrhythmia）是指心脏冲动起源部位、频率、节律及冲动传导途径速度中任何一项异常。主要是各种器质性心血管病、药物中毒、电解质和酸碱平衡失调等因素引起，部分心律失常也可因自主神经功能紊乱所致。按心律失常发作时心率的快慢分为快速性和缓慢性两类。

临床表现为心律失常症状与病情有时不完全一致，症状的发生与活动、情绪、嗜好、药物间关系密切。可有心悸、胸闷、气急、恐慌等症状，亦可有晕厥、黑蒙，心绞痛等不适。亦可无任何不适。

二、护理

（一）病情观察

（1）心律　当心电图或心电波监护中发现以下任何一种心律失常，应及时与医师联系，并准备急救处理。①频发室性早搏（每分钟5次以上）或室性早搏呈二联律。②连续出现两个以上多源性室性早搏或反复发作的短阵室上性心动过速。③室性早搏落在前一搏动的T波之上。④心室颤动或不同程度房室传导阻滞。

（2）心率　当听心率，测脉搏1 min以上发现心音、脉搏消失，心率低于每分钟40次或心率大于每分钟160次的情况时应及时报告医师并作出及时处理。

（3）血压　如患者血压低于10.6 kPa，脉压小于2.6 kPa，面色苍白，脉搏细速，出冷汗，神志不清，四肢厥冷，尿量减少。应立即进行抗休克处理。

（4）阿–斯综合征　患者意识丧失，昏迷或抽搐，此时大动脉搏动消失，心音消失，血压测不到，呼吸停止或发绀，瞳孔散大。

（5）心搏骤停　突然意识丧失、昏迷或抽搐，此时大动脉搏动消失。心音消失，血压测不出，呼吸停止或发绀，瞳孔散大。

（二）一般护理

（1）休息　对于偶发、无器质性心脏病的心律失常，不需卧床休息，注意劳逸结合，对有血流动力学改变的轻度心律失常患者应适当休息，避免劳累。严重心律失常者应卧床休息，直至病情好转后再逐渐起床活动。

（2）饮食　按心血管系统疾病护理常规。

（3）心理护理　按心血管系统疾病护理常规。

（4）药疗护理　根据不同抗心律失常药物的作用及副作用，给予相应的护理。如：利多卡因可致头晕、嗜睡、视力模糊、抽搐和呼吸抑制，因此静脉注射累积每2h不宜超过300 mg；苯妥英钠可引起皮疹、WBC减少，故用药期间应定期复查WBC计数；普罗帕酮易致恶心、口干、头痛等，故宜饭后服用；奎尼丁可出现神经系统方面改变，同时可致血压下降、QRS增宽、Q-T延长。故给药时须定期测心电图、血压、心率，若血压下降，心率慢或不规则应暂时停药。

三、健康教育

（1）积极治疗各种器质性心脏病，调整自主神经功能失调。

（2）避免情绪波动，戒烟、戒酒。不宜饮浓茶、咖啡。

（3）坚持服药，不得随意增减或中断治疗。

（4）加强锻炼，预防感染。

（5）定期随访，监测心电图，随时调整治疗方案。

（6）安装人工心脏起搏器的患者应随身携带诊断卡和异丙肾上腺素或阿托品药物。

第二节　高血压病护理

一、概述

高血压（hypertension）是指以体循环动脉压增高为主要表现的临床综合征，是最常见的心血管疾病。分为原发性高血压和继发性高血压两大类。与之相关的主要因素有：交感神经兴奋，儿茶酚胺类活性物质分泌增加；肾素–血管紧张素—醛固酮系统调节失调，血管内皮功能异常；遗传、肥胖、摄盐过多，饮红酒等其他因素。

目前，我国采用国际统一的标准，即收缩压大于或等于140 mmHg和舒张压大于或等于90 mmHg，即诊断为高血压。根据血压水平的定义和分类标准，可分为高血压1级、2级、3级。

临床表现为绝大多数高血压属缓进型，早期可无症状或仅有头晕、耳鸣、头痛、眼花、失眠、记忆力下降等非特异性症状。长期、持久血压升高可导致心、脑、肾等靶器官受损。

二、护理

（一）病情观察

（1）需在固定条件下测量血压。测量前患者需静坐或静卧30 min。

（2）当发现患者血压急剧升高，同时出现头痛、呕吐等症状时，应考虑发生高血压危象的可能，立即通知医师并让患者卧床、吸氧。同时准备快速降压药物、脱水剂等，如患者抽搐、躁动，则应注意安全。

（二）一般护理

（1）休息　早期患者宜适当休息，尤其是工作过度紧张者。对血压较高，症状明显或伴有脏器损害表现者应充分休息。通过治疗血压稳定在一般水平、无明显脏器功能损害者，除保证足够的睡眠外可适当参加力所能及的工作，并提倡适当的体育活动，如散步、做操、打太极拳等，不宜长期静坐或卧床。

（2）饮食　应适当控制钠盐及动物脂肪的摄入，避免高胆固醇食物。多食含维生素、蛋白质的食物，适当控制食量和总热量，以清淡、无刺激的食物为宜。忌烟酒。

（3）心理护理　了解患者的性格特征和引起精神紧张的心理社会因素，根据患者不同的性格特征给予指导，训练自我控制的能力，同时指导亲属要尽量避免各种可能导致患者精神紧张的因素，尽可能减轻患者的心理压力和矛盾冲突。

（三）对症护理

（1）当患者出现明显头痛，颈部僵直感、恶心、颜面潮红或脉搏改变等症状体征时，应让患者保持安静，并设法去除各种诱发因素。

（2）对有失眠或精神紧张者，在进行心理护理的同时配以药物治疗或针刺疗法。

（3）对有心、脑、肾并发症患者应严密观察血压波动情况，详细记录出入液量，对高血压危象患者监测其心率、呼吸、血压、神志等。

（4）冬季应注意保暖。室内保持一定的室温，洗澡时避免受凉。

三、健康教育

（1）要广泛宣教有关高血压病的知识，合理安排生活，注意劳逸结合，定期测量血压。

（2）向患者或家属说明高血压病需坚持长期规则治疗和保健护理的重要性。保持血压接近正常水平，防止对脏器的进一步损害。

（3）提高患者的社会适应能力，维持心理平衡，避免各种不良刺激的影响。

（4）注意饮食控制与调节，减少钠盐、动物脂肪的摄入，忌烟、酒。

（5）保持大便通畅，必要时服用缓泻剂。

（6）适当参与运动。

（7）定期随访，高血压持续升高或出现头晕、头痛、恶心等症状时，应及时就医。

第三节　病毒性心肌炎护理

一、概述

病毒性心肌炎（viral myocarditis）是由病毒感染引起的心肌急性或慢性炎症。多见于儿童、青少年，但成人也不罕见。

二、护理

（一）病情观察

（1）有无病毒感染史及引起或加重不适的因素，如劳累、紧张等。

（2）观察目前的活动耐力。

（3）观察生命体征和尿量变化及有无心律失常。

（4）有无组织灌注不良的症状。

（二）一般护理

（1）注意休息　活动期或伴有严重心律失常、心力衰竭者应卧床休息，并给予吸氧。症状好转后，方能逐渐起床活动，病室内应保持新鲜空气，注意保暖。

（2）饮食护理　高蛋白、高维生素、富于营养、易消化饮食；有心衰者，限制钠盐摄入；忌烟、酒和刺激性食物；宜少量多餐，避免过饱。

（3）用药观察　遵医嘱及时准确地给药，观察用药后的效果及副作用。

（4）心理护理　多陪伴患者，关心患者，协助生活护理，减轻患者心理压力，主动配合治疗、护理。

（三）对症护理

（1）心悸、胸闷　保证患者休息，急性期需卧床。遵医嘱给药，并观察疗效。胸闷、心悸加重或持续不缓解时，遵医嘱给予氧气吸入。

（2）心律失常的护理　按心律失常护理常规执行。

（3）心力衰竭的护理　按心功能不全护理常规执行。

三、健康教育

（1）注意劳逸结合，避免过度劳累，可进行适量体育锻炼，提高和增强机体抗病能力。对于转为慢性者，出现心功能减退，持久性心律失常时应限制活动并充分休息。

（2）限制钠盐，不宜过饱，禁烟酒、咖啡等刺激性食物。

（3）避免诱发因素，加强饮食卫生、注意保暖、防止呼吸道和肠道感染。

（4）坚持药物治疗，定期复查，病情变化时应及时就医。

第四节　风湿性瓣膜病护理

一、概述

心脏瓣膜病（valvular heart disease）是指由于各种病因引起单个或多个瓣膜的功能或结构异常，导致瓣膜狭窄/关闭不全。风湿性心脏瓣膜病简称风湿性心脏病，风湿炎症过程所致的瓣膜是病变。其中又以二尖瓣狭窄为常见，多合并二尖瓣关闭不全。

临床表现二尖瓣狭窄早期无症状，随着病情的进展出现呼吸困难、咳嗽、咯血、急性肺水肿等，呈现二尖瓣面容，心尖区出现舒张期隆隆样杂音；二尖瓣关闭不全，轻度仅有轻微呼吸困难，严重者有急性左心衰、急性肺水肿或心源性休克、心尖区出现舒张期吹风样杂音。

二、护理

（一）病情观察

（1）观察患者有无神志改变，注意疼痛程度及部位、四肢活动度，以判断有无栓塞。

（2）注意体温、皮肤黏膜有无出血点及瘀斑，应警惕感染性心内膜炎发生。

（3）使用洋地黄类药物应注意有无中毒反应。使用利尿剂时注意观察尿量及定期监测电解质的变化。

（4）心力衰竭者按心力衰竭护理常规。

（二）一般护理

（1）休息　心律失常伴有心功能三级以上者应绝对卧床休息，协助患者更换体位，并做肢体主动和被动活动。

（2）饮食　给予低盐、高热量、高蛋白、多维生素、易消化饮食。

三、健康教育

（1）指导患者避免诱发因素，如上呼吸道感染等。

（2）预防风湿热发生，控制风湿活动。

（3）坚持服药，观察药物疗效和副作用。

（4）育龄妇女，注意避孕。

（5）定期复查。

第五节　风湿热护理

一、概述

风湿热（rheumatic fever）是一种以心脏和关节最易受累的全身性结缔组织疾病。病因目前尚不明了，研究发现本病与咽部A族乙型溶血性链球菌感染引起的免疫反应有关。初发年龄多为5～15岁少年儿童。

临床表现有发热，可出现皮肤环形红斑和皮下结节，关节痛多为游走性、多发性、对称性，常侵犯膝、踝、肘和腕等大关节。心肌炎，轻者可无明显症状，重者可感心慌、气短、心前区不适。同时，可出现窦性心动过速、心音减弱、心脏杂音、心包积液、心包摩擦音等体征。女性患者还易出现舞蹈症。

二、护理

（一）一般护理

（1）心理卫生与保健　本病反复发作，病程长，故患者易急躁、焦虑、失去信心，甚至悲观失望。应多给予安慰、鼓励，使其增强信心，配合治疗。讲解有关保健知识，如防寒避潮，坚持锻炼，增强体质；预防风湿热的反复发作；反复感染的扁桃体需手术摘除等，使患者增强自我保健的意识与能力。

（2）卧床休息　无心肌炎者需卧床休息2～3周，有心肌炎者需卧床休息至风湿活动消失，实验室检查正常后，方可逐渐活动。

（3）饮食护理　给予高蛋白、高热能、多维生素、易消化饮食。如有心功能不全者，可视病情适当限制钠盐摄入。

（二）用药观察与护理

本病需长时间应用抗生素，使用青霉素治疗时，应注意用药前做变态反应试验，对试验阴性者在用药期间亦应观察有无迟发变态反应。

应用水杨酸钠药物，需饭后服用，必要时加服氢氧化铝凝胶。同时，注意掌握剂量，观察有无耳鸣、头痛、头晕、消化道出血等不良反应。注意观察尿、便颜色，定期复查粪便隐血及血象。

三、健康教育

（1）预防知识　教育患者及家属了解风湿热的病因、传播途径和预防措施，如避免与上呼吸道感染或链球菌感染的病人接触，注意口腔卫生，及早治疗齿龈炎与蛀牙等。

（2）病情监测　指导患者及家属观察病情变化，如发热、关节疼痛、心悸等症状的加重或缓解情况，以便及时调整治疗方案。

（3）生活方式调整　鼓励患者保持良好的生活习惯，如规律作息、适量运动、避免过度劳累等。同时，提醒患者注意保暖，避免受凉和潮湿环境。

（4）遵医嘱用药　强调遵医嘱按时服药的重要性，特别是预防风湿热复发的药物，如苄星青霉素等。教育患者了解药物的作用、用法和可能的副作用，以便正确用药。

第六节　高脂血症护理

一、概述

高脂血症（hyperlipidemia）是指脂质摄入量过多或脂质运转代谢紊乱，使血浆胆固醇、甘油三酯超过正常限值的疾病。由于脂质不溶于水，在血浆中必须与蛋白质结合成脂蛋白才能随血液周身运转，因此高脂血症常表现为高脂蛋白血症。主要病因有膳食不当、遗传、肥胖、吸烟、缺乏运动、高血压、糖尿病、甲状腺功能减退及肾病综合征。

部分患者有家族史，四肢肌腱部位脂质沉积形成的结节状肿胀——腱肉瘤，双侧眼睑内侧缘、耳垂、手掌及四肢部位脂质堆积形成的黄色皮肤赘生物——黄色瘤，迅速发展的动脉硬化导致冠心病，血浆乳糜微粒大量堆积导致发作性腹痛，甚至胰腺炎和肝脾肿大。有些患者仅血脂异常，没有异常临床表现。

二、护理

（一）病情观察

由于限制饮食中脂肪、胆固醇及糖类，可引起某些脂溶性维生素、铁质及维生素B1的不足，如：维生素A缺乏可致眼干燥症、夜盲症；维生素D缺乏可致佝偻病、软骨病；维生素E缺乏可致生殖系统发育不良、肌肉营养障碍；维生素K缺乏可致出血倾向；维生素B1缺乏可致脚气病；铁质缺乏可致缺铁性贫血。因此要针对病情及时给予补充。

（二）一般护理

日常生活中要减肥、戒烟、不饮烈性酒、控制血糖及血压。脑力劳动者要坚持适量的运动和体力劳动。饮食上要控制总热能维持理想体重。限制胆固醇摄入量在每日300 mg以内，限制动物脂肪摄入量，蛋白质可由瘦肉、去皮禽类、海鱼等提供，并用大豆及其制品代替部分动物蛋白，少食甜食，增加膳食纤维及含维生素C的食物。

（三）用药观察与护理

应用降脂药物可降低胆固醇及甘油三酯，降低极低密度及低密度脂蛋白，增加高密度脂蛋白。但目前没有一种药物能对所有脂质紊乱均有效，而且长期服用都具有一定的副作用，如：洁脂在降低总胆固醇、降低极低密度及低密度脂蛋白、增加高密度脂蛋白的同时，可有肌痛、乏力、肝损害、腹痛、肠胀气等副作用；辛伐他汀在降低甘油三酯、提高高密度脂蛋白、降低总胆固醇的同时，可有胃肠道反应。因此，服用降脂药物的患者要了解所服药物的副作用，定期到医院复查血脂水平及监测血常规、肝肾功能、血糖及血尿酸指标。在应用降脂药物治疗的同时，也要做好膳食的配合治疗。

三、健康教育

（1）使患者了解高脂蛋白血症是导致动脉粥样硬化的主要因素，控制饮食及膳食治疗比药物治疗安全、有效，切实可行。

（2）注意消除生活中不良因素。

（3）有家族史和双亲患有高脂蛋白血症的家庭最好从儿童期就开始做好预防工作，定期监测血脂水平，防患于未然。

第五章 神经内科常见病护理

第一节 多发性硬化护理

一、概述

多发性硬化症（multiple sclerosis）以中枢神经系统白质脱髓鞘病变为特点，遗传易感个体与环境因素作用而发生自身免疫病。主要临床特点：为中枢神经系统散在分布的多发病灶，病程中出现缓解复发，症状和体征的空间多发性和病程的时间多发性。

二、护理

（一）一般护理

（1）休息　保证足够的卧床休息及睡眠。避免过劳。

（2）饮食护理　均衡饮食，给予高蛋白、高维生素饮食，以增强抵抗力，减少病毒感染。

（二）专科护理

（1）心理护理　讲解疾病知识，满足患者合理要求，加强与患者沟通，以取得信心赖，树立其战胜疾病的信心。

（2）安全护理　协助生活护理，加强看护，防止坠床和跌倒。对疾病导致的病理性情绪高涨者，如兴奋、易怒、强哭、强笑、猜疑、迫害妄想等精神障碍，需做好"三防护理"。

（3）皮肤护理　保持床单整洁，干燥、无渣屑；尽量不用热水袋或冰袋，防止由于感觉障碍引起皮肤受损。

（4）排泄护理　多食蔬菜、水果及富含纤维素的食物，养成每日排便的习惯。尿潴留患者，保持会阴部清洁，必要时留置尿管。

三、健康教育

（1）向患者及家属宣传有关疾病的相关知识。

（2）做好心理护理，鼓励患者积极治疗各种原发疾病，避免各种诱因。药物宣教，向患者介绍作用及副作用。

（3）指导患者尽可能维持正常活动的重要性，避免用过热的水洗澡。

第二节　重症肌无力护理

一、概述

重症肌无力（myasthenia gravis）是乙酰胆碱受体介导的，细胞免疫依赖及补体参与的神经肌肉接头处传递障碍的自身免疫性疾病。主要特征为部分或全身骨骼肌易疲劳、呈波动性肌无力，具有活动后加重、休息后减轻和晨轻暮重的特点。

二、护理

（一）一般护理

（1）按神经内科疾病护理常规。

（2）轻症者充分休息，避免疲劳、受凉、感染、创伤、激怒等诱发因素。病情进行性加重者取半卧位，协助生活护理。

（3）给予高热量、高蛋白、高维生素饮食，避免干硬和粗糙食物。吞咽困难或咀嚼无力者给予流质或半流质，必要时鼻饲。服药后40 min左右进食。

（4）做好口腔护理、皮肤护理，勤换内衣内裤，保持衣裤清洁。

（5）鼓励患者表达心中的焦虑，给其提供适当的帮助。

（二）专科护理

（1）病情观察　监测生命体征、血氧饱和度及用药反应。注意观察肌无力危象等并发症，保持呼吸道通畅，床边备吸引器，必要时准备气管切开用物及呼吸机。

（2）用药护理　严格执行用药时间和剂量。禁止使用一切加重神经肌肉传递障碍的药物，如吗啡、利多卡因、链霉素、卡那霉素、庆大霉素和磺胺类药物等。

（3）进食护理 进餐时尽量采取座位，抬头并稍向前倾。卧床患者应将床头抬高进食。少食多餐，用餐后保持座位 30～60 min。

（4）重症肌肉无力危象护理 ①绝对卧床休息，抬高床头。②维持呼吸，观察呼吸形态，遵医嘱给予吸氧和使用呼吸兴奋剂，气管切开，呼吸机辅助呼吸。③保持静脉通道通畅，遵医嘱用药，采取不同措施解除危象。④准备纸、笔、提示板等交流工具，了解患者需要

三、健康教育

（1）出院后随身携带写有姓名、年龄、住址、诊断证明、目前所用药物和剂量的卡片及急救盒，以便抢救时提供参考。

（2）避免过劳、外伤、精神创伤，保持情绪稳定，按时服药，避免受凉感冒及各种感染。在呼吸道感染疾病流行期，尽量少到公共场所。

（3）在医生指导下合理使用抗胆碱酯酶药物。

（4）生育年龄的妇女应做好避孕工作，避免妊娠、人工流产等。

（5）鼓励患者参加家人和朋友的郊游或旅行。

第三节　急性脊髓炎护理

一、概述

急性脊髓炎（acute myelitis）是脊髓白质脱髓鞘或坏死所致的急性横贯性损害。本病包括不同的临床综合征，可分为感染后脊髓炎、疫苗接种后的脊髓炎、脱髓鞘性脊髓炎、坏死性脊髓炎和副肿瘤脊髓炎等。

二、护理

（一）一般护理

（1）按神经内科疾病护理常规。

（2）保持呼吸道通畅 观察呼吸的频率、深度、是否有呼吸道痰鸣音，鼓励并指导患者有效咳痰，必要时给予吸痰。舌后坠者，给予口咽通气管，出现呼吸困难时做

好气管插管的准备。

（4）饮食护理　高蛋白、高维生素且易消化的饮食，供给足够的热量和水分，以刺激肠蠕动，减轻便秘和肠胀气。

（5）生活护理　协助生活护理，保持口腔、皮肤清洁，防止压疮及肺部感染。

（6）心理护理　患者易出现自卑、孤独的异常心态，鼓励其树立战胜疾病的信心。

（二）专科护理

（1）康复护理　保持肢体的功能位，加强肢体的康复功能训练和日常生活训练，提升患者自我照顾能力。

（2）排泄护理　尿失禁患者，给予便器协助排便；尿潴留患者，给予留置尿管，做好留置尿管的护理。便秘者，给予高维生素饮食与增加水分的摄取，必要时给缓泻剂，保持肛周皮肤清洁。

（3）皮肤护理　加强翻身，预防压疮，禁用热水袋或冰袋，防止感觉障碍引起的烫伤、冻伤。

（4）用药护理　讲解用药疗程，告诉患者使用类固醇皮质激素、免疫球蛋白、抗生素等药物可能发生的一些不良反应。用药期间询问患者的不适感觉。

三、健康教育

（1）告知患者和照顾者膀胱充盈及尿路感染的表现、感觉，鼓励患者多饮水，保持会阴部清洁。

（2）加强肢体功能锻炼和日常生活动作训练，做力所能及的家务和工作。

（3）注意安全，防止受凉、受伤、疲劳等诱因。

（4）加强营养，增强体质，适当进行锻炼。

第四节　中枢神经系统感染护理

一、概述

中枢神经系统感染（central nervous system infection）是指各种生物病原体，包括病毒、细菌、螺旋体、寄生虫、立克次体和朊蛋白等侵犯脑或脊髓实质、被膜和血管等，引起急、慢性炎症或非炎症性疾病。依据感染部位分为：①脑炎、脊髓炎或脑脊髓炎；②脑膜炎、脊膜炎、脑脊膜炎；③脑脊膜炎。

二、护理

（一）一般护理

（1）按神经内科疾病常规护理。

（2）昏迷患者按昏迷护理常规。

（3）休息与饮食护理　保持病房安静，避免噪声、强光刺激，加强营养，保证足够的热量、蛋白质、维生素和水的摄入。

（4）皮肤护理　加强翻身拍背，昏迷或有肢体瘫痪者，给予气垫床，防止压疮。协助肢体保持功能位，进行按摩和被动运动。

（5）心理护理　多关心患者，耐心解释疾病的治疗方法和治疗过程中可能出现的反应，使之保持良好心态，树立战胜疾病的信心。

（二）专科护理

（1）病情观察　严密观察患者的神志、瞳孔、心率、呼吸等生命体征及头痛呕吐等症状，正确判断因颅内压所致的嗜睡、昏睡、昏迷，及时报告医生给予对症处理。

（2）发热护理　密切观察体温变化及伴随症状，并给予相应护理。按医嘱给予物理及药物降温，

（3）呼吸道护理　保持呼吸道通畅，呕吐时头侧向一方，及时清除鼻咽部分泌物及呕吐物，以防窒息。口腔护理每日2～3次，预防感染。

（4）用药护理　①要严格控制患者的液体摄入量及输液速度，防止脑水肿加重。②观察药物不良反应：如高热、寒战、头痛、呕吐，并及时处理，遵医嘱使用脱水药。③预防静脉炎：护士应对患者的血管情况做出评估，条件允许可尽早行中心静脉置管术，以预防静脉炎的发生。④低血钾的观察与护理：使用甘露醇可引起电解质紊乱，常易引起低血钾。低血钾的主要表现为乏力、腹胀等，应密切监测电解质及心电图，鼓励患者进食含钾丰富的食物，遵医嘱补钾。

（5）精神症状护理　主要表现为幻觉、错觉、烦躁、抑郁、木僵。密切观察病情，及时测量生命体征，做好"三防护理"（防自杀、防伤害、防走失），以防发生意外。

（6）癫痫护理 癫痫发作时，应将患者头偏向一侧，迅速清除口腔、气管内分泌物，保持呼吸道通畅，防止窒息。同时遵医嘱给予镇静剂。

（7）交叉感染的预防 ①（结核性脑膜炎）应严格执行护理操作常规，如导尿管、吸氧管、吸痰管等均应进行适当的消毒处理，定期更换，以免发生医源性感染和院内交叉感染。②（神经梅毒）实施床边隔离，患者间不要交互使用物品，血压计、听诊器、体温计固定使用；病室地面、桌面使用500 mg/L有效氯消毒液湿式拖地2次/日。患者的呕吐物、排泄物以及厕所、便器使用后用1 000 mg/L有效氯消毒液浸泡1 h后再处置，对患者及家属进行相关知识教育，使其学会处理传染物的方法，预防交叉感染。

三、健康教育

（1）向患者及家属详细讲解有关疾病的相关知识。

（2）指导患者建立良好生活规律，注意体格锻炼，增强机体抵抗力。

（3）出现头痛、发热、呕吐、抽搐、意识障碍、视力减退、听力下降等不适，及时去正规医院诊治。

（4）做好心理护理，鼓励患者积极治疗各种原发疾病，避免各种诱因。

第五节 吉兰－巴雷综合征护理

一、概述

吉兰–巴雷综合征（Guillain–B arré syndrome，GBS）用称格林–巴利综合征，指以周围神经和神经根的脱髓鞘及小血管周围淋巴细胞及巨噬细胞的炎性反应为病理特点的自身免疫病。

病因尚不清楚。患者病前多有非特异性病毒感染或疫苗接种史。最常见是空肠弯曲菌，此外还有巨细胞病毒、EB病毒、肺炎支原体、乙肝病毒、免疫缺陷病毒。

临床表现多为急性或亚急性起病，出现四肢对称性弛缓性瘫痪及呼吸肌麻痹、腱反射减低或消失。发病时多有肢体感觉异常，感觉缺失较少见，呈有手套袜子样分布。有的患者以脑神经麻痹为首发症状，双侧面瘫最常见。自主神经症状常见皮肤潮红、出汗增多、手足肿胀等。

二、护理

（1）保持呼吸道通畅，及时翻身拍背吸痰，雾化吸入，使呼吸道分泌物及时排出。

（2）给予营养丰富的饮食，不能吞咽者及早鼻饲。尿潴留者可做下腹部按摩，无效时导尿，便秘者给予缓泻剂。

（3）气管切开后，应严格消毒切口周围皮肤，及时换药，预防感染。

（4）每2h翻身1次，按摩局部骨隆突受压处，防止褥疮发生。

（5）密切观察患者呼吸频率、节律和深度。如发现呼吸费力，呼吸浅慢，咳嗽无力及患者憋气、烦躁、出汗和发绀等缺氧症状时，及时做好气管切开准备。入院后进行心电监护和血压监测。

三、健康教育

（1）疾病知识普及　向患者和家属讲解疾病的名称、病因、临床表现、治疗方法和预后等信息，帮助他们更好地了解疾病并积极配合治疗。

（2）生活方式调整　建议患者保持乐观情绪、生活规律、饮食合理、睡眠充足。避免疲劳、感染、情绪抑郁和精神创伤等诱因。注意根据季节、气候适当增减衣服，避免受凉、感冒。

（3）用药指导　仔细向患者和家属解释治疗药物的名称、用法、作用和不良反应。强调按医嘱正确服药的重要性，避免漏服、自行停服和更改药量。

（4）康复锻炼　鼓励患者积极参与康复训练，并教会他们一些简单的自我锻炼方法。强调持续锻炼对于促进神经、肌肉功能恢复的重要性。

（5）随访与复查　告诉患者定期复查的重要性，以便及时了解病情变化并调整治疗方案。同时提醒患者在病情加重时及时就诊。

第六节　癫痫护理

一、概述

癫痫（epilepsy）是一组反复发作的神经无异常放电所致的暂时性中枢神经系统功能障碍的临床综合征。常见病因主要是遗传、脑损伤。临床以具有暂时性、刻板性、间歇性和反复发作为主要特征。

二、护理

（一）病情观察

（1）癫痫持续状态的患者应尽快按医嘱用药控制发作，应用强中枢抑制剂做静脉注射时。需一人专心缓慢注射，另一人监护癫痫发作情况。

（2）严密观察瞳孔、呼吸、血压、心率变化及患者的昏迷程度和用药反应。如有瞳孔缩小、血压下降、昏迷加深、呼吸变浅，应建议药物减量。

（3）观察癫痫发作的类型，发作持续时间及次数。

（二）一般护理

（1）保持环境安静，避免光、声刺激。保证患者睡眠充足，不能让患者单独离开病区活动。

（2）做好心理护理，帮助克服自卑、恐惧心理，应向患者及其家属讲解有关疾病常识，以取得配合。

（3）间歇期可下床活动。出现先兆时应即刻卧床休息。

（4）给予高热量、清淡饮食。少进辛辣食物，避免过饱。

（5）注意保暖、防止感冒。炎热季节防止中暑。不可用口表测温。

（三）对症护理

（1）癫痫大发作时立即让患者睡平，解开衣领、衣扣，头偏向一侧，保持呼吸道通畅，及时给氧；对呼吸功能不恢复者，及时做人工辅助呼吸。

（2）尽快在患者上下臼齿之间垫开口器或牙垫、手帕，防止咬伤舌头和颊部。

（3）禁止向患者强行灌水喂药及暴力按压抽搐肢体，以免造成窒息、吸入性肺炎及骨折、脱臼等。

（4）专人陪护，详细记录发作经过、时间和主要表现。

（5）防止脑水肿导致脑疝。保证脱水剂静脉快速滴入，高热时予以物理降温。

（6）注意有无精神症状，少数患者抽搐停止后，意识在恢复过程中，有短时间的兴奋躁动，应加强保护，以防自伤或他伤。

（7）根据癫痫发作的类型遵医嘱用药，注意观察用药疗效和副作用。

三、健康教育

（1）出院时应指导患者坚持长期正规定期门诊随访。

（2）保持乐观情绪，生活、工作应有规律，避免过度劳累。

（3）忌烟酒。

（4）不能从事高空作业、驾驶等工作。

（5）随身携带个人资料，写上姓名、地址、病史、电话等，以备发作时及时了解和联系。

第六章　消化内科常见病护理

第一节　消化性溃疡护理

一、概述

消化性溃疡（peptic ulcer）主要指发生在胃和十二指肠的慢性溃疡，即胃溃疡。因其形成与胃酸和胃蛋白酶的消化作用有关而得名。其黏膜缺损超过黏膜肌层，不同于糜烂。

二、护理

（一）一般护理

（1）急性期或有并发症时应卧床休息；恢复期适当活动，避免劳累。

（2）指导服药及用药方法，避免服用非甾体抗炎药和皮质激素药物，如阿司匹林、芬必得、泼尼松等。

（3）指导患者饮食要有规律，少食多餐，吃易消化食物，禁粗糙多纤维饮食，避免酸性辛辣刺激性食物，避免暴饮暴食。

（4）保持乐观情绪，避免情绪紧张、焦虑、忧伤等。

（二）专科护理

（1）疼痛的护理　遵医嘱给予抗酸、胃黏膜保护剂等药物，必要时给予解痉止痛药。

（2）患者恶心时指导其进行缓慢的深呼吸。

（3）呕吐的护理　①患者采取适当卧位。②呕吐后协助患者漱口，及时清理呕吐物。③及时更换衣物，室内通风。

（4）上消化道出血的护理　按消化道出血护理常规，遵医嘱给予输液、止血、抗酸等药物治疗和护理。

（5）并发溃疡穿孔的护理　注意观察腹痛的性质，有无压痛反跳痛，并随时观察生命体征变化。

（6）合并幽门不全梗阻的护理　遵医嘱进行胃肠减压时，注意观察24 h出入量并记录。观察有无排便及肠鸣音情况（正常3～5次/min）。

三、健康教育

（1）禁烟、酒、浓茶、咖啡等刺激性食物。

（2）有溃疡病复发迹象如疼痛、反酸、呕吐等症状时，及时就医。

（3）生活规律，劳逸结合，保证睡眠。

第二节　消化道出血护理

一、概述

消化道出血（gastrointestinal hemorrhage）是临床常见严重的症候。消化道是指从食管到肛门的管道，包括食管、胃、十二指肠、空肠、回肠、盲肠、结肠及直肠。上消化道出血部位指十二指肠悬韧带以上的食管、胃、十二指肠、上段空肠以及胰管和胆管的出血。十二指肠悬韧带以下的肠道出血称为下消化道出血。大量出血一般指数分钟或数小时内的失血量超出1 000 mL或占循环血容量的20％。上消化道大量出血为临床常见的急重症，其主要临床表现为呕血和黑便，常伴有血容量减少引起的急性周围循环衰竭。

二、护理

（一）一般护理

（1）卧床休息　保持病室安静，整洁。必要时吸氧。去枕平卧，头侧一边；立即建立有效的静脉通道，紧急配血、输血，尽快补充血容量；备好吸引器，保持呼吸道通畅，给氧，安抚患者情绪。准备床边急诊内镜、三腔双囊管等抢救物品。

（2）饮食　遵医嘱严格控制，向患者解释控制饮食的目的及饮食对疾病的影响；出血活动期禁食。

（3）准确记录24 h出入液量。

（4）有引流管的患者，要观察引流物的颜色、性质并记录。

（5）保证静脉输液通畅，监测生命体征。

（6）如患者出现烦躁不安，出冷汗，四肢凉，血压下降，脉快而弱，肠鸣音活跃，则为活动性出血的指征，应通知医生，并保持静脉通路通畅。

（7）卧床期间注意皮肤护理。

（8）遵医嘱使用止血药，并严密观察用药效果。

（二）专科护理

（1）观察呕血、便血的量、颜色、性质。发现出血，立即通知医生，并及时抽血送血型鉴定及做交叉配血试验。备好急救药品及物品，如氧气、双气囊三腔管及吸引设备。

（2）如患者出血量减少，出血颜色由鲜红色转为暗红色，生命体征趋于平稳，则提示病情好转。

（3）观察每小时的尿量，周围静脉尤其是颈静脉的充盈情况，皮肤和甲床的色泽、肢体温湿度等。

（4）出血活动期有剧烈呕吐应禁食，溃疡病出血可予温凉的清流质饮食，以中和胃酸。大便转黄后予以少渣半流质饮食。

（5）密切观察病情变化及生命体征变化。发现患者面色苍白、出冷汗、烦躁不安、脉搏细弱、血压下降等，应立即通知医生，并迅速采取如下急救措施：①取平卧位，头及双下肢抬高15°~30°，以增加回心血量；②保持呼吸道通畅，注意保暖；③保持静脉输液通畅，必要时行静脉切开；④每小时记录血压、脉搏、呼吸、输液量、出血量及尿量。

（6）医嘱输入血浆代用品。中分子葡萄糖酐或新鲜血液，以补充血容量。

（7）严密观察出血量、出血速度及大便的颜色、性质和量，并留取标本送检。

（8）做好特别记录，为了解病情和制定治疗方案提供依据。

（9）反复大量出血且难以止血者需做手术治疗时，应做好术前准备。

（10）三腔双囊管压迫止血的护理　①插管前准备：检查胃囊及食道囊有无漏气，充气是否均匀，胃囊、食道囊做好标记，用液状石蜡润滑管腔及气囊，并做好患者的心理指导。②插管时：嘱患者口服液状石蜡10~20 mL后从鼻腔下插管，插管15 cm做吞咽动作以免损伤咽部黏膜或误入气管，插到55~65 cm时抽取胃内容物，确保在胃内后给胃气囊充气150~200 mL，压力6.5 kPa，缓慢牵拉至床尾牵引架上，连接一个500 mL生理盐水瓶，食道囊充气100 mL，压力为5.3 kPa。③插管后：每间隔2 h测压力，如有变化，考虑气囊漏气。应拔管重新置管，每隔12 h放气观察，以免局部黏膜受压过久糜烂坏死，取下重物时，先放食道囊再放胃囊，以免管腔脱出引起窒息。经常巡视患者，如有呼吸困难、胸前区不适、窒息感，应立即放气观察，必要时，剪断管腔。④拔管前：放气观察12 h，无出血，口服液状石蜡20 mL防气囊壁与胸膜粘连。⑤拔管后：给予营养丰富、易消化、无刺激流食，少食多餐，限制钠的摄入。

三、健康教育

（1）保持良好的心境和乐观精神，正确对待疾病。

（2）注意饮食卫生、合理安排作息时间。

（3）适当的体育锻炼、增强体质。

（4）禁烟、浓茶、咖啡等对胃有刺激的食物。

（5）在好发季节注意饮食卫生，注意劳逸结合。

（6）忌用可诱发或加重溃疡症状，甚至引起并发症的药物如水杨酸类、利血平、保泰松等。

第三节 幽门梗阻护理

一、概述

幽门梗阻（pyloric obstruction）是由于幽门附近的胃十二指肠溃疡愈合后的瘢痕挛缩所致。临床突出的症状是严重呕吐，为隔餐宿食，不含胆汁，可导致患者严重营养不良和水电解质紊乱。

二、护理

（一）一般护理

（1）生活起居规律，避免劳累和精神紧张，保持充足睡眠和休息。

（2）饮食清淡，忌生冷、酸辣、油炸等刺激性食物，忌暴饮暴食，忌烟酒，养成定时进食的习惯，少量多餐，细嚼慢咽。

（3）做好患者和家属的心理护理，减轻思想负担。

（4）注意观察生命体征的变化，记录出入量。

（二）专科护理

（1）禁食，胃肠减压。

（2）输液，纠正水电解质和酸碱平衡失调。也可用胆碱药物以抑制胃液分泌和胃蠕动，延缓胃排空时间，有利于食物和抗酸剂中和胃酸的作用，可缓解症状。

（3）观察呕吐物，一般呕吐物呈酸味，腐败味多见于幽门梗阻；防止呕吐时窒息。

（4）严密观察病情变化，若病情加重应警惕绞窄性肠梗阻的发生。

（5）注意卧床休息。

（6）做好护理记录，记录的内容包括呕吐前患者的各种情况，呕吐时伴随的症状。呕吐物的性质、量、色、味及次数，采取的护理措施及效果，同时正确记录出入液量，以利于在患者水和电解质丧失的情况下做出精确的估计，为治疗提供依据。

三、健康教育

（1）幽门梗阻的患者忌用抗胆碱能或抗毒蕈碱药物。

（2）幽门梗阻的患者在初期经胃肠减压治疗后有所改善，当不完全梗阻时，胃潴留量少于250 mL时，则可开始吃清流质饮食，完全梗阻时应禁食。开始吃饭时，应给少量的米汤、藕粉等清淡流质食物，每次限30～60 mL，如无不适，可逐渐加至150 mL，凡有渣及牛奶等易产气的流质均不宜食用，病情稳定后，按溃疡病急性期饮食分阶段供给，但应限制脂肪，因梗阻患者多不能耐受脂肪。

（3）不要饥饱无常，不吃生冷刺激难消化食物。

第四节　胃癌护理

一、概述

胃癌（gastric cancer）是指发生于胃黏膜上皮细胞的恶性肿瘤。胃癌是人体中最常见、最多发、危害最大的恶性肿瘤之一。胃癌的发病部位，以胃窦部最多见，其次为胃底贲门、胃体部。

二、护理

（一）一般护理

（1）保持安静、整洁和舒适的环境，有助于睡眠和休息。早期胃癌患者，经过治疗后可以从事一些轻工作和锻炼，但注意劳逸结合。中晚期胃癌患者需卧床休息，以减少体力消耗。

（2）饮食宜清淡、高维生素、高蛋白质，富于营养，易消化，日常的饮食要限制油炸、辛辣、刺激性食物如咖啡、浓茶及过凉饮料等食品的摄入，过热、过甜的食物也要限制。食物的温度最好在40～50℃，禁止烟酒。

（3）指导患者保持乐观态度，情绪稳定，以积极的心态面对疾病。

（二）专科护理

（1）疼痛护理　①观察疼痛特点。评估疼痛性质、部位，是否伴有严重恶心、呕吐、吞咽困难、呕血及黑便等。②药物止血。遵医嘱给予相应止血药。③患者自控镇痛。应用止痛泵连续输注止痛药物，以控制疼痛，减少患者对止痛药的总需要量。

（2）饮食护理　①对能进食者搭配易消化、营养丰富的流质或半流质饮食。②对有吞咽困难的患者行静脉营养支持，遵医嘱输注高营养物质。③营养监测，定期测量体重、血清蛋白和血红蛋白等指标。

（3）化疗的护理　①在化疗过程中，应严密观察药物引起的局部及全身反应。②化疗期间应保护好血管，避免药物外漏引起的血管及局部皮肤损害。③化疗期间患者食欲较差，又有恶心呕吐等反应，饮食应以松软易消化、少量多餐为好，如果进食量不够，可通过胃肠道营养。④进餐时间应避免化疗药物作用的高峰时间。静脉用化疗药物，最好在空腹时进行；如果口服化疗药物，以饭后服用为好，在药物经过2～3h后吸收进入血液，其浓度达到最高时，即使有消化道反应也是空腹状态，症状会明显减轻。

（4）合并有上消化道出血的护理　按照上消化道出血护理常规处理，遵医嘱给予输液、止血、抗酸等药物治疗和合理。

（5）病情观察　①观察患者生命体征的变化，观察腹痛，腹胀及呕血、黑便的情况。如有不适，及时就诊。②晚期胃癌患者抵抗力下降，身体各部分易发生感染，应加强护理与观察，保持口腔和皮肤的清洁。

三、健康教育

（1）对于早期胃癌患者，应树立信心，及早手术。告知手术治疗是目前唯一有可能根治胃癌的手段。对晚期患者因其症状不能改善而痛苦，会逐渐加重焦虑不安的心情，可耐心听取主诉和心理顾虑，以减轻其精神痛苦，尽可能满足患者各种需求，尽力减轻其痛苦。

（2）给予易消化营养丰富的饮食，少量多餐，品种多样，鼓励进食。化疗期间要尽量争取多进食，必要时静脉补充营养，以增强机体抵抗力和耐受力。

（3）树立信心，坚持化疗。化疗期间应特别注意皮肤、口腔的清洁。尽量保护黏膜的完整性，预防呼吸道感染和褥疮。并定期复查肝功能和白细胞计数，如白细胞少于3.5×10^9/L应停止化疗并给予对症治疗。

（4）胃癌患者行手术切除后3个月复查胃镜，若无转移症状，再隔半年和1年复查。

（5）适当的体能锻炼，加强营养的补充，保证充足的睡眠，以增强机体的抵抗力。多吃蔬菜、水果和蛋白质，可减低胃癌的发生率，而过多摄入食盐、霉粮、霉制品、咸菜等腌制食物，可增加发生胃癌的危险性。

第五节　胃石症护理

一、概述

胃石（gastric bezoar）是胃内形成的异物凝固块或硬块，既不能被消化，也不易通过幽门，为内源性胃异物。

症状：上腹不适、疼痛、饱胀感、恶心、呕吐、吞咽困难，甚至体重减轻、上消化道出血等。个别患者可以完全无症状。

体征：查体时大约有30％的病例于上腹部可触及移动性包块，一般无明显压痛。

二、护理

（一）护理诊断

（1）疼痛　腹痛，与胃石刺激胃黏膜引起溃疡有关。

（2）有体液不足的危险　与呕吐、恶心、食欲缺乏有关。

（3）知识缺乏　缺乏有关胃石症的病因及有关知识。

（4）潜在并发症　胃穿孔、肠梗阻等。

（二）护理措施

（1）疼痛的护理　患者应卧床休息为主；遵医嘱积极给予抑酸保护胃黏膜药物治疗；指导患者采取减轻疼痛的方法，安慰患者，满足患者的需要，使其避免紧张、恐惧，指导患者减轻腹痛的方法，如松弛疗法、音乐疗法等。

（2）病情观察　注意观察呕吐物的量及性质，监测血糖、电解质的变化，予以饮食指导，胃石症患者多伴有胃溃疡或糜烂，宜少量多餐，选择营养丰富、质软、易消化的食物，避免粗糙、过冷、过热和刺激性食物，禁茶及酒类。

（3）疾病知识指导　向患者及家属介绍本病的主要诱发因素和疾病的过程，指导患者及家属掌握饮食卫生知识，患者平时应养成规律进食习惯，避免空腹进食大量柿子、黑枣等，积极治疗胃肠动力障碍性疾病以防胃石再形成，食用柿子等容易引起胃石的水果时，不宜同时饮过热过多的水。

（4）当有胃黏膜损伤或溃疡并发症时，可有腹痛、吐血或黑便；若胃石体积过大形成梗阻时，可于剑突下触及一大而硬且表面光滑之活动肿块，偶尔可见蠕动波，甚至胃肠道梗阻症状，密切观察患者病情变化，如有上述情况发生，及时告知医师。

三、健康教育

（1）胃石症的关键是预防在先。不宜一次大量进食过多的水果，要忌空腹饱餐；对于消化不好的人，更应该注意饮食。

（2）避免空腹进食大量柿子、山楂、柿饼、黑枣等可能在胃内形成胃石的食物。

（3）克服嚼食毛发的怪癖、积极治疗胃肠动力障碍性疾病以防胃石再形成。

第六节 胆囊炎、胆石症护理

一、概述

胆囊炎（cholecystitis）是指发生在胆囊的细菌性或（和）化学性炎症。根据发病的缓急及病程的长短分为急性胆囊炎和慢性胆囊炎。是胆囊的常见病。

胆石症是发生在胆囊和胆管的结石，是胆道系统的多发病，常见病。

慢性胆囊炎多合并胆结石，表现不典型，有厌油腻，腹胀，嗳气等症状，疼痛多为右上腹部和肩背部隐痛。合并梗阻或感染时表现为以下情况。①症状：腹痛，寒战高热，黄疸，消化道症状。②体征：左上腹部可有不同程度的压痛，反跳痛，肌紧张，Murphy征阳性，右上腹部可触及肿大的胆囊，严重者可有神志的改变及休克表现。

二、护理

（一）护理诊断

（1）疼痛　与结石突然嵌顿，胆汁排空受阻至胆囊强烈收缩或继发胆囊感染有关。

（2）体温过高　与胆管结石梗阻导致急性胆管炎有关。

（3）营养失调（低于机体需要量）　与发热，肝功能受损及禁食有关。

（4）低效型呼吸形态　与感染中毒有关。

（5）有皮肤完整性受损的风险　与皮肤黄染、瘙痒有关。

（6）潜在并发症　出血、胆瘘、感染。

（二）护理措施

（1）根据情况采取合适体位卧床休息，限制探视。

（2）禁食，胃肠减压，指导患者放松，深呼吸减轻疼痛，必要时遵医嘱给予解痉药或止痛药。

（3）注意观察体温变化，给予物理或药物降温，注意观察疗效。

（4）保持呼吸道通畅，给予氧气吸入，改善缺氧症状。

（5）禁食期间给予肠外营养，恢复饮食后给予清淡低脂饮食，少食多餐，避免过饱。

（6）皮肤护理，防止用手抓挠，可用温水清洗或给予药物止痒。

（7）注意观察患者生命体征，神志及腹部体征变化，发现并发症及时告知医师。

三、健康教育

（1）低脂饮食，忌油腻食物，少量多餐，避免过饱。

（2）合理安排作息时间，劳逸结合，避免过度劳累及精神紧张。

（3）出院后注意按时用药及复查，如出现腹痛，发热等及时就医。

第七章　肾内科常见病护理

第一节　肾脏活体组织检查术护理

一、目的

明确肾脏病变原因、病变进展、病理类型，以指导治疗，判断预后。

二、用物准备

治疗盘内盛常规消毒物品、肾脏穿刺包、1%~2%利多卡因、无菌手套、多头腹带、沙袋、盛有甲醛液的标本瓶、冰瓶。

三、术中配合

（1）向患者解释穿刺目的和注意事项，以取得合作。

（2）协助患者取俯卧位，腹部垫枕。

（3）穿刺点定位多选择右肾下部。

（4）常规消毒皮肤。打开肾脏穿刺包，待医生铺洞巾后以胶布固定，协助医生抽吸1%~2%利多卡因做局部麻醉。

（5）操作过程中当穿刺针从肾囊进入肾实质时，指导患者屏气（或捏住鼻孔）至术者快速吸取活组织后拔出穿刺针，此过程约为l/4s。

（6）拔出穿刺针后，以无菌纱布按压穿刺点5 min，胶布固定，局部加压沙袋，腹带包扎。

（7）协助医生用生理盐水将吸取的肾组织冲出，置标本瓶内。

（8）整理用物，嘱患者平卧4 h。

四、注意事项

（1）术后1周内不宜剧烈活动。

（2）密切观察血压、脉搏、呼吸，注意有无胸痛、气急等症状，以防气胸、肺脂肪栓塞等并发症。

（3）注意尿量、尿色的变化。留取尿标本送检，直至血尿消失3次以上。

（4）术后8 h取下沙袋，24 h取下腹带。

（5）嘱患者多饮水，预防性应用抗生素及止血药物。

第二节　尿毒症护理

一、概述

尿毒症（uremia）是肾功能丧失后，和机体内部生化过度紊乱而产生的一系列复杂的综合征，而不是一个独立的疾病，称为肾功能衰竭综合征或简称肾衰。

二、护理

（一）病情观察

（1）严密观察病情变化，每日测体重、血压、记出入水量，观察体内液体滞留或不足。

（2）注意观察高血压脑病，心力衰竭及心包炎等病的征象，有异常及时通知医师。

（二）一般护理

（1）饮食护理　给予高热量、高维生素、优质低蛋白饮食，可根据肾功能调节蛋白质摄入量，高血压者应限制钠盐的摄入，若已进行透析治疗，则应予以优质高蛋白的饮食。

（2）注意休息　绝对卧床休息，意识不清、烦躁不安、抽搐、昏迷者，应安放床栏，加强巡视，以防坠床。

（3）皮肤护理　由于代谢产物潴留致皮肤瘙痒，可用热水擦浴，切忌用手搔伤皮肤，以免感染。预防褥疮的发生。

（三）对症护理

（1）呕吐、腹泻频繁的患者应注意水、电解质紊乱，出现有关症状时应及时通知医师。

（2）因脑部异常表现或低钙而出现抽搐、谵妄时应保护患者以免自我伤害，并立即通知医师。

（3）呼吸有氨味者，易并发口腔炎，应加强口腔护理。

三、健康教育

（1）指导患者根据肾功能采用合理饮食。

（2）指导患者正确用药及观察副作用。

（3）注意保暖，防止受凉，预防继发感染。

（4）注意劳逸结合，增加机体免疫力。

（5）定期门诊随访。

第三节　肾病综合征护理

一、概述

肾病综合征（nephrotic syndrome）指肾小球弥漫性损害引起的一组临床症状和体征，其主要临床特点为"三高一低"，即高度蛋白尿，高度水肿，高血脂及低血浆蛋白。

二、护理

（一）病情观察

（1）密切观察血压、浮肿、尿量变化，一旦血压下降，尿量减少时，应警惕循环衰竭或急性肾功能衰竭。

（2）准确记录24 h尿量。

（3）观察用药不良反应。

（二）一般护理

（1）休息与活动　应卧床休息，保持适当的床上及床旁活动，以防肢体血栓形成。当疾病缓解后可增加活动，有利于减少并发症，降低血脂。减少对外界的接触以防外源性感染。

（2）其余按本系统护理常规。

三、健康教育

（1）出院后应继续保持良好的休息，合理饮食。

（2）定期门诊随访。

（3）预防各种感染的发生。

第四节　急性肾盂肾炎护理

一、概述

急性肾盂肾炎（acute pyelonephritis）是细菌侵犯肾盂、肾盏及所引起的急性化脓性炎症。病程不超过6个月。

感染途径有两种：

（1）上行性感染，细菌由输尿管进入肾盂，再侵入肾实质。70%的急性肾盂肾炎是源于此途径。

（2）血行性感染，细菌由血流进入肾小管，从肾小管再侵入肾盂，约占30%，多为葡萄球菌感染，尿路梗阻和尿流停滞是急性肾盂肾炎最常见的原因，单纯的肾盂肾炎很少见。

二、护理

（一）病情观察

（1）尿频、尿急、尿痛的程度、体温及尿液变化。

（2）有无肾区疼痛。

（二）一般护理

（1）急性期可卧床休息。

（2）进食清淡并富含维生素的食物。

（3）多饮水，以增加尿量，冲洗尿路，减少炎症对膀胱和尿道的刺激。

（4）出现焦虑紧张等情绪，护士要了解其焦虑紧张的原因，进行心理疏导及健康指导。

（三）对症护理

（1）高热的护理　按高热护理常规执行。

（2）尿路刺激征的护理　①多饮水，每日饮水量在3 000 mL以上。②遵医嘱合理使用抗生素。③指导患者注意个人卫生，保持外阴清洁干燥。④留取清洁中段尿培养。

（3）肾区疼痛的护理　卧床休息，采用屈膝位，尽量不要站立或坐立。

三、健康教育

（1）教育患者注意个人卫生，每天清洗外阴部，不穿紧身裤，局部有炎症时要及时诊治。

（2）避免过度劳累，多饮水，少憋尿是简单有效的预防措施。

（3）女性患者要注意经期、婚后及孕期卫生。

（4）坚持服药，定期门诊复查。

第五节　糖尿病肾病护理

一、概述

糖尿病肾病（diabetic nephropathy）是在糖尿病发病的基础上形成的继发性疾病，是糖尿病全身微血管并发症之一。

症状体征：①蛋白尿可为早期的唯一表现，期间蛋白尿呈间歇性，逐渐发展为持续性，尿液镜检可发现白细胞和管型；②水肿；③高血压；④贫血；⑤肾功能异常。

二、护理

（一）护理诊断

（1）营养失调（低于或高于机体需要量）　与糖尿病胰岛素分泌或作用缺陷有关。

（2）有感染的危险　与血糖升高，营养不良，微循环障碍等因素有关。

（3）潜在并发症　酮症酸中毒、低血糖、糖尿病足。

（二）护理措施

（1）严格限制热量摄入，坚持应用降糖药物。

（2）低盐饮食，严重肾衰竭时应限制摄入水量。

（3）适当限制钾和蛋白质的摄入。

（4）摄入充足维生素、微量元素。特别是维生素B、维生素C和锌、钙、铁等，可对肾脏起保护作用。

（5）保证充足的休息，避免过度劳累，有利于身体恢复。

（6）定期监测血糖，调整治疗方案，确保血糖控制在医生推荐的目标范围内。

（7）保持皮肤清洁干燥，预防感染，特别是对于水肿部位的皮肤护理。每天检查足部，预防足部溃疡的发生，避免足部受伤，保持足部清洁，穿着合适的鞋袜。

三、健康教育

（1）坚持定时、定量、少食、多餐的原则。

（2）按时应用降糖药。若出现饥饿、四肢软弱无力、大汗、眩晕，重者不省人事等低血糖症状者应及时补充糖水。

（3）预防感染，注意保持口腔、皮肤卫生。

第六节　血液透析护理

一、概述

血液透析（hemodialysis）简称血透，是常见的血液净化治疗方法之一。血透是将患者血液与含有一定化学成分的透析液分别引入透析器内半透膜的两侧，根据膜平衡原理，经弥散、对流等作用，达到清除代谢产物及毒性物质，纠正水、电解质及酸碱平衡紊乱的一种治疗方法。

二、护理

（一）护理诊断

（1）营养失调（低于机体需要量） 与食欲减退、消化吸收功能紊乱，长期限制蛋白质的摄入有关。

（2）低血压 与体外循环、血管收缩反应低下、超滤过多、自主神经紊乱等有关。

（3）失衡综合征 与患者严重高尿素氮血症等有关。

（4）肌肉痉挛 与低血压、低血容量、电解质紊乱、超滤过快、低钠透析液有关

（5）透析器反应 与透析器生物相容性有关。

（6）潜在并发症 水、电解质、酸碱平衡紊乱。

（二）护理措施

（1）饮食护理 ①热量：透析患者能量供给一般为147～167 KJ/（kg.d）亦即35～40 kcal/（kg.d），其中碳水化合物占60%～65%，以多糖为主，脂肪占35%～40%。②蛋白质：摄入量为1.0～1.2 g/（kg·d）为宜，其中50%以上为优质蛋白。③控制液体摄入：体重增加不超过3%～5%或每天体重增长不超过1 kg。④限制钠、钾、磷的摄入：低盐饮食控制在2～3 g/d；慎食含钾丰富的食物；磷的摄入量控制在600～1 200 mg/d。⑤维生素和矿物质：需补充维生素C、B族维生素和叶酸，每天钙摄入1 500 mg。

（2）低血压的护理 ①立即减慢血流速度，停止超滤，协助患者平躺，抬高床头，吸氧。②在血管通路输注生理盐水、高渗葡萄糖液、高渗盐水或白蛋白。③监测血压变化，必要时用升压药，若血压不回升，停止透析。

（3）失衡综合征护理 轻者减慢血流速度、吸氧，静脉输注高渗葡萄糖或高渗盐水，严重者立即终止透析，静滴甘露醇并进行相应施救。

（4）肌肉痉挛护理 降低超滤速度，快速输入生理盐水100～200 ml，或输入高渗葡萄糖溶液、甘露醇。

（5）透析器反应护理 一般给予吸氧、抗组胺药物、止痛药物对症处理，无需停止透析。明确I型，立即停止透析，舍弃血液，使用异丙嗪、糖皮质激素、肾上腺素控制症状。

（6）潜在并发症 水、电解质、酸碱平衡紊乱 坚持"量出为入"原则；监测血清

钾、钠、钙、磷变化，发现异常及时通知医生处理。

三、健康教育

（1）血透知识指导　告诉患者定期透析、定期监测的重要性，指导患者学会监测尿量、体重、血压，帮助患者建立健康的生活方式。

（2）血管通路护理指导　教会患者判断内瘘通畅，保持局部皮肤清洁，避免内瘘受压、负重、戴手表、勿穿紧袖衣服；避免压迫内瘘肢体，避免置于过热或过冷的环境；避免外伤。

（3）饮食指导　根据患者个体差异，合理调配饮食。

（4）注意保护残余肾功能　避免使用肾毒性药物，如卡那霉素、庆大霉素等。

（5）养成良好的生活习惯　保持大便通畅，同时节制烟酒，充分透析，适当运动，保证充足的睡眠，以提高生活质量。

第八章　内分泌代谢科常见病护理

第一节　甲状腺功能亢进症护理

一、概述

甲状腺功能亢进症（hyperthyroidism）是由多种病因引起的甲状腺激素分泌过多的常见内分泌病。多发生于女性，发病年龄以20～40岁女性为最多，临床以弥漫性甲状腺肿大、神经兴奋性增高、高代谢综合征和突眼为特征。

二、病因与发病机制

甲状腺功能亢进症的病因及发病机制目前得到公认的主要与以下因素有关：

（1）自身免疫性疾病　已发现多种甲状腺自身抗体，包括刺激性抗体和破坏性抗体，其中最重要的抗体是 TSH 受体抗体（TRAb）。TRAb在本病患者血清阳性检出率约90%左右。该抗体具有加强甲状腺细胞功能的作用。

（2）遗传因素　可见同一家族中多人患病，甚至连续几代有患病。同卵双胞胎日后患病率高达50%。本病患者家族成员患病率明显高于普通人群。有研究表明本病有明显的易感基因存在。

（3）精神因素　精神因素可能是本病的重要诱发因素。

三、临床表现

（1）高代谢症人群　怕热、多汗、体重下降、疲乏无力、皮肤温暖湿润、可有低热（体温＜38 ℃），碳水化合物、蛋白质及脂肪代谢异常。

（2）神经系统　神经过敏、烦躁多虑、多言多动、失眠、多梦、思想不集中。少数患者表现为寡言抑郁、神情淡漠、舌平伸及双手细震颤、腱反射活跃、反射时间缩短。

（3）心血管系统 心悸及心动过速，常达100～120次/min，休息与睡眠时心率仍快，收缩压增高，舒张压降低，脉压增大，严重者发生甲亢性心脏病：①心律失常，最常见的是心房纤颤；②心肌肥厚或心脏扩大；③心力衰竭。

（4）消化系统 食欲亢进，大便次数增多或腹泻，肝脏受损，重者出现黄疸，少数患者（以老年人多见）表现厌食，病程长者表现为恶病质。

（5）运动系统 慢性甲亢性肌病、急性甲亢性肌病、甲亢性周期性四肢麻痹、骨质稀疏。

（6）生殖系统 女性月经紊乱或闭经、不孕，男性性功能减退、乳房发育、阳痿及不育。

（7）内分泌系统 可以影响许多内分泌腺体，其中垂体—性腺异常和垂体—肾上腺异常较明显。前者表现性功能和性激素异常，后者表现色素轻度沉着和血ACTH及皮质醇异常。

（8）造血系统 部分患者伴有贫血，其原因主要是铁利用障碍和维生素B_{12}缺乏。部分患者有白细胞和血小板减少，其原因可能是自身免疫破坏。

（9）甲状腺肿大 甲状腺肿大常呈弥漫性，质较柔软、光滑，少数为结节性肿大，质较硬，可触及震颤和血管杂音。

（10）突眼多为双侧性 ①非浸润性突眼（称良性突眼），主要由于交感神经兴奋性增高影响眼睑和睑外肌，突眼度小于18 mm，可出现下列眼征：凝视征，睑裂增宽，呈凝视或惊恐状；瞬目减少征，瞬目少；上睑挛缩症，上睑挛缩，而下视时，上睑不能随眼球同时下降，致使上方巩膜外露；辐射无能征，双眼球内聚力减弱。②浸润性突眼（称恶性突眼），突眼度常大于19 mm，患者有畏光、流泪、复视、视力模糊、结膜充血水肿、灼痛、刺痛、角膜暴露，易发生溃疡，重者可失明。

四、辅助检查

反映甲状腺激素水平的检查：

（1）血清TT_3（总T_3）、TT_4（总T_4）测定 95%～98%的甲亢患者TT_3、TT_4增高，以TT_3增高更为明显。少数患者只有TT_3增高，TT_4则在正常范围。

（2）血清FT_3（游离T_3）、FT_4（游离T_4）测定 FT_3、FT_4是有生物活性的部分，诊断优于TT_3、TT_4测定。

（3）基础代谢率测定　基础代谢率测定高于正常值的15％。

五、护理

（一）病情观察

对一般甲亢患者观察要点：①体温、脉搏、心率（律）、呼吸改变；②每日饮水量、食欲与进食量、尿量及液体量出入平衡情况；③出汗、皮肤状况、大便次数、有无腹泻、脱水症状；④体重变化；⑤突眼症状改变；⑥甲状腺肿大情况；⑦精神、神经、肌肉症状，失眠、情绪不安、神经质、指震颤、肌无力、肌力消失等改变。

以下情况出现提示病情严重：

（1）甲亢患者在感染或其他诱因下，可能会诱发甲亢危象，在甲亢危象前，临床常有一些征兆：①出现精神意识的异常，突然表现为烦躁或嗜睡；②体温增高超过39 ℃；③出现恶心，呕吐或腹泻等胃肠道症状；④心率在原有基础上增加至120次/min以上，应密切观察，警惕甲亢危象的发生。

（2）甲亢患者合并有甲亢性心脏病，提示病情严重，表现为心律失常、心动过速或出现心衰。

（3）患者合并甲亢性肌病，其中危害最大的是急性甲亢肌病，严重者可因呼吸肌受累致死。

（4）恶性突眼患者有眼内异物感、怕光流泪、灼痛、充血水肿常因不能闭合导致失明，会给患者带来很大痛苦，在护理工作中要细心照料。

（二）一般护理

（1）休息　①因患者常有乏力、易疲劳等症状，故需有充分的休息、避免疲劳，且休息可使机体代谢率降低。②重症甲亢及甲亢合并心功能不全、心律失常，低钾血症等必须卧床休息。③病区要保持安静，室温稍低、色调和谐，避免患者精神刺激或过度兴奋，使患者得到充分休息和睡眠。

（2）饮食护理　为满足机体代谢亢进的需要，给予高热量、高蛋白、高维生素饮食，并多给饮料以补充出汗等所丢失的水分，忌饮浓茶、咖啡等兴奋性饮料，禁用刺激性食物。

（3）皮肤护理　由于代谢亢进、产热过多、皮肤潮热多汗，应加强皮肤护理。定期沐浴，勤更换内衣，尤其对多汗者要注意观察，在高热盛暑期，更要防止中暑。

（三）心理护理

（1）甲亢是与神经、精神因素有关的内分泌系统心身疾病，必须注意对躯体治疗的同时进行精神治疗。

（2）患者常有神经过敏、多虑、易激动、失眠、思想不集中、烦躁易怒，严重时可抑郁或躁狂等，任何不良刺激均可使症状加重，故医护人员应耐心、温和、体贴，建立良好的护患关系，解除患者焦虑和紧张心理，增强治愈疾病的信心。

（3）指导患者自我调节，采取自我催眠、放松训练、自我暗示等方法来恢复已丧失平衡的身心调节能力，必要时辅以镇静、安眠药。同时医护人员给予精神疏导、心理支持等综合措施，促进甲亢患者早日康复。

（四）治疗护理

甲亢发病机制未完全明确，虽有少部分病例可自行缓解，但多数病例呈进行性发展，如不及时治疗可诱发甲亢危象和其他并发症。治疗目的是：切除、破坏甲状腺组织或抑制甲状腺激素的合成和分泌，使循环中甲状腺激素维持在生理水平；控制高代谢症状，防治并发症。常用治疗方法有药物治疗、手术次全切除甲状腺、放射性碘治疗三种方法。

1.抗甲状腺药物

常用硫脲类衍生物如甲巯咪唑、甲基（或丙基）硫氧嘧啶。主要作用是阻碍甲状腺激素的合成，对已合成的甲状腺激素不起作用。适用于病情较轻、甲状腺肿大不明显、甲状腺无结节的患者。用药剂量按病情轻重区别对待，治疗过程常分三个阶段：

（1）症状控制阶段　此期约需 $2 \sim 3$ 个月。

（2）减量阶段　症状基本消失，心率80次/min左右，体重增加，T_3、T_4 接近正常，即转为减量期，此期一般用原药量的2/3量，约需服药 $3 \sim 6$ 个月。

（3）维持阶段　一般用原量的1/3量以下，常需 $6 \sim 12$ 个月。

（4）用药观察　药物治疗副反应常有：①白细胞减少，甚至粒细胞缺乏，多发生于用药 $3 \sim 8$ 周，故需每周复查白细胞1次，如 $WBC < 4 \times 10^9/L$ 需加升白细胞药，如 $WBC < 3 \times 10^9/L$，应立即停药，如有咽痛、发烧等应立即报告医师，必要时应予以保护性隔离，防止感染，并用升白细胞药。②药物疹，可给抗组胺药物，无效可更换抗

甲状腺药物。③突眼症状可能加重。④部分患者可出现肝功能损害。

2.普萘洛尔（心得安）

为β受体阻滞剂，对拟交感胺和甲状腺激素相互作用所致自主神经不稳定和高代谢症状的控制均有帮助，可改善心悸、多汗、震颤等症状，为治疗甲亢的常用辅助药。有支气管哮喘史者禁用此药。

3.甲状腺制剂

甲亢患者应用此类药物，主要是为了稳定下丘脑-垂体-甲状腺轴的功能，防止或治疗药物性甲状腺功能减退，控制突眼症状。

（五）并发症护理

1.甲亢合并突眼

（1）对严重突眼者应加强思想工作，多关心体贴，帮助其树立治疗的信心，避免烦躁焦虑。

（2）配合全身治疗，给予低盐饮食，限制进水量。

（3）加强眼部护理，对于眼睑不能闭合者必须注意保护角膜和结膜，经常点眼药，防止干燥、外伤及感染，外出戴墨镜或用眼罩以避免强光、风沙及灰尘的刺激。睡眠时头部抬高，以减轻眼部肿胀，涂抗生素眼膏，并戴眼罩。结膜发生充血水肿时，用0.5%醋酸可的松滴眼，并加用冷敷。

（4）突眼异常严重者，应配合医师做好手术前准备，做眶内减压术，术后注射透明质酸酶，以溶解眶内组织的黏多糖类，降低眶内压力。

2.甲亢性肌病

甲亢性肌病是患者常有的症状，常表现为肌无力、轻度肌萎缩、周期性瘫痪。重症肌无力和急性甲亢肌病。要注意在甲亢疾病患者中观察病情，尤其是重症肌无力或急性甲亢疾病患者，有时病情发展迅速出现呼吸肌麻痹、一旦发现，要立即通知医师，并注意保持呼吸道通畅，及时清除口腔内分泌物，给氧，必要时行气管切开。

对吞咽困难及失语者，要注意解除思想顾虑，给予流质或半流质饮食，维持必要的营养素、热量供应，可采用鼻饲或静脉高营养。

3.甲亢危象

甲亢危象是甲亢患者的致命并发症，来势凶猛，死亡率高。其诱因主要为感染、外科手术或术前准备不充分、应激、药物治疗不充分或间断等，导致大量甲状腺激素释放入血液中，引起机体反应和代谢率极度增高所致。其治疗原则是迅速降低血中甲状腺激素的浓度，控制感染，降温等对症处理。其护理要点为：

（1）严密观察病情变化，注意血压、脉搏，呼吸、心率的改变，观察神志、精神状态、腹泻、呕吐、脱水状况的改善情况。

（2）安静：嘱患者绝对卧床休息，安排在光线较暗的单人房间内。加强精神护理，解除患者精神紧张，患者处于兴奋状态，烦躁不安时可适当给予镇静剂，如安定5～10 mg。

（3）迅速进行物理降温：头戴冰帽、大血管处放置冰袋、必要时可采用人工冬眠。

（4）备好各种抢救药品、器材。

（5）建立静脉给药途径，按医嘱应用下列药物：①丙硫氧嘧啶600 mg（或甲巯咪唑60 mg）口服，以抑制甲状腺激素合成；不能口服者可鼻饲灌入。②碘化钠0.5～1 g，加入10％葡萄糖液内静滴，以阻止甲状腺激素释放入血，亦可用卢戈液30～60滴口服。③降低周围组织对甲状腺激素的反应，常用心得20 mg，4 h 1次，或肌注利血平1 mg，每日2次。④拮抗甲状腺激素，应用氢化可的松200～300 mg静脉滴注。

（6）给予高热量饮食，鼓励患者多饮水，饮水量每日不少于2 000～3 000 mL，昏迷者给予鼻饲饮食。注意水电平衡。有感染者应用有效抗生素。

（7）呼吸困难、发绀者给予半卧位、吸氧（2～4 L/min）。

（8）对谵妄、躁动者注意安全护理，可用床垫，防止坠床。

（9）昏迷者防止吸入性肺炎，防止各种并发症。

六、健康教育

（1）合理饮食　增加高蛋白、高热量食物的摄入，减少碘盐和海产品的摄入，以帮助控制病情。

（2）规律用药　按照医嘱定时服用抗甲状腺药物，不要随意停药或改变剂量。

（3）注意休息　保证充足的休息和睡眠，避免过度劳累。

（4）情绪管理　保持情绪稳定，避免焦虑和压力，有助于病情控制。

（5）定期检查　定期到医院复查甲状腺功能，以便及时调整治疗方案。

（6）眼部护理　如果出现突眼症状，注意保护眼睛，避免强光刺激，必要时使用眼药水。

第二节　糖尿病护理

一、概述

糖尿病（diabetes）是由于胰岛素分泌绝对或相对不足，引起人体内葡萄糖、脂肪及蛋白质代谢紊乱的一种全身性代谢性疾病。糖尿病可分为两种类型，即胰岛素依赖型及非胰岛素依赖型。病因尚未完全阐明，可能与遗传、自身免疫、环境因素及胰岛素抵抗有关。

糖尿病临床典型症状为多饮、多尿、多食及体重减轻，即"三多一少"。主要特点是高血糖与高尿糖。

二、治疗方法

（1）饮食治疗　控制糖尿病患者每日总热能的摄入，做到合理用餐，为其他治疗手段奠定基础。饮食治疗的目的是控制血糖、维持正常体重、增强机体对胰岛素的敏感性。

（2）运动治疗　运动也可以增强机体对胰岛素的敏感性，促进肌肉对葡萄糖的摄取和利用，从而降低血糖，同时肥胖者可减轻体重，因此，运动是治疗糖尿病必不可少的手段之一。

（3）药物治疗　在单纯饮食及运动治疗不能维持血糖正常水平的情况下，应酌情选用口服降糖药或胰岛素治疗。

三、护理

（一）心理护理

糖尿病是一种终身的慢性病，目前尚无根治方法。因此，糖尿病患者心理负担较重，甚至悲观失望，这对于控制疾病发展是十分不利的。糖尿病患者要保持开朗、平静的心情，树立长期与疾病作斗争的信心。

（二）饮食护理

糖尿病患者的饮食要定量、定时、少吃盐、不吃糖，可多食纤维素多的食物。应指导患者参照食物交换份调整饮食结构。食物交换份是将食物按其所含营养成分的比例分为6类，标明各类食物提供同等热能376 kJ的重量，以便交换食用。这样既能使糖尿病患者饮食丰富多彩，以享受正常人进食的乐趣，又不至于热能摄取过多或者过少。

（三）运动治疗护理

让患者长期坚持适量的体育锻炼，保持血糖水平的正常和身体的健美。应选择适量的、全身性的、有节奏的锻炼项目，如做操、打拳、慢跑、跳交谊舞、扭秧歌等。但在血糖控制不稳定、糖尿病患者出现心血管并发症、糖尿病肾病时，不宜进行体育锻炼。

（四）药物治疗护理

（1）口服降糖药注意事项　嘱患者按时及正确服药。磺脲类药物应在饭前15～30 min服用。双胍类药物对胃肠道有刺激作用，可在饭中或饭后服用。

（2）胰岛素的注射方法　需要应用胰岛素治疗时，必须指导患者或家属掌握正确注射方法。胰岛素应在饭前15～30 min皮下注射。常用注射部位有上臂三角肌下缘、腹部脐周、大腿外侧、前臂及臀部外上1/4处。应经常更换部位，防止注射皮肤局部硬化而吸收不良，两种胰岛素同时注射时应先抽短效胰岛素后抽长效胰岛素混匀后方可注射，抽药先、后顺序不可颠倒，否则长效胰岛素会通过针头带到短效胰岛素瓶内而影响短效胰岛素的速效效果。胰岛素应在4℃冰箱内保存。

（五）并发症的预防及护理

糖尿病并发症分急性并发症和慢性并发症两种。糖尿病急性并发症包括急性感染、酮症酸中毒、高渗性非酮症昏迷和低血糖症。相应的预防护理措施如下。

（1）较常见的急性感染　有呼吸道、泌尿道及皮肤感染等。每年对糖尿病患者进行1～2次胸部X线检查，有助于早期防治呼吸道炎症。糖尿病患者要注意会阴部卫生，防止泌尿系感染。嘱患者保持皮肤清洁，经常洗澡，勤换内衣；避免皮肤损伤，对任何轻微的皮肤损伤都必须及时治疗。糖尿病患者下肢可并发神经病变和血管病变，足部容易受损伤导致感染，一旦感染很难控制，可造成下肢坏死甚至截肢，因此糖尿病患者的足部护理尤为重要。患者应经常用温水泡脚，但要避免烫伤；不宜穿太紧、太硬的鞋，鞋的通气性要好。在修剪趾甲时，不能剪得太短，以免损伤皮肤、伤及甲沟造成感染。平时经常检查足部有无红肿、水疱、溃疡及感染，一旦发现及早治疗。

（2）糖尿病酮症酸中毒 预防措施是患者不要随意停用胰岛素或减少胰岛素的剂量，去除急性感染、创伤等诱因，可有效地防止酮症酸中毒的发生。已发生酮症酸中毒的患者应卧床休息，根据医嘱及时补液纠正脱水；清醒的患者则应多补水以加速酮体排出。按医嘱每2～4 h查血糖、电解质，必要时抽血做血气分析，定时留取尿标本查尿糖及酮体。准确记录出入量，密切观察生命体征，以便及时发现病情变化。

（3）糖尿病高渗性非酮症昏迷 诱因主要是没有实施正规治疗，甚至误用高糖药物或输含糖液；有感染、心绞痛或心肌梗死等急性情况；失水过多造成血液浓缩。预防的关键在于早期发现、积极治疗。

（4）低血糖症 主要是因为没有掌握好饮食、运动和药物治疗这3条原则，如进食量不够，运动量过大，或者药物使用不合理等。护士要注意观察患者有无低血糖反应，指导患者了解低血糖症状，学会自我观察，以便及时发现、及时纠正。发生低血糖后，应立即进食或喝糖水，严重者给予静脉注射50%葡萄糖溶液40～60 ml。

（5）糖尿病慢性并发症 包括心血管并发症、眼底病变、肾脏并发症及神经并发症。及早发现和控制糖尿病是预防和延缓糖尿病慢性并发症的关键。糖尿病患者应定期检查心血管系统、肾脏系统及眼底有无病变，以便早发现和早治疗。

（六）糖尿病患者的自我监护

教会患者正确测尿糖，以间接了解血糖情况。发现尿糖持续升高，应及时找医生调整治疗方案。

四、健康教育

（1）进行糖尿病卫生知识宣传，使患者了解什么是糖尿病及糖尿病对个人、家庭及社会的危害。

（2）提倡健康人学习糖尿病有关知识，减少热能摄入，增加体育锻炼，保持正常体重，以预防糖尿病的发生。

（3）对糖耐量减低者进行健康教育的重点是糖尿病症状、糖尿病的监测、预防和治疗方法。

（4）对住院糖尿病患者健康教育的重点是心理卫生、饮食调节、运动锻炼、药物治疗原则及如何检查、预防、治疗糖尿病急、慢性并发症等。

第三节 酮症酸中毒护理

一、概述

糖尿病代谢紊乱加重时，脂肪动员和分解加速。大量脂肪酸在肝经 β-氧化产生大量乙酰乙酸、β-羟丁酸和丙酮，三者统称为酮体。血酮升高为酮血症，尿酮排出增多称为酮尿，临床上统称为酮症（ketosis）。这些酮体均为较强的有机酸，可大量消耗体内储备碱，超过机体的处理能力；镁代谢紊乱进一步加剧。血酮继续升高，便发生代谢性酸中毒，即酮症酸中毒。

二、护理

（一）病情观察

（1）酮症酸中毒患者逐渐出现疲乏软弱，极度口渴，厌食，恶心、呕吐。

（2）呼吸加速，呼气时有酮味（烂苹果样气味）。

（3）随着失水加重出现脱水，尿量减少，皮肤干燥无弹性，眼球下陷。

（4）严重时可出现休克。表现为心率加快、脉细速、血压下降、四肢厥冷等，患者呈嗜睡而渐入昏迷。

（5）实验室检查，血糖明显升高，血二氧化碳结合力明显降低，血酮增高，尿糖强阳性，尿酮阳性，血白细胞增高等。

（二）一般护理

（1）确诊酮症酸中毒后，应立即配合抢救治疗。

（2）迅速补液快速建立静脉通路，纠正水、电解质及酸碱平衡失调，纠正酮症症状。

（3）遵医嘱运用胰岛素 小剂量胰岛素应用时抽吸剂量要准确，以减少低血糖、低血钾、脑水肿的发生。

（4）协助处理诱发病和并发症 严密观察生命体征、神志、瞳孔。协助做好血糖的测定和记录。

（5）饮食护理 禁食，待昏迷缓解后改糖尿病半流质或糖尿病饮食。

（6）预防感染 必须做好口腔及皮肤护理，保持皮肤清洁，预防褥疮和继发感染，女性患者应保持外阴部的清洁。

（7）血管病变的护理 除按糖尿病一般护理外，还应根据不同部位或器官的血管病变进行护理。

（8）神经病变的护理 控制糖尿病，应用大量维生素B，局部按摩及理疗，对皮肤感觉消失者应注意防止损伤。

（9）做好保健指导 使患者或家属掌握有关糖尿病治疗的知识，树立战胜疾病的信心。

三、健康教育

（1）疾病知识普及 向患者及家属讲解酮症酸中毒的病因、临床表现、治疗方法和预防措施等，提高他们对疾病的认识和重视程度。

（2）用药指导 告知患者及家属每种药物的疗效、作用时间、用药方法和注意事项等，确保患者能够正确、按时、按量用药。

（3）饮食指导 根据患者的具体情况和营养需求，制定个性化的饮食计划。鼓励患者多饮水，避免食用富含胆固醇和高脂肪的食物，控制总热量摄入。

（4）生活方式调整 建议患者保持规律的生活作息，合理安排生活、工作和学习。避免过度劳累和精神刺激，保持良好的心态和情绪稳定。

（5）自我监测与管理 教会患者如何自我监测血糖、血酮等指标，以及如何识别和处理低血糖等紧急情况。同时鼓励患者积极参与康复训练，促进身体功能恢复。

第四节 尿崩症护理

一、概述

尿崩症（diabetes insipidus，DI）是指由于抗利尿激素缺乏或肾脏对其反应障碍，是指由于抗利尿导致肾小管重吸收水的功能障碍，从而引起多尿、烦渴、多饮与低比重尿或低渗尿的一组临床综合征。

二、护理

（一）病情观察

（1）准确记录患者尿量、尿比重、饮水量，观察液体出入量是否平衡，以及体重变化。

（2）观察饮食情况，如食欲缺乏以及便秘、发热、皮肤干燥、倦怠、睡眠不佳等症状。

（3）观察脱水症状，如头痛、恶心、呕吐、胸闷、虚脱、昏迷。

（二）一般护理

（1）患者夜间多尿，白天容易疲倦，要注意保持安静舒适的环境。

（2）在患者身边经常备足温开水。

（3）定时测血压、体温、脉搏、呼吸及体重，以了解病情变化。

（三）对症护理

（1）对于多尿、多饮者应给予辅助与预防脱水，根据患者的需要供应水。

（2）测尿量、饮水量、体重，从而监测液体出入量，正确记录，并观察尿色、尿比重等及电解质、血渗透压情况。

（3）患者因夜间多尿而失眠、疲劳以及精神焦虑等，应给予护理照料。

（4）注意患者出现的脱水症状，一旦发现要尽早补液。

（5）保持皮肤、黏膜的清洁。

（6）有便秘倾向者及早预防。

（7）药物治疗及检查时，应注意观察疗效及副作用，嘱患者准确用药。

三、健康教育

（1）患者由于多尿、多饮，要嘱患者在身边备足温开水。

（2）注意预防感染，尽量休息，适当活动。

（3）指导患者记录尿量及体重变化。

（4）准确遵医嘱给药，不得自行停药。

（5）门诊定期随访。

第五节 原发性慢性肾上腺皮质功能减退症护理

一、概述

原发性慢性肾上腺功能减退症（chronic adrenocortical hypofunction）又称艾迪生病（Addison's disease），是由于自身免疫、结核、真菌等感染或肿瘤、白血病等原因破坏了双侧肾上腺的绝大部分，引起肾上腺皮质激素分泌不足所致。

二、临床表现

（1）醛固酮缺乏表现 血钠、氯浓度下降，血钾升高。

（2）皮质醇缺乏表现 ①胃肠系统：食欲减退，消化不良，少数患者嗜咸食。②神经—精神系统：乏力、淡漠、疲劳，重者嗜睡、意识模糊，可出现精神失常。③心血管系统：血压降低，出现头晕、眼花、直立性晕厥、心脏缩小、心音低钝等。④代谢障碍：糖异生作用减弱，肝糖原耗损，可发生低血糖症状。⑤色素沉着：最具特征者为全身皮肤色素沉着。⑥生殖系统：女性腋毛和阴毛稀少或脱落，月经失调或闭经；男性有性功能减退。

（3）肾上腺危象 可出现恶心、呕吐、晕厥、休克、昏迷。

三、护理

（一）护理诊断

（1）电解质平衡紊乱 与醛固酮水平低下致水钠代谢失衡有关。

（2）低血压 与醛固酮水平低下致水钠代谢失衡有关。

（2）活动无耐力 与低钠有关。

（3）潜在并发症 肾上腺危象。

（二）护理措施

（1）给予高蛋白、高碳水化合物、高钠、低钾饮食。

（2）患者应适当卧床休息，避免劳累。

（3）肾上腺危象的护理 ①对发生肾上腺危象的患者，要让其绝对卧床休息，按医嘱迅速及时准确地进行静脉穿刺并保证静脉通道的畅通，并准备好各种抢救药品及物品。②积极与医生配合，及时观察测定患者血压、脉搏、呼吸等生命体征的变化，记好出入量及护理记录。按时正确留取各种标本并及时送检。③鼓励患者饮水并补充盐分，昏迷患者及脱水严重患者可插胃管进行胃肠道补液，并按昏迷常规护理。

（5）积极配合做好各种检查。

（6）预防感染，避免感冒，防止上呼吸道感染及败血症的发生；注意与传染患者隔离，以防诱发肾上腺危象。

（7）药物护理　应注意观察患者有无面部及全身皮肤发红、有无激素所致的精神症状等出现。

四、健康教育

（1）出院时指导患者，身上应带有卡片，写明姓名、地址，说明自己为肾上腺皮质激素减退患者，万一发生神志不清、病情严重时，可立即被送医院对症处理。

（2）定期到医院复查。

第六节　嗜铬细胞瘤护理

一、概述

嗜铬细胞瘤（pheochromocytoma）起源于肾上腺髓质、交感神经节或其他部位的嗜铬组织，这种瘤细胞持续或间断地释放大量儿茶酚胺，引起持续性或阵发性高血压和多个器官功能及代谢紊乱等症状。

二、临床表现

（1）心血管系统表现　①高血压：为本症最主要的症状。②低血压、休克：本病也可发生低血压或直立性低血压，甚至休克或高血压和低血压交替出现。③心脏表现：心肌病，伴心律失常如期前收缩、阵发性心动过速、心室颤动。

（2）代谢紊乱　①基础代谢增高；②糖代谢紊乱，如出现血糖升高及出现尿糖；③脂代谢紊乱，血游离脂肪酸增高而致血脂异常；④电解质紊乱。

（3）其他表现　①消化系统：可致便秘、肠扩张、胃肠壁内血管发生增殖性或闭塞性动脉内膜炎，直肠坏死、出血或穿孔等。②腹部肿块：可出现左或右侧中上腹肿块。③泌尿系统：病程长及病情重者可发生肾功能减退。④血液系统：外周血中白细胞增多，有时红细胞也可增多。⑤其他：可伴发一些基因突变导致的遗传性疾病，如2型多发性内分泌腺瘤病。

三、护理

（一）护理诊断

（1）高血压　与儿茶酚胺分泌过多引起。

（2）组织灌注无效　与血管过度收缩有关。

（3）疼痛　与血压升高有关。

（4）潜在并发症　高血压危象、低血压休克、糖尿病。

（二）护理措施

（1）休息视病情而定，如高血压、心悸、头痛、头晕，应绝对卧床休息；发作过后可适当活动，避免劳累。

（2）给予高蛋白、高维生素、低脂、低胆固醇及含钾盐丰富的饮食。糖耐量异常或糖尿病时应执行糖尿病饮食原则。

（3）避免按摩和叩击肾区，以免诱发高血压。

（4）密切观察病情，如出现软弱无力、精神不振、恶心、腹胀等症状应通知医生。

（5）骤发高血压危象时，配合医生抢救。

四、健康教育

（1）出院后，嘱其定期测量血压。

（2）血压高者，可遵医嘱口服降压药物。

（3）保持身心愉快，指导患者充分休息，生活有规律，避免劳累，保持情绪稳定、心情舒畅。

（4）指导患者定期返院复诊。

（5）携带疾病识别卡，嘱患者随身携带识别卡，以便发生紧急情况时能得到及时处理。

第九章 呼吸内科常见病护理

第一节 纤维支气管镜检查术护理

一、概述

20世纪60年代，可曲性纤维光束支气管镜的问世，是内镜史上的一次革命。近年来，又相继推出了电子支气管镜。支气管镜检查在支气管、肺疾病和肺癌肺结核肺间质纤维化诊断中的价值是人们所熟知的。10余年来，又增加了在呼吸系统疾病治疗中的作用，尤其对需气管插管建立人工气道、气道异物及气管、支气管内有分泌物潴留、阻塞者的治疗有其独到之处。

二、护理

（一）术前护理

（1）心理护理 详细介绍纤维支气管镜检查的重要性及操作过程，并请已做过该项检查的患者现身说法，消除患者心理障碍。

（2）器械准备 检查纤维支气管镜性能，毛刷有无断裂，活检钳是否锋利，开关是否灵活，并备齐氧气、吸痰器及抢救物品，活检留取标本瓶、载玻片等。

（3）环境 预约室与操作室分开。操作室安静、清洁、空气流通、光线暗淡，以利于操作者窥视。每日紫外线消毒，桌面、地面用消毒液擦拭。

（4）细菌学监测 每月做内镜、消毒液细菌学监测1次，并进行分析评价。

（二）患者准备

（1）术前3日禁食辛辣食物，备好近期X光片和CT片，做心电图、肺功能检查，并查凝血酶原时间，以确定有无凝血机制障碍，询问患者有无冠心病、高血压等病史。术前晚10时至当日晨禁食禁水；术前30 min肌注阿托品0.5 mg，安定5～10 mg。不能配合的患儿，请麻醉科医师协助全麻下进行操作。

（2）术前10 min给患者行喉部麻醉，有假牙者取下假牙，给氯麻液、麻黄碱滴鼻液2 ml滴鼻，嘱患者尽量张大嘴，发"啊"音，以1％丁卡因5 ml左右对准咽喉部行局部喷雾麻醉，重复3次。若个别患者咳嗽、恶心明显，可加强1次。

（3）患者取仰卧位，头略后仰，清洁双侧鼻腔，解开颈部衣扣，年老体弱或有缺氧者，可给予氧气吸入。告诉患者全身放松，不可紧张。纤维支气管镜通过声门时，有咳嗽、憋气现象，切勿做吞咽动作，只需深呼吸即可缓解。

（三）术中配合

（1）在患侧肺的对侧鼻腔将纤维支气管镜轻轻插入，过声门时应安慰患者，减轻紧张感，过声门后予以2％利多卡因5 mL行局部麻醉，继续向下检查。

（2）需活检组织时应严格禁忌证，同时减少呼吸动度，并严禁咳嗽，以免损伤血管、引起大出血。活检后若出血过多，应局部注入0.1％肾上腺素，并严密观察患者呼吸、脉搏。若发现异常，应立即停止检查，并采取相应的措施。

（四）术后护理

（1）患者拔管后　根据具体情况，可卧床休息5～10 min或给予静脉补液。护理人员还应将下列情况告诉患者，即纤维支气管镜术后可能并发咽痛、声嘶等不适；活检者可能出现痰中带血，无需特别治疗，卧床休息即可。术后禁食2 h。

（2）行活检术者　术后一要注意观察出血量大小，若出血量较多时给予相应的止血对症处理。注意观察体温变化，低热者应卧床休息，适当饮水；高热者应给予物理降温或药物降温，必要时给予抗感染等处理。

三、健康教育

（1）检查后可能会有短暂的喉咙不适或咳嗽，属于正常现象。

（2）术后2 h内避免进食，之后可逐渐恢复饮食。

（3）如出现呼吸困难、胸痛或大量出血，请及时告知医护人员。

第二节　自发性气胸护理

一、概述

自发性气胸（spontaneous pneumothorax）是指在没有创伤或人为的因素下，肺组织和脏层胸膜自发破裂，空气进入胸腔所致的气胸。临床以急性胸痛、憋气、渐进性呼吸困难、干咳为主要特征。

二、护理

（一）病情观察

（1）咳嗽、咳痰、胸痛、呼吸困难的程度和性质。

（2）体温、脉搏、心率、血压和动脉血气指标及患者的心理状态。

（二）对症护理

（1）避免剧烈咳嗽，必要时给以止咳剂。

（2）剧烈胸痛时给予止痛剂，严密观察胸腔闭式引流是否通畅及伤口情况。

（3）血气胸患者的护理　①保持病室清洁、安静、体位舒适；②监测生命体征，如血压、心率、呼吸等；③注意观察引流液的性质及量，每日更换胸腔闭式引流瓶，避免逆行感染；④吸氧。

（三）一般护理

（1）卧床休息，减少不必要的搬动。

（2）饮食以多维生素、粗纤维食物为宜，预防便秘。

（3）胸腔闭式引流术时，应准备好物品，配合医师完成。更换引流瓶时，应确保玻璃管下端在水面下 1～2 cm。密切观察引流管是否通畅。

（4）消除紧张心理情绪，促进身心休息。

三、健康教育

（1）预防上呼吸道感染，避免剧烈咳嗽。

（2）保持大便通畅，避免用力屏气，平时多吃粗纤维食物。

（3）气胸痊愈后，一个月内避免抬举重物，避免复发。

（4）一旦出现胸痛、呼吸困难立即到医院救治。

第三节 支气管扩张护理

一、概述

支气管扩张（bronchiectasis）是一种常见的慢性支气管疾病，是由于支气管管壁损伤后变形和持久地扩张所致。本病多发生于青年和儿童，男性多于女性。

二、护理

（一）病情观察

（1）观察痰液的颜色、性状、气味和量的变化，必要时留痰标本送检。

（2）观察病情变化，有无感染与咯血。

（3）观察体温变化。

（4）观察有无窒息的先兆症状，及时采取措施。

（5）观察各种药物作用和副作用。

（二）一般护理

（1）给以高蛋白、多纤维素的饮食。做好口腔护理。

（2）遵医嘱合理使用抗生素。并观察疗效和不良反应。

（三）对症护理

（1）顽固性咳嗽的护理　保持室内适宜温湿度，减少患者与刺激物的接触，必要时给予止咳祛痰剂。

（2）大量脓痰的护理　①根据不同部位每日定时进行体位引流，并在饭前进行。认真观察并正确记录每日引流出的数量、性质。②体位引流前给予雾化吸入，效果更佳。引流后可用淡盐水漱口，保持口腔清洁，增加食欲。

（3）咯血的护理　①嘱卧床休息。②给予心理安慰使患者保持镇静，解除恐惧。鼓励患者将血咯出。③注意观察有无咽痒、发干、胸闷、心慌面色苍白等大咯血先兆。有异常及时与医师联系，必要时采取抢救措施。

（4）大咯血的护理 ①立即取头低脚高位或俯卧位，并拍背。②及时吸出口腔内的血块。③应用止血药注意观察用药效果和不良反应的发生。

三、健康教育

（1）避免呼吸道感染和刺激。

（2）补充营养，加强锻炼或接受人工被动免疫。

（3）注意保暖，冬季外出时戴好口罩。

（4）使患者了解坚持体位引流的意义和目的。

第四节 急性呼吸窘迫综合征护理

一、概述

急性呼吸窘迫综合征（acute respiratory distress syndrome，ARDS）多发生于原心肺功能正常的患者，由于肺外或肺内的严重疾病引起肺毛细血管炎症性损伤，通透性增加，继发急性高通透性肺水肿和进行性缺氧性呼吸衰竭。

二、病因

病因尚无阐明，与之相关的疾病（危险因素）包括严重休克、严重感染严重创伤、弥散性血管内凝血、吸入刺激性气体或胃内容物、溺水、急性胰腺炎、氧中毒等。

三、临床表现

主要表现为突发性进行性呼吸窘迫、气促、发绀，常伴有烦躁、焦虑、出汗等。其呼吸窘迫的特点是呼吸深快、用力，伴明显的发绀，且不能用通常的吸氧疗法改善，早期体征无异常，或仅闻双肺少量细湿啰音；后期多可闻及水泡音，可有管状呼吸音。

四、护理

（1）患者采取半卧位或平卧位，松开衣领及裤带。

（2）维持呼吸道通畅，吸痰，准备气管插管或气管切开。

（3）氧疗是纠正缺氧，为刻不容缓的重要措施。鼻塞和面罩吸氧多难奏效。机械通气是纠正缺氧的主要措施。

（4）迅速建立静脉通道，加强体液管理，原则上应以最低的有效血管内容量维持有效的循环功能，以免加重肺水肿。

（5）准备抢救物品，熟练掌握呼吸机的性能和使用方法。

（6）定时抽血，做血气生化分析，进行临床监测。

（7）严密观察患者生命体征，避免高浓度、长时间给氧。

（8）积极治疗原发病，尽早除去导致ABDS的原发病或诱因，是ARDS治疗的首要措施。特别强调对感染的控制、休克的纠正等。

五、健康教育

（1）疾病知识普及　向患者及家属讲解ARDS的发病原因、临床表现、治疗方法和预防措施等，提高他们对疾病的认识和重视程度。

（2）呼吸功能锻炼　教会患者有效的呼吸功能锻炼方法，如缩唇呼吸、腹式呼吸等，以改善肺功能。

（3）营养与饮食指导　根据患者的营养需求制定个性化的饮食计划，鼓励患者多食用高热量、高蛋白、易消化的食物，并避免刺激性食物的摄入。

（4）生活方式调整　建议患者戒烟、避免吸入有害烟雾和刺激性气体，保持良好的生活习惯和心态。

（5）自我监测与管理　教会患者如何自我监测病情变化，如观察呼吸频率、发绀情况等，并在出现异常情况时及时就医。同时提醒患者遵医嘱用药，定期复查。

第五节　肺栓塞症护理

一、概述

肺栓塞（pulmonary embolism）是指各种栓子栓塞肺动脉系统时所引起的一组以肺循环和呼吸功能障碍为主要临床和病理生理特征的临床综合征，当栓子为血栓时，称为肺血栓栓塞症。

二、临床表现

（1）症状　不明原因的呼吸困难，胸痛，晕厥，烦躁不安和濒死感，咯血，咳嗽。

（2）体征　呼吸系统表现为呼吸急促、发绀；肺部可闻及哮鸣音或细湿啰音；循环系统可出现颈静脉充盈或异常搏动，严重时可出现血压下降甚至休克；发热，多为低热；深静脉血栓形成的表现，可伴有患肢肿胀，周径增粗，疼痛或压痛，皮肤色素沉着和行走后患肢易疲劳或肿胀加重。

三、护理

（一）护理诊断

（1）气体交换受损　与肺血管阻塞，通气血流比例失调有关。

（2）恐惧　与突发的呼吸困难，剧烈胸疼，担心预后不良有关。

（3）潜在并发症　呼吸衰竭、出血、脑栓塞。

（二）护理措施

（1）吸氧治疗　提高患者的氧饱和度。

（2）充分休息　适当休息以减少氧消耗。

（3）病情观察　包括呼吸状态、意识状态、循环状态、心电活动等。

（4）抗凝与溶栓护理　按医嘱及时正确给予抗凝及溶栓制剂，监测疗效及不良反应。

（5）消除再栓塞的危险　①急性期，患者应绝对卧床休息，避免下肢过度屈曲，保持大便通畅，避免用力，以防止下肢血管内压力突然增高，使血栓再次脱落形成新的危险。②恢复期，鼓励患者逐渐增加下肢活动，预防新的血栓形成。同时，定期测量双下肢周径，观察皮肤颜色变化，进行腓肠肌压痕实验（Homans 征），以使早期发现下肢深静脉血栓的迹象。

四、健康教育

（1）防止血液淤滞　对于怀疑有PTE的患者，指导其避免可能增加静脉血流淤滞的行为，如长时间保持坐位，特别是架腿而坐；鼓励卧床患者进行床上肢体运动，病情允许下协助早期下床活动和走路；利用机械作用，如穿加压弹力袜等促进下肢静脉血液回流。

（2）降低血液黏稠度　适当增加液体摄入，防止血液浓缩，有高脂血症、糖尿病的患者应积极治疗原发疾病，血栓形成危险性高的患者，应指导患者按医嘱使用抗凝制剂防止血栓形成。

（3）指导患者认识PTE的临床表现　长期卧床患者，出现一侧肢体疼痛，肿胀应注意发生深静脉血栓形成的可能，若患者出现胸痛、呼吸困难、咯血、咳痰等应注意PTE的可能，应及时就诊。

第六节　间质性肺疾病护理

一、概述

间质性肺疾病（interstitial lung disease）是一组主要累及肺间质、肺泡和（或）细支气管的肺部弥漫性疾病，通常称作弥漫性实质性肺疾病。表现为渐进性劳力性气促、限制性通气功能障碍伴弥散功能降低、低氧血症和影像学上的双肺弥漫性病变。

二、临床表现

（1）症状　进行性呼吸困难、干咳、咯血、胸痛、合并结缔组织病时可有骨骼疼痛、乏力、发热，关节疼痛或肿胀。

（2）体征　肺部听诊爆裂性啰音、杵状指、发绀。

三、护理

（一）护理诊断

（1）气体交换受损　与肺泡基底膜破坏，肺泡腔纤维化、肺泡塌陷有关。

（2）活动无耐力　与缺氧有关。

（3）焦虑　与缺乏疾病相关知识有关。

（二）护理措施

（1）充分休息　急性期卧床休息，病情稳定后可逐渐下床活动。

（2）饮食护理　饮食要以高蛋白、高维生素、易消化的饮食为主。

（3）氧疗护理　给予高流量吸氧、鼻导管吸氧或面罩吸氧。要防止出现氧中毒。

（4）呼吸功能训练　指导患者进行深呼吸训练、缩唇呼吸及腹式呼吸。根据患者情况，每日2次，每次3~5 min。

（5）戒烟，戒酒。

（6）心理护理　介绍疾病相关知识，使患者及家属正确认识疾病。

四、健康教育

（1）戒烟，注意保暖，避免着凉；预防呼吸道感染；

（2）遵医嘱用药，使用激素过程中不可自行增减药量或停用。

（3）在休息不吸氧状态下，如果PaO_2在55 mmHg以下者，出院后仍需氧疗。

（4）出院仍有意识地进行呼吸功能锻炼，延缓呼吸功能恶化，提高其出院后的生活质量。

第十章　骨科常见病护理

第一节　人工全髋关节置换术护理

一、概述

人工全髋关节由人工髋臼和人工股骨头组成。过去二者均用金属，实践证明并发症多，现已不用。目前国内外均用超高分子聚乙烯制成的髋臼，低强度模量金属制成的人工股骨头。人工全髋关节的类型和设计较多，主要是股骨头的直径和与骨固定的髋臼面的设计。较厚的髋臼，直径相对小的人工股骨头组成的全髋，头臼摩擦力小，人工臼稳定，局部反应小。

二、护理

（一）术前护理

（1）密切观察病情变化，监测生命体征、意识状态，实施适当、安全的护理措施，并准确及时做好护理记录，完成各项术前准备。

（2）根据病情正确安置体位，保持关节功能位，并准备适当的软枕、海绵垫以备固定患肢或受伤部位。

（3）对骨折患者注意固定骨折部位，限制局部活动，并根据骨折及固定情况适当地协助或鼓励指导患者进行被动或主动功能锻炼。

（4）正确评估病情及手术耐受力，制定预见性护理措施，对高龄患者更为重要。

（5）训练床上大小便，防止术后因体位不习惯而导致尿潴留和便秘。

（6）指导患者进食易吸收、易消化、高蛋白、高维生素、含钙丰富的食物，鼓励患者多饮水，协助生活护理。

（7）患肢皮牵引。一般牵引3~5日，重量3~5 kg，抬高床尾20°~30°，保持有效牵引效能，松弛髋部肌肉，以利于手术。

（8）术后3 d按医嘱应用抗生素，预防感染。

（二）术后护理

（1）严密观察生命体征变化，以局部有无渗血，如渗血较多时，通知医生给予更换敷料。

（2）保持患肢外展中立位，防止外旋，以防脱位，必要时穿防外旋鞋。嘱患者两腿不要膝部交叉放置，以避免髋关节过度内收，造成关节脱位。防过度屈曲和伸直，术后在膝关节下垫一软枕。

（3）保持刀口负压引流畅通，注意观察引流液的性质和量。如术后4～6 h内引流量超过300 mL，应立即报告医生，并做好输血准备。一般每日引流量不超过500 mL，术后48 h内可根据医嘱拔除引流管。

（4）定时协助翻身，避免局部长期受压，搬动时需将髋关节及患肢整个托起。保持床铺清洁、干燥，必要时放置气圈或海绵垫，预防压疮。

（5）抬高患肢，观察患肢远端血运，术后持续皮牵引2周，保持牵引有效。

（6）给予高热量、高蛋白、高维生素、易消化的饮食，增加营养，促进伤口愈合。

（7）进行功能锻炼。卧床2周，在床上锻炼股四头肌与臀肌，做足背屈伸，跖屈等活动，以加强髋周围肌肉的力量，防止关节强直。

三、健康教育

（1）根据患者的不同文化水平，讲解疾病的有关知识。认真详细地向患者讲明保持正确体位，功能锻炼的方法、时间及重要性，使患者能积极配合治疗与护理。

（2）术后1～2 d即可鼓励患者每天进行双下肢的股四头肌等长收缩及踝关节背伸、跖伸、跖屈运动。

（3）术后2 d可取半卧位，练习"三点支撑"，即抬臀练习。

（4）术后5～7 d，他人扶助下患肢不负重练习床旁站立，逐渐扶双拐练习行走。

（5）出院后继续加强功能锻炼，避免患肢内收、外展及过度屈髋，不能坐软沙发、矮凳子、不做盘腿、提鞋等动作。术后3个月拍片复查确定弃拐时间。

第二节 人工全膝关节置换术护理

一、概述

人工膝关节置换术是在近代人工髋关节成功应用于患者后逐渐发展起来的一种治疗膝关节疾病的新技术，它能非常有效地根除晚期膝关节病痛，极大地提高患者的生活质量，在发达国家比较流行。

二、护理

（一）术前护理

（1）正确评估病情及手术耐受力，制定预见性护理措施，对高龄患者更为重要。

（2）训练床上大小便，防止术后因体位不习惯而导致尿潴留和便秘。

（3）指导下肢功能锻炼方法，即踝关节背屈，绷紧腿部肌肉10 s后放松，依次循环。

（4）加强营养，高热量、高蛋白、高维生素、易消化饮食，戒烟酒。

（5）心理护理及心理疏导，向患者讲明手术目的、注意事项，以后需通过功能锻炼恢复。

（6）手术前1天，做血型测定，备血，手术前做皮肤准备，患侧肢体切口上下各20 cm范围备皮，全身清洁，手术前晚24∶00禁饮食，2∶00后禁饮水。

（7）手术前按医嘱给术前用药。

（二）术后护理

（1）按硬膜外麻醉护理常规，嘱患者术后去枕平卧6 h，禁饮食6 h，如无腹胀、恶心、呕吐、可进半流质饮食。

（2）严密观察生命体征的变化，持续心电监护、监测血压、心率变化。如有异常，及时通知医生。

（3）注意观察刀口渗血情况，如果切口渗血较多，应及时更换敷料，保持床单元的清洁干燥。

（4）密切观察引流液的量、色，保持切口负压引流通畅。如术后4～6 h内引流量超过300 mL，应立即报告医生，并做好输血准备，引流管于48 h拔除。

（5）术后患肢抬高20°，以利于静脉血液及淋巴液的回流，防止减轻患肢的肿胀。观察局部有无红、肿、热、痛的急性炎症表现。若切口肿胀明显，伴静止痛和高热时，应及时报告医生，根据肢体是否肿胀，皮肤温度及静脉回流状况，判断有无深静脉血栓形成。

（6）术后第一天可开始进行股四头肌等长收缩，通过肌肉的收缩和舒张，促进血液回流，减轻肿胀。

三、健康教育

（1）人工全膝关节置换术后功能锻炼是手术成功的关键。

（2）认真详细地向患者讲明早期功能锻炼的目的和重要性，使患者积极配合。其原则是早期开始，循序渐进，被动和主动相结合。

（3）术后当天即可进行患肢的股四头肌等伸缩及踝关节背伸、跖屈、跖伸展运动。使用CPM被动活动时，角度从40°开始，逐渐增加活动度（每日增加5°～10°），术后2周内达到90°。

（4）术后3 d可下地扶拐站立，患肢逐渐负重、行走。1月后门诊复查。

第三节　腰椎间盘突出症护理

一、概述

腰椎间盘突出症（lumbar disc herniation）指由于各种原因造成腰椎间盘的纤维环破裂、髓核突出、压迫硬膜囊或腰骶神经所引起的一系列神经受压症状和体征。此症是腰腿痛的常见原因。

二、病因与发病机制

随着年龄的增长，纤维环和髓核逐渐发生退行性变，纤维环和椎间盘突出更易发生。积累伤力是椎间盘变性的主要原因，也是椎间盘突出的诱因。

三、临床表现

主要症状为腰痛伴坐骨神经痛。多数患者先有腰痛，反复发作，以后才出现坐骨神经痛。腰痛常位于腰骶部中线或略偏一侧。典型的坐骨神经痛是从下腰部向臀部、大腿后方、小腿外侧直到足部的放射痛，早期为痛觉过敏。病情较重者，出现感觉迟钝和麻木。直腿抬高试验和加强试验均为阳性，肌力和腱反射改变。

四、辅助检查

X线平片可协助排除其他病变。CT可显示骨性椎管形态，黄韧带是否增厚及椎间盘突出的大小、方向等。MBJ还可更清晰全面地观察到突出髓核和脊髓、马尾神经、脊神经根之间的关系。

五、护理

（一）术前护理

（1）术前三日指导练习床上使用便器，以防术后因卧床不习惯而影响排便。

（2）掌握"三点式""五点式"及直腿抬高等功能锻炼的方法，有利于术后进行练习。

（3）一般护理术前1日备皮并保护手术区皮肤，做皮肤过敏试验，沐浴更衣，术前禁饮食6 h，术前3 min肌注麻醉前用药。

（二）术后护理

（1）严密监测生命体征变化至平稳。去枕平卧6 h，血压平稳后滚动翻身，翻身时保持胸腰臀呈一直线。

（2）禁饮食6 h，6 h后先进流质或半流质饮食，避免食用甜食和牛奶。术后1日如无胃肠道不适可进普通饮食。

（3）观察切口渗血情况，保持切口敷料清洁干燥，以防切口感染。保持引流管通畅，避免引流管扭曲、打折、受压和脱落。2～3 h挤压引流管一次，观察引流液的颜色、质量和性质。

（4）鼓励患者及早排小便，以防膀胱过度膨胀，避免尿肌无力发生尿潴留。

（5）密切观察双下肢的感觉、运动恢复情况，是否改善或加重。

六、健康教育

（1）随时向患者讲解疾病的相关知识，术前检查的目的、术前准备、手术方法及术后注意事项，以取得患者配合。

（2）术后详细指导包括卧位、翻身、饮食的注意事项，引流管、切口、大小便，双下肢感觉运动的观察及功能锻炼等。

（3）术后第二天进行直腿抬高锻炼，以防神经根粘连。微创手术和腰椎间盘切吸术后脊柱稳定性好，术后2～5 d可戴腰围下床活动。其他术式一般需卧床1～3个月，拆线后应进行"三点式""五点式"功能锻炼，以增强脊柱稳定性。下床活动的，应佩戴腰围，保持腰部挺直，避免弯腰动作。休息时摘下腰围，以免使腰肌萎缩无力。

（4）出院指导：手术后3个月复查，3个月后可去掉腰围循序渐进活动，6个月恢复轻工作，避免重体力劳动，注意控制体重，不能久站、久坐。

第四节　脊柱侧弯护理

一、概述

脊柱侧弯（scoliosis）是脊柱一个或数个节段在冠状面上偏离身体中线向侧方弯曲，并伴有水平面以上脊柱的旋转和矢状面曲度的改变。脊柱侧弯研究学会规定，以站立位摄片冠状位Cobb角大于或等于10°为脊柱侧弯。

二、临床表现

轻度的脊柱侧弯不引起任何症状，严重的可导致继发性胸廓畸形，使胸腹腔容积缩减，引起气促、心悸、消化不良、食欲缺乏等内脏功能障碍，甚至出现神经受压症状。

三、护理

（一）术前护理

（1）完善各项常规检查，了解心肺功能、侧凸节段和程度，以便术后观察治疗效果、进行预见性治疗和护理。

（2）练习有效地咳嗽、深呼吸，改善患者的心肺功能。

（3）训练床上大小便，以适应术后需卧床治疗的要求。

（4）指导患者进食高热量、高蛋白、高维生素食物，增强机体抵抗力。

（5）术前1日及术日常规准备。

（二）术后护理

（1）生命体征观察，连接心电监护仪、监测血压、心率、血氧饱和度并记录。

（2）保持呼吸道通畅，持续氧气吸入，鼓励患者深呼吸、咳嗽排痰，必要时可用雾化吸入协助排痰。

（3）密切观察肢体感觉及运动情况，与术前对比发现异常及时报告医生处理。

（4）注意刀口渗血情况，保持刀口敷料清洁干燥，以免刀口感染。

（5）保持刀口引流管通畅，密切观察引流量及性质。如切口引流量超过300 mL/5 h，要密切观察生命体征，做好输血和手术止血的准备，如引流量少而色淡，患者出现头痛、恶心、呕吐时，可能有脑脊液，应去枕平卧或抬高床尾30°，将负压吸引改为常压引流，前路手术的患者还应注意腹部情况，如有腹痛、腹胀，输血后血压无法维持，要警惕有无大血管破裂，血液进入腹腔的可能性。

（6）饮食护理，后路手术患者6 h后，无恶心、呕吐等不适，可进少量流质或半流质饮食，次日给普通饭。

四、健康教育

（1）向患者介绍疾病的相关知识、治疗措施，术前、术后注意事项，让患者有心理准备，积极配合治疗和护理。

（2）讲明翻身的注意事项，保持胸、腰、臀在一条直线，禁止拉拽肩部，防止内固定脱出。

（3）指导有效咳嗽、深呼吸的方法，加强营养及预防便秘的措施。

（4）术后第2日，鼓励指导患者进行床上锻炼，如肢体抬高。术后2周，根据病情佩戴外固定架，下床活动。

（5）出院时嘱其继续加强营养及功能锻炼，禁做弯腰、负重动作。3个月门诊复查，根据骨愈合与脊柱稳定情况确定外固定取出时间。

第十一章 神经外科常见病护理

第一节 大脑半球肿瘤切除术护理

一、概述

颅内肿瘤（intracranial tumor）是指包括来自脑、脑血管、脑垂体、松果体、颅神经和脑膜等组织的颅内原发性肿瘤，也包括一小部分来源于身体其他部位转移到颅内的继发性肿瘤。

二、护理

（一）术前准备

（1）患者入院按医嘱做常规检查，如肝肾功能，血尿常规。出血、凝血时间，配血、备血，药物过敏试验。

（2）有癫痫病史者，在进行体温测量时，应避免使用可能引起不适或焦虑的测量方法，如口腔体温计。

（3）有颅内压增高者切忌灌肠，无大便者可用开塞露等。

（4）有精神症状者，为预防意外需家属陪伴，并做好交接班。

（5）患者需做特殊检查（如CT、脑电图、超声波及各种造影）应由医院工作人员陪同前往。

（6）皮肤准备，术前1d备皮并仔细检查手术野有无感染及破损处。

（7）女性患者月经期停止手术，有发热或腹泻者通知医生另作决定。

（8）做好心理护理，消除对手术的恐惧心理。术前晚，必要时给予适量的镇静药或安眠药。

（9）手术前12h禁食（针麻、局麻除外），哺乳婴儿术前4h禁食。备齐手术用物。

（10）术日晨按医嘱给药。

（二）术后护理

（1）全麻患者在麻醉未醒之前取平卧位，头转向一侧。意识清醒、血压稳定后，宜抬高床头15°~30°。

（2）手术日禁食，第2日可进流质、半流质或遵医嘱。

（3）病情观察　每0.5~1 h观察1次意识、瞳孔、脉搏血压，连续6次以后每2 h观察1次，连续12次。如观察过程中有异常发现（如瞳孔大小、意识改变、肢体瘫痪、血压不稳）应及时与医师联系。

（4）注意切口引流液情况。经常保持敷料干燥，拔出引流管后须注意有无脑脊液渗漏，发现渗漏者及时通知医师。

（5）术后当日不用镇静剂或安眠药。

（6）手术后6~8 h仍不能排尿者，可给予导尿。

三、健康教育

（1）树立恢复期的信心，对疾病要有正确的认识。避免因精神因素而引起疾病的变化，加强全身支持疗法。多进高蛋白食物，保证良好的营养。

（2）按时服药，切忌自行停药。定时门诊随访，了解病情的转归。

（3）术后放射治疗的患者，一般在出院后2周或1个月进行。放疗期间定时查血象，放疗治疗中出现全身不适、食欲缺乏等症状，停药后可自行缓解。

（4）如去颅骨骨瓣患者，术后要注意局部保护，外出要戴帽，尽量少去公共场所，以防发生意外，出院后半年可来院颅骨瓣修补术。

（5）为防肿瘤复发，一般每年须做CT检查，以了解病情变化。

第二节　脑血管（动静脉畸形、动脉瘤）手术护理

一、概述

颅内动静脉畸形（intracranial arteriovenous malformation）为先天性脑血管异常，主要缺陷是脑的局部缺少毛细血管，使脑动脉与脑静脉之间形成短路，引起一系列脑血

循环动力学的改变。

颅内动脉瘤是指颅内动脉管壁上的异常膨出部分，80%发生在大脑动脉环的前部或邻近的动脉主干上。

二、护理

（一）术前准备

耳神经外科手术前的一般护理常规。

（二）术后护理

（1）耳神经外科术后护理常规。

（2）密切观察生命体征的变化，常规记录24 h出入量。

（3）根据手术时的卧位，血压平稳可给予翻身，翻身动作应轻稳。

（4）根据医嘱控制血压在正常范围，防止术后再出血。

（5）做好中心静脉导管的护理。

（6）保持大小便通畅，小便不能自解者，保留导尿。2 d无大便，需给予通便剂。

（7）保持呼吸道通畅，及时清除呼吸道分泌物，防止误吸而引起吸入性肺炎。

（8）注意保暖，预防手术后并发症。

三、健康教育

（1）保持大便通畅，便秘可适当用些通便剂。多食粗纤维食物，切忌用力过度，避免再次发生出血。

（2）外出须有陪护，预防发生意外

第三节　脊髓肿瘤（髓内、外）切除术护理

一、概述

脊髓肿瘤（tumor of spinal cord）亦称椎管内肿瘤，是指生长于脊髓及与脊髓相近的组织中的原发或继发肿瘤。这些组织包括神经根、硬脊膜、血管、脊髓及脂肪组织等。脊髓肿瘤在组织发生学上可分为起源于脊髓外胚层的室管膜和胶质肿瘤（如神经

胶质瘤、神经鞘瘤等）以及发生于脊髓中胚间叶质的肿瘤（如脊膜瘤等）。此外，还有椎管周围组织直接侵入椎管内形成的肿瘤。

二、护理

（一）术前护理

（1）皮肤准备，以病变为中心上、下五个椎体的皮肤范围备皮。

（2）手术前夜给开塞露通便，术前12 h禁食禁水，哺乳婴儿术前4 h禁食。

（3）术晨保留导尿。

（二）术后护理

（1）搬动患者时要保持脊髓水平位，尤其是高颈位手术，更应注意颈部不能过伸过屈，以免加重脊髓损伤。

（2）根据手术定卧位，高颈位手术取半卧位，脊髓手术取侧卧位，脊髓修补取俯卧位。术后2 h翻身1次，翻身时注意保持头与身体的水平位。宜睡硬板床。

（3）麻醉清醒后可进流质或半流质，呕吐暂不进食。

（4）病情观察　血压每小时测量1次，连续3次，平稳后改为每2 h1次，直至患者状态稳定停止。①高颈位手术：麻醉清醒后观察四肢肌力活动，注意呼吸情况，术后可能会出现颈交感神经节损伤症（霍纳综合征，即患侧瞳孔缩小，眼睑下垂，眼球凹陷）一般不需处理。②胸椎手术：上肢不受影响，术后观察下肢肌力活动，术后常会出现腹胀，排泄困难，可肌肉注射新斯的明0.5 mg或肛管排气。③马尾部手术：观察下肢肌力活动度情况及肛周皮肤感觉有否变异，在观察过程中如发现感觉障碍平面上升或四肢活动度有减退，应考虑脊髓出血或水肿，应立即通知医师采取紧急措施。

（5）截瘫患者按截瘫护理。

（6）术后6～8 h不能排尿者给予保留导尿。并保留导尿护理常规。

三、健康教育

（1）了解患者心理反应，应给予鼓励，树立战胜疾病的信心。

（2）预防褥疮　按时翻身，避免局部长期受压，并保持皮肤及床单的清洁平整。

（3）预防并发症发生　感觉麻木或消失的肢体应忌用热水袋，防止烫伤，瘫痪肢体要保持功能位，预防关节畸形、足下垂等。

（4）保持大小便通畅，保留导尿者，应保持尿道口的清洁，做好保留导尿护理。便秘时可用通便剂。大便稀薄者，肛门周围皮肤可涂用金霉素油膏。以保护肛周皮肤。

（5）指导患者肢体功能锻炼，做到主动运动与被动运动相结合。促进肢体功能恢复。并教育患者自我护理的方法。

（6）加强营养，进行高蛋白、高维生素、高热量的饮食。多食水果、蔬菜，以增加肠蠕动。

（7）按时服药，定期门诊随访。

第四节　脑脓肿护理

一、概述

脑脓肿（brain abscess）是指化脓性细菌侵入脑组织引起化脓性炎症，并形成局限性脓肿，主要原因有慢性中耳炎或乳突炎引发的耳源性脑脓肿、脓毒败血症引发的血源性脑脓肿以及外伤鼻源性和原因不明的隐源性脑脓肿。

临床以全身感染症状、颅内压增高及局灶症状为主要特征。

二、护理

（一）术前护理

（1）给予心理支持，当患者出现失语、视野缺损、偏瘫时给予安慰，避免情绪激动。

（2）取平卧位，抬高床头15°～30°，避免颅内压增高的因素，如咳嗽、用力排便等。

（3）密切观察患者神志、瞳孔及生命体征的变化。

（4）高热者按高热护理常规。

（5）合理使用抗生素及脱水剂，注意药物副作用及效果。

（6）小脑脓肿可引起步态不稳，应注意安全，防止意外发生。

（7）协助各项检查。

（8）术前常规皮肤准备。

（二）术后护理

（1）麻醉未清醒前取平卧位，头偏向健侧；清醒后取头高位15°～30°，躁动者加床档。

（2）给予高蛋白、高热量、易消化饮食，鼓励多饮水。

（3）病情观察　①观察神志、瞳孔、生命体征变化，注意切口渗血情况。②观察脓腔引流的量、颜色及性质，保持各引流管通畅，防止扭曲、挤压，冲洗引流管后需夹管2h再开放。③高热者按高热护理常规。④观察头痛程度，注意有无颅内压增高症状。

（4）合理使用抗生素及脱水剂，注意药物副作用及效果。

三、健康教育

（1）加强营养，增强体质。

（2）注意头痛情况及体温变化。

（3）治疗原发疾病，加强功能锻炼。

（4）遵医嘱服用抗生素并注意有无不良反应。

（5）定期复查。

第十二章　心胸外科常见病护理

第一节　胸腔积液护理

一、概述

胸腔积液（pleural effusion）是指任何全身或局部病变致使胸膜腔内液体生成过快和（或）吸收过缓时，临床产生胸腔积液。正常成人胸膜腔内有 3～15 mL 液体，对呼吸运动起润滑作用，以避免脏层胸膜和壁层胸膜在呼吸时相互摩擦受损。胸膜腔中的液体不断地由壁层胸膜生成，又不断地以相等速度被脏层胸膜吸收，它的产生与吸收常处于动态平衡。

二、临床表现

（1）症状　结核性胸膜炎多见于青年人，常有发热；中年以上患者可为肺癌所致胸膜转移。炎性积液多为渗出性，常伴有胸痛及发热。由心力衰竭所致胸腔积液为漏出液。肝脓肿所伴右侧胸腔积液可为反应性胸膜炎，亦可为脓胸。积液量少于 300 mL 时症状多不明显；若超过 500 mL，患者渐感胸闷。大量积液时，邻近肺组织和纵隔脏器受压，患者可有心悸、呼吸困难。

（2）体征　少量积液时，体征不明显。大量积液时，患侧呼吸运动受限，肋间隙较饱满，心尖冲动向健侧移位；语颤减弱或消失。积液区叩诊呈浊音；听诊积液区呼吸音减弱或消失。急性胸膜炎时，病变区可闻及胸膜摩擦音，积液增多时，摩擦音即消失。

三、护理

保持正常的气体交换由于大量胸液压迫使肺不能充分扩张、常常致使气体交换面积减少，气体交换受阻。

（1）休息与运动　大量胸腔积液致呼吸困难或发热者，应卧床休息。待体温恢复正常及胸液抽吸或吸收后，鼓励患者逐渐下床运动，增加肺活量，以防肺失去功能。胸液消失后继续休养2~3个月，避免疲劳。

（2）胸腔抽液的护理　胸腔抽液不仅有助于诊断，而且可解除肺及心血管受压，改善呼吸，防止纤维蛋白沉着与胸膜增厚，使肺功能免受损伤。结核性胸膜炎或脓胸抽液后可减轻毒性症状，体温下降，有助于被压迫的肺迅速复张。恶性胸腔积液者抽液后可缓解严重的呼吸困难。因此，大量胸腔积液者，应做好抽液准备和患者的护理。

（3）病情观察　注意观察患者胸痛及呼吸困难的程度、体温的变化。监测血氧饱和度或动脉血气分析值的改变。对胸腔穿刺抽液后患者，应密切观察其呼吸、脉搏、血压的变化，注意穿刺处有无渗血或液体渗出。

（4）胸痛的护理　可嘱患者患侧卧位，必要时用宽胶布固定胸壁，以减少胸部活动幅度，减轻疼痛。或遵医嘱给予止痛药。

（5）呼吸锻炼　胸膜炎患者在恢复期，要经常进行呼吸锻炼以减少胸膜粘连的发生，提高通气量。每日督导患者进行缓慢的腹式呼吸。

（6）保持呼吸道通畅　如有痰液，鼓励患者积极排痰，保持呼吸道通畅。

四、健康教育

（1）向患者及家属解释病情，介绍治疗方法、药物剂量、用法和副作用。对结核性胸膜炎的患者特别要强调坚持用药的重要性，即使临床症状消失，也不要自行停药，应定期复查，遵从治疗方案，防止复发。

（2）合理安排休息，逐渐增加活动量，避免过度劳累。

（3）讲解支持治疗的重要性，嘱患者加强营养，推进高能量、高蛋白及富含维生素的食物，消除不正确的饮食观，合理搭配饮食，增强机体抵抗力。

第二节　冠状动脉搭桥手术护理

一、概述

冠状动脉搭桥手术是指通过手术建立一个大流量的冠状动脉侧支循环，增加心肌的供血量，以提高心肌的供氧量，是目前治疗冠心病的主要方法之一。适用于严重心绞痛，经内科治疗无效、左冠状动脉主干病变，心肌梗死引起的室壁瘤、心室间隔坏死、穿孔等。

二、护理

（一）术前护理

（1）查血糖、血脂、肝肾功能等。

（2）应选用上肢静脉注射，大隐静脉将用作旁路，以避免损伤和炎症反应发生。

（3）备皮范围，在体外循环备皮基础上，还应包括下肢自膝关节上1/3至踝部。

（4）术前1周停用各种抗凝药物。

（5）精神紧张时术前给适量镇静剂，避免诱发心绞痛。

（二）术后护理

（1）术后用弹力绷带适当扎紧术侧肢体，注意下肢水肿及足背动脉搏动情况，并鼓励患者早期活动。

（2）病情观察　①持续监测心电、血压、中心静脉压和末梢血氧饱和度，发现异常及时协助处理。②早期监测动脉血气、电解质及红细胞比容变化。③应用主动脉内球囊反搏机时，观察术侧下肢血供情况。

（3）血压过高遵医嘱应用血管活性药物，并观察效果及有无不良反应。

（4）术后需抗凝治疗3个月~6个月，并观察疗效及有无不良反应。

三、健康教育

（1）鼓励患者进行高蛋白、低脂、易消化饮食。

（2）保持情绪稳定，适当活动。

（3）取下肢静脉做搭桥的患肢应穿弹力袜，有利于侧支循环形成，减少肿胀。

第三节　胸腺瘤手术护理

一、概述

胸腺瘤（thymoma）是纵隔肿瘤的一种，大多位于前纵隔，多为良性，好发年龄20岁~50岁，可能与自身免疫机制改变有关。

临床以胸痛、胸闷及压迫呼吸系统、神经系统、大血管、食管的症状为主要特征，10%~50%伴重症肌无力。

二、护理

（一）术前护理

（1）了解患者肌无力、眼睑下垂、吞咽困难的症状和程度。

（2）遵医嘱口服胆碱能药物，并严密观察用药反应。

（3）吞咽乏力者给予静脉营养支持。

（4）咳嗽无力者帮助训练有效咳嗽及深呼吸。

（5）床边备气管切开包和呼吸机。

（6）备皮范围按胸部手术要求。

（二）术后护理

（1）血压平稳后取半卧位。

（2）注意患者饮食情况，有食物反流可置鼻饲管。

（3）保持呼吸道通畅，鼓励患者咳嗽、咳痰，及时清除呼吸道分泌物，气管切开者按气管切开护理常规。

（4）病情观察　①观察患者生命体征变化。若出现呼吸困难症状，应立即行气管插管或气管切开，并以呼吸机辅助呼吸。②注意肌无力现象，如手握力、吞咽情况。③巨大后纵隔肿瘤术后，注意有无肢体活动和肢体感觉障碍及脊髓损伤的体征。④观察用药后反应，正确判断用药不足和用药过量的不同表现。避免一切加重神经肌肉传递障碍的药物，如地西泮、吗啡、利多卡因等。

（5）保持胸腔引流管通畅，观察引流液量、颜色及性质，并记录。

（6）保持大便通畅，便秘者给予缓泻剂或开塞露，禁止灌肠。

三、健康教育

（1）疾病知识宣教 向患者及家属介绍胸腺瘤的相关知识以及手术的目的和过程，使其对疾病和治疗有正确的认识。

（2）康复指导 指导患者进行术后康复锻炼如深呼吸、有效咳嗽排痰等以促进身体恢复。鼓励患者早期下床活动但避免剧烈运动或重体力劳动。

（3）药物指导 告知患者服用药物的名称、作用及注意事项，确保患者正确用药并避免药物副作用的发生。

（4）生活方式调整 建议患者保持充足的睡眠和休息避免过度劳累和熬夜。同时戒烟戒酒保持良好的生活习惯。

（5）定期复查 强调定期复查的重要性以便及时发现并处理可能出现的复发或并发症情况。根据医嘱安排复查时间和项目确保病情得到持续监测和管理。

第四节 心脏瓣膜置换手术护理

一、概述

心脏瓣膜的功能是维持心内血液的正确方向，由心房流向心室及由心室流向大动脉。当瓣膜发生狭窄或闭锁不全严重及药物治疗不能维持时，可行瓣膜置换手术。

二、护理

（一）术前护理

（1）向患者解释术后注意事项及长期抗凝治疗的必要性，以消除顾虑，使其配合治疗。

（2）详细询问有无出血病史，检查凝血酶原时间及活动度。

（3）备皮范围按心脏手术要求。

（二）术后护理

（1）保持心包及纵隔引流管的通畅，定时挤压，防止心包压塞。

（2）病情观察 ①观察患者神志及四肢活动情况，注意有无血栓形成，发现异常及时通知医生，调整药物剂量。②观察心率、心律变化。③观察心音变化：出现置换瓣膜的拍击音及有无关闭不全的杂音，拟为瓣周漏及瓣膜失灵的征象；听诊心脏有瓣膜声缺如，可能发生卡瓣现象，应立即叩击胸前区3次~4次。并进行胸外心脏按压，通知医生给予处理。

（3）应用正性肌力药物和血管扩张剂时应观察药物疗效及副作用。

（4）维持水、电解质的平衡。

（5）抗凝治疗护理 ①应用抗凝治疗术后第2日晨测凝血酶原时间及活动度。②口服华法林药物应定时、定量。药量准确。③观察抗凝药物有无过量征象，如鼻出血、皮下淤血、牙龈出血、血尿及大便隐血阳性等现象，若出现以上症状，及时协助处理。

三、健康教育

（1）指导合理使用抗凝药、利尿剂、强心剂及注意事项，定期检查凝血酶原时间及活动度。

（2）嘱患者逐渐适应更换机械瓣后心跳时发出异常心音，必要时给予镇静药。

（3）休息半年，避免劳累和活动量过大。

（4）定期复查，若发生意外及时就诊。

第十三章　泌尿外科常见病护理

第一节　肾肿瘤护理

一、概述

发生于肾脏的肿瘤，是泌尿系统常见的肿瘤之一，按肿瘤的生物学特征分为良性肿瘤和恶性肿瘤。肾细胞癌（renal cell carcinoma，RCC）是最常见的肾恶性肿瘤，占所有肾肿瘤的80%～90%。

二、病因与发病机制

肾肿瘤病因至今尚不清楚，可能与吸烟、肥胖、职业、经济文化背景、高血压、输血史、糖尿病、放射、药物、利尿剂、饮酒、食物、家族史等因素有关。

肾肿瘤的发病机制涉及多个分子途径和信号通路的异常活化。例如，肾透明细胞癌中常见的VHL基因突变，导致HIF（缺氧诱导因子）的积累，进而促进肿瘤血管生成和细胞增殖。此外，脂质代谢异常和脂质积累也是肾细胞癌的特征性标志，TRIB 3通过上调脂滴相关蛋白PLIN 2促进了RCC的进展，TRIB 3-PLIN 2轴代表了治疗RCC的一个有前景的新靶点。了解肾肿瘤的病因和发病机制对于早期诊断、治疗和预防具有重要意义。随着研究的深入，未来可能会发现更多与肾肿瘤发生相关的因素和机制，为肾肿瘤的治疗提供新的策略和靶点。

三、临床表现

肾肿瘤的临床表现可以多种多样，早期可能没有明显症状，但随着病情的发展，以下是一些可能出现的临床表现。

（1）血尿　肾肿瘤累及肾盂时，可发生血尿，通常是间歇性的，可能全程肉眼可见，有时有条状血块。血尿是肾癌常见的临床症状之一，发生率约为40%～60%。

（2）疼痛 腰部或腹部疼痛，发生率约为20%。疼痛可能由于肿瘤生长牵拉肾包膜或侵犯周围脏器或腰肌所造成，后一种疼痛往往较重而持久。

（3）腹部包块 约占20%。肾脏包块在瘦长体型者更易出现，肿块位于上腹部肋弓下，可随呼吸运动而上下移动。

（4）肾外表现 约占20%。肾癌多种多样的肾外全身性症状，如血沉增快、发热、高血压、高血钙等。这些症状除高血钙外，其余很难用常规的治疗方法清除，然而在切除原发灶后，指标多能恢复正常。

（5）转移症状 肾癌发生转移时，可能出现咳嗽、咯血及骨骼疼痛等情况，这些通常是晚期症状。

（6）副瘤综合征 又称肾外表现，指肾癌的产物引起除肾脏及转移器官以外的器官发生病变而出现的症状，无特异性，有发热、高血压、消瘦及血常规、生化等血液检查异常。

需要注意的是，肾肿瘤的临床表现可能在早期并不明显，许多患者是在体检或其他原因进行影像学检查时无意中发现肾肿瘤的。因此，定期体检对于早期发现肾肿瘤至关重要。

四、护理

（一）常规护理

（1）心理护理 关心患者，了解患者的思想、生活及工作情况，消除患者对疾病的恐惧心理和悲观情绪。

（2）鼓励患者表达自己的想法，向患者和家属做好解释，取得他们的信任，根据患者情况实施必要的指导。

（3）关心和同情患者，多与患者交谈，以通俗易懂的语言，结合病种深入浅出地讲解治疗疾病的有关知识，必要时给予镇静剂。

（二）手术护理

1.术前护理

（1）每日测血压2次，控制血压在正常范围。协助医生了解患侧及健侧肾功能，确定手术方式。

（2）改善营养　进高蛋白质、高热量食物，必要时输血。

（3）心理护理　向患者及家属讲解切除一侧肾脏，只要健侧肾功能正常，对自身各方面没有影响。可让术后恢复良好的肾切除患者与之交谈，解除其思想顾虑，以取得合作。

2.术后护理

（1）出血的观察　密切注意有无手术后内出血及休克表现。内出血可因术中血管结扎不良引起，应密切观察患者血压、脉搏计意识的变化，每0.5～1 h测量血压、脉搏1次；保持引流管通畅，观察色、量是否正常，当引流液颜色鲜红、量＞100 ml/h时，脉搏加快，脉压缩小，提示有腹腔内出血，立即通知医生。同时注意观察伤口敷料有无渗血。

（2）体位　术后平卧位，血压平稳后给予半卧位。但肾部分切除患者需绝对卧床1周，避免加重出血或肾下垂。

（3）肾功能的观察　由于手术对肾脏的直接影响，可暂时增加相应调整水和电解质的摄入量，防止水、电解质紊乱，减轻健侧肾脏负担。

（4）预防术后并发症　卧床期间鼓励并协助患者定时（每2 h）向健侧翻身，给予拍背，嘱患者将痰液及时咳出，防止发生肺部感染，并且有利于肠蠕动的早日恢复，减轻腹胀。

（5）抗生素的应用　选用对肾无损害或毒性较轻的抗生素，保护肾功能。

（6）健康指导　出院后可应用免疫治疗，告诉患者及家属应用干扰素等免疫制剂后，可能导致高热等药物不良反应，属正常现象，对症处理即可。术后3个月复查B超、CT。

五、健康教育

（1）戒烟限酒　吸烟是肾癌的重要致病因素，应劝导患者戒烟。同时，限制酒精摄入，避免对肾脏造成进一步损伤。

（2）饮食指导　鼓励患者进食高热量、高蛋白、富含维生素易消化的饮食，保持大便通畅。避免高脂、高盐、高蛋白食物，以减轻肾脏负担。

（3）适量运动　鼓励患者进行适量运动，提高身体抵抗力，但应避免过度劳累和剧烈运动。

（4）定期复查　肾肿瘤患者需要定期进行肾功能检测、血液检查、影像学检查等，以监测病情变化和治疗效果。一旦发现异常，应及时就医处理。

（5）避免不良生活习惯　如长时间暴露在阳光下、使用过度的化学制品等，以减少对肾脏的潜在损害。

第二节　膀胱肿瘤护理

一、概述

膀胱肿瘤（tumor of urinary bladder）是泌尿系统最常见的恶性肿瘤之一，其发病率在世界范围内位居恶性肿瘤的第9位，男性恶性肿瘤的第7位。膀胱肿瘤的高发年龄50～70岁，男女比例为4∶1，以表浅的乳头状瘤最为常见。

二、病因

（1）外源性物质　①化学致癌物：β-萘胺、4-氨基联苯、联苯胺、α-萘胺及芳香胺，这些物质广泛用于燃料、颜料、皮革、橡胶、塑料以及有机化学品的加工。②吸烟：烟中含有的亚硝基胺及β-萘胺被吸收后，排泄至尿中称为致癌物质。③食用糖精及环己氨谷氨酸钠均有致癌作用。④镇痛药如非那西丁的代谢的产物环磷酰胺。

（2）内源性致癌物质　色氨酸和烟酸代谢异常。

（3）先天性癌基因。

（4）家族性遗传。

（5）其他因素　如血吸虫病、膀胱白斑病、结石刺激等。膀胱肿瘤的转移途径淋巴、血行直接扩散；瘤细胞直接种植等，淋巴转移是最常见的，经血行转移常为晚期病例，直接扩散可达尿道及前列腺。

三、临床表现

1.症状

（1）血尿　间歇性、无痛性、全程肉眼血尿，是膀胱癌最重要的临床表现。出现量和肿瘤大小、数目、恶性程度并不一致。

（2）尿路刺激症状　尿频、尿急、尿痛常提示浸润癌、弥散性原位癌或并发感染。

（3）排尿困难、尿潴留　肿瘤位于膀胱颈部时可出现。

2.体征

一般无阳性体征，下腹肿块、腰骶部疼痛、下肢水肿、消瘦为晚期症状。

四、护理

（一）病情观察

（1）观察生命体征。

（2）观察血尿情况。

（二）一般护理

（1）心理护理　关心患者了解患者的思想、生活及工作情况。消除患者对疾病的恐惧心理和悲观情绪。

（2）活动指导　患者未留置尿管时可正常活动，患者如留置尿管时需适度活动。

（3）日常活动　适度活动，避免过度劳累。术后卧床3～5d，可在床上活动，术后拔尿管后适度活动，如散步。

（三）心理指导

保持平静的心境，避免情绪激动及过度紧张、焦虑，遇事冷静，当有较大精神压力时应设法释放，如向朋友、亲人倾吐以维持稳定的情绪。

（四）手术护理

1.术前护理

（1）了解患者营养状况，评估患者贫血及营养不足的程度，鼓励进食高蛋白质、富含维生素、易消化饮食，必要时给予输血治疗。纠正贫血，补充蛋白质，提高机体抗感染和组织修复能力。

（2）肠道准备　手术中应用肠段代替膀胱，良好的肠道准备是手术成功的前提条件。因此，需严格按照基本外科肠道准备的要求进行（方法略）。肠道准备过程中，嘱患者大量饮水，每日3 000 ml左右，注意观察患者排便情况，如粪便颜色、排便效果等，经常询问患者有无头晕、乏力，预防脱水发生，保证患者安全。

（3）心理护理　了解患者心理状态，对症护理。尿流改道给患者带来许多不便，向患者讲明手术的必要性及术后自我护理的方法，加强护患间的沟通，解除思想顾虑，接受现实。

2.术后护理

（1）监测生命体征　每0.5~1 h测血压、脉搏1次。血压平稳后改为每2 h测1次，并给予半卧位。

（2）妥善固定引流管　术后引流管较多，通常留置胃管，左、右输尿管支架管，左、右耻骨后（或）盆腔引流管，肛管（或回肠代膀胱）引流各1根。应分别标明，避免混淆。翻身活动时，防止滑脱。保持各管通畅，观察左、右输尿管支架管尿液是否均衡，特别注意尿量少的一侧，如发生堵塞，及时通知医生，给予冲洗。严格记录各引流量。

（3）营养支持　由于术中实施肠道吻合、输尿管代膀胱吻合，因此，禁食时间相对延长。为保证足够的营养，常需静脉营养治疗。如留置PICC，应保持通畅，严格无菌操作，补液完毕后，先用0.9％ NaCl 20 ml冲管，再行肝素正压封管；如用外周静脉补液，防止药液外渗，预防静脉炎的发生。

（4）代膀胱引流管的护理　如为回肠代膀胱，可能因肠道分泌黏液而堵塞，巡视患者时经常挤压管道，保持通畅。必要时遵医嘱用0.9％ NaCl或5％ NaHCO$_3$间断冲洗防止堵塞，碱化尿液，预防高氯酸中毒；如为直肠代膀胱，应保持肛周皮肤清洁，防止破溃，拔除肛管后，仍要及时记录肛门排出量。

（5）预防感染　协助按压伤口，鼓励患者咯痰，预防肺部感染；督促患者床上活动，促进早期排气，预防肠梗阻；同时应用抗生素防治感染。

五、健康教育

（1）直肠代膀胱患者，应养成定时排尿的习惯，如每1小时排尿1次，逐渐至每2 h排尿1次，不宜间隔时间太长。

（2）因直肠不及膀胱敏感，久之，易发生高氯性酸中毒，也可造成直肠内粪便逆行感染，影响肾功能；回肠代膀胱术行皮肤造口者，要保持局部皮肤清洁干燥，教会如何使用尿袋，尿袋最好一次性，防止感染。

（3）术后1个月复查，拟定下一步治疗。

第三节　精索静脉曲张护理

一、概述

精索静脉曲张（varicocele）系精索的静脉回流受阻或瓣膜失效，血液反流引起血液淤滞，导致蔓状静脉丛迂曲扩张。

二、病因与发病机制

静脉壁及其周围结缔组织薄弱或提睾肌发育不全，静脉瓣膜缺损或关闭不全；左侧精索内静脉行程长并呈直角进入肾静脉，静水压力高；左精索内静脉可能受乙状结肠压迫；右髂总动脉压迫左髂总静脉。

三、临床表现

患者站立时阴囊胀大，有沉重及坠胀感，可向下腹部，腹股沟或腰部放射，行走劳动时加重，平卧休息后减轻。

四、辅助检查

多普勒超声听诊、红外线、接触性阴囊测温、B型超声检查及精索内静脉造影等。

五、护理

（一）术前护理

（1）心理护理　患者大多是一些年轻的不育患者，心理负担及家庭压力较大，担心术后仍然会不育。针对这种情况，应耐心地向他们讲解该病的预后情况，稳定患者的情绪，鼓励其树立战胜疾病的信心，积极配合治疗。

（2）术前晚嘱患者服用镇静药，保证足够的休息；术日晨给予灌肠1次，肌肉注射阿托品0.5 mg苯巴比妥钠0.1 mg。

（二）术后护理

（1）全麻术后去枕平卧6 h，未完全清醒患者，头偏向一侧，避免呕吐物误吸引起呛咳甚至窒息。同时给予氧气吸入，心电监护，观察生命体征变化。

（2）全麻气管插管致呼吸道分泌物多黏稠，痰液不易咳出，同时患者自感咽部干燥疼痛不适，给予雾化吸入，协助患者将痰咳出，保持呼吸道通畅。

（3）术后绝对卧床24 h，观察腹部切口渗血情况，注意有无继发出血。如刀口渗血较多，应局部沙袋加压或冰袋冷敷，同时给予止血药物。

（4）术后患者腹胀，胃肠功能未恢复者，应禁食；嘱患者在床上做适当运动或下床轻度活动。腹胀未减轻者，遵医嘱肌肉注射新斯的明或新斯的明足三里封闭。

六、健康教育

（1）患者出院后，禁止做剧烈运动，避免长时间站立或下蹲。

（2）定期复查精液常规。

第四节　全膀胱切除手术护理

一、概述

全膀胱切除手术适用于多发性膀胱癌浸润者，复发快、每次复发肿瘤时期肿瘤体积大且明显边界者等。手术方式是切除整个膀胱，前列腺、精囊，并清扫盆腔淋巴组织，同时行尿液改道或行回肠代膀胱术。

二、护理

（一）术前护理

（1）按泌尿及男性生殖系统外科疾病一般护理常规。

（2）做好心理护理。术前向患者充分说明手术的必要性和自我管理尿液的方法，使其配合手术。

（3）给予高热量、高蛋白饮食，以增加机体的抵抗力。

（4）术前3 d给尿路消毒剂，必要时冲洗膀胱，鼓励患者多饮水，以冲淡尿液。

（5）肠管代膀胱者，做好肠道清洁准备。术前3 d每晚灌肠1次，术晨清洁灌肠，按医嘱给肠道杀菌剂。

（二）术后护理

（1）按泌尿及男性生殖系统外科疾病一般护理常规。

（2）标明各种引流导管在体内引流的部位和作用，保持通畅，注意无菌操作，定时更换引流装置。观察各引流液的量和性质，分别记录引流量，并及时倒空。

（3）观察腹壁造瘘口肠管的血运，及时更换敷料，保护瘘口周围皮肤。如系肛门排尿者，亦应保护肛周皮肤。

（4）直肠代膀胱术后，因肛门括约肌的作用，尿液潴留在直肠内，增加了肠道对尿液电解质的吸收，可造成高氯性酸中毒，故术后定期测血电解质，及时纠正。

（5）注意观察术后肠梗阻、肠瘘等并发症。对尿粪合流的患者，注意泌尿系逆行感染的发生。

三、健康教育

（1）饮食指导　鼓励患者多饮水，保持尿路通畅。提供高蛋白、高热量、高维生素、易消化的饮食，促进伤口愈合和身体恢复。

（2）生活方式调整　建议患者避免吸烟、饮酒等不良生活习惯。保持规律的作息时间，避免过度劳累和剧烈运动。

（3）定期复查与随访　告知患者定期复查的重要性，包括泌尿系统彩超、尿常规、肾功能检查等。以便及时发现复发或转移病灶，并采取相应治疗措施。

（4）用药指导　对于需要接受化疗或免疫治疗的患者，应详细告知用药方法、注意事项及可能的不良反应。鼓励患者按时服药，并定期复查相关指标。

第十四章　乳腺和甲状腺外科常见病护理

第一节　乳腺癌护理

一、概述

乳腺癌（breast cancer）是女性发病率最高的恶性肿瘤之一，也是女性最常见的癌症死亡原因。在我国，乳腺癌的发病率呈逐年上升趋势，部分大城市报告乳腺癌占女性恶性肿瘤首位。

二、症状体征

（1）乳房肿块　①早期：表现为患侧乳房出现无痛性、单发小肿块，肿块多位于乳房外上象限。②晚期：肿块固定，卫星结节、铠甲胸，皮肤破溃。

（2）乳房外形改变　①酒窝征；②乳头内陷；③橘皮征。

（3）转移征象：①淋巴转移：最初多见于患侧腋窝。②血性转移。

三、护理

（一）护理诊断

（1）自我形象紊乱　与乳腺癌切除术造成乳房缺失和术后瘢痕形成有关。

（2）有组织完整性受损的危险　与留置引流管、患侧上肢淋巴引流不畅、头静脉被结扎、腋静脉栓塞或感染有关。

（3）知识缺乏　缺乏有关术后患肢功能锻炼的知识。

（二）护理措施

1.术前护理

（1）遵医嘱协助患者完善术前准备及相关检查，告知术前术后注意事项，取得患者及家属的理解和配合。

（2）终止妊娠或哺乳　妊娠期及哺乳期发生乳腺癌的患者应立即终止妊娠及哺乳，以减轻激素的作用。

（3）皮肤准备　术前一日备皮，对切除范围大，考虑植皮的患者，应做好供皮区的准备。

（4）指导患者深呼吸，进行有效咳嗽，指导踝泵训练。

（5）控制感染　晚期患者皮肤破溃者，术前给予换药至创面好转，乳头内陷者术前应清洁局部，必要时应用抗生素预防感染。

（6）心理护理　术前晚过度紧张或入眠困难者，遵医嘱给予镇静药物，以保证患者的最佳身心状态。

2.术后护理

（1）体位　术后患者取平卧位，病情稳定、麻醉清醒后取半卧位，以利于呼吸和引流。

（2）病情观察　严密观察生命体征变化，观察患者有无气胸的征兆，胸闷、呼吸困难等。准确及时书写护理记录。

（3）饮食护理　病情平稳、麻醉清醒后，待恢复胃肠蠕动可进食，术后6 h给流质饮食，术后1 d可改半流质饮食，逐步过渡到普食。

（4）伤口及引流管护理　刀口用胸带加压包扎止血，注意患肢皮肤的颜色、温度、脉搏，防止过紧引起肢体供血不良，过松不利皮瓣或皮片与胸壁紧贴愈合。观察刀口敷料渗血渗液情况，并予以记录，有渗血渗水时及时通知医生给予换药，保持腋下、胸骨旁引流管的通畅，观察引流液的颜色、性质和量，并记录。

（5）留置尿管期间多饮水，会阴护理一日两次。

（6）疼痛护理　疼痛时采取宽慰患者、分散患者注意力，改变体位，促进有效通气，适当松解胸带等措施以缓解疼痛，如疼痛≥3分，遵医嘱使用镇痛药物，并评估用药后效果。

（7）鼓励患者床上进行踝泵训练，避免形成下肢深静脉血栓。

（8）患侧上肢功能锻炼：鼓励和协助患者早期开始患侧上肢的功能锻炼。

（9）并发症护理常规 ①出血：观察刀口敷料渗血及引流液颜色，观察血压心率，警惕切口出血。②积液：指皮瓣与胸壁或腋窝间有液体积聚造成皮瓣不能紧贴于创面。③皮瓣坏死：一般术后24 h即见，应密切观察皮瓣的颜色温度，胸带加压包扎不要过紧。④患侧上肢水肿：上肢抬高，向心性按摩，指导患者循序渐进地进行功能锻炼，避免损伤（勿在患肢测血压、抽血、输液等，避免过度负重和外伤）、保护患侧上肢、促进肿胀消退。

四、健康教育

（1）使妇女了解乳腺癌发病与生活方式、膳食结构失衡以及精神创伤等因素有关。自觉改变不良的生活习惯，增加适宜的体力活动，不断增进身心健康。

（2）乳房定期复测 定期的乳房自我检查有助于及早发现乳房的病变。术后患者也应每月自查1次，以便于早期发现复发征象。检查时间最好选在月经周期的第7～10日，或月经结束后2～3日，已经绝经的女性应选择每个月固定的1日检查。40岁以上女性或乳腺癌术后患者每年还应行钼靶X线检查。

（3）活动 近期避免患侧上肢搬动或提拉过重物品，继续进行功能锻炼。

（4）避孕 术后5年内避免妊娠，防止乳腺癌复发。

第二节 急性乳腺炎护理

一、概述

急性乳腺炎（acute mastitis）是乳房的急性化脓性炎症，患者多为产后哺乳期的妇女，尤以初产妇多见，往往发生在产后3～4周。

二、临床表现

（1）局部 患侧乳房胀痛，局部红肿、发热，有压痛性肿块。

（2）全身 随着炎症发展，患者可有寒战、高热、脉率加快、食欲缺乏等。

三、护理

（一）护理诊断

（1）急性疼痛　与乳腺炎症、肿胀、乳汁淤积有关。

（2）体温过高　与乳腺炎症有关。

（二）护理措施

1.术前护理

（1）积乳的处理　教会患者使用吸奶器，健侧允许哺乳时，注意保持乳头清洁。

（2）控制体温和感染　①控制感染：遵医嘱应用抗生素。②病情观察：定时测量体温、脉搏和呼吸。③降温：高热者给予物理或药物降温。

（3）脓肿引流护理常规　脓肿切开后，观察引流液的量、色泽、气味，及时更换渗出的纱布。

（4）疼痛　避免挤压乳房，必要时给予止痛药。

2.术后护理

脓肿切开引流后，保持引流通畅，注意观察引流脓液量、颜色及气味的变化，及时更换切口敷料。

四、健康教育

（1）养成良好的哺乳习惯。

（2）保持婴儿口腔卫生，及时治疗婴儿口腔炎症。

（3）保持乳头清洁　哺乳前后清洗乳头，保持局部清洁干燥，不让孩子含乳头入眠。

（4）及时处理乳头破损。

（5）纠正乳头内陷。

第三节　甲状腺功能亢进护理

一、概述

甲状腺功能亢进（hyperthyroidism）简称甲亢，是由各种原因引起循环中甲状腺素异常过多而出现以全身代谢亢进为主要特征的疾病。

二、临床表现

（1）甲状腺激素分泌过多综合征　性情急躁、易激惹、失眠、双手颤动、疲乏无力、怕热多汗、皮肤潮湿，食欲亢进却体重减轻、肠蠕动亢进和腹泻，月经失调和阳痿，心悸、脉快有力、脉压增大。合并甲亢性心脏病时，出现心律失常、心脏增大和心力衰竭。少数患者伴有胫前黏液性水肿。

（2）甲状腺肿大　多呈弥漫性对称性肿大，甲状腺扪诊可触及震颤，听诊时闻及血管杂音。

（3）眼征　分单纯性突眼和浸润性突眼。典型者双侧眼球突出、眼裂增宽。

三、护理

（一）护理诊断

（1）营养失调，低于机体需要量　与甲亢所致代谢需求显著增高有关。

（2）清理呼吸道无效　与咽喉部及气管受刺激、分泌物增多及切口疼痛有关。

（3）有受伤害的危险　与突眼致眼睑不能闭合，可能导致角膜损伤、感染甚至失明有关。

（4）潜在并发症　呼吸困难、窒息、喉返神经损伤、喉上神经损伤、手足抽搐、甲状腺危象等。

（二）护理措施

1.术前护理

（1）休息与心理护理　多与患者交谈，消除顾虑和恐惧心理，避免情绪激动，精神过度紧张或失眠者，适当应用镇静剂或安眠药物。保持病房安静，减少活动。

（2）饮食　给予高热量、高蛋白、高维生素饮食，鼓励多饮水，忌浓茶、咖啡、烟酒以及辛辣等刺激性食物。

（3）常用药物护理　①单用碘剂：常用复方碘化钾（Lugol）溶液口服。②硫脲类药物加用碘剂。③碘剂加用硫脲类药物后再单用碘剂。④普萘洛尔单用或合用碘剂：每6 h口服一次，每次20～60 mg。术前不用阿托品，以免引起心动过速。

（5）突眼的保护　卧床时，头部垫高，减轻眼部肿胀。对眼睑闭合不全的，外出可戴墨镜或眼罩，睡眠时用抗生素眼膏敷眼，戴黑眼罩或以油纱布覆盖，以避免角膜过度暴露后干燥受损，发生溃疡。

（6）术前准备　术前常规准备和指导外，还应指导患者进行颈过伸位训练。

（7）术后指导　指导患者深呼吸和有效咳嗽及踝泵运动。

2.术后护理

（1）巡回护士及麻醉师了解患者术中情况，包括手术方式及麻醉方式等，以制定相应的术后护理措施。

（2）体位和引流　病情稳定后取半卧位，有利于呼吸和切口渗出物的引流。在变换体位时保护颈部，颈部制动，颈两侧置沙袋。观察刀口敷料有无渗血渗液情况，保持各种引流管的通畅，防止扭曲，脱落，阻塞，观察引流液的颜色，性质和量，并记录。

（3）保持呼吸道通畅　鼓励患者深呼吸和有效咳嗽，必要时行雾化吸入治疗，因切口疼痛而不敢或不愿意咳嗽者，遵医嘱适当给予镇痛药。

（4）饮食　麻醉反应消失后试进温凉水，无不适后进流质饮食，逐步过渡到半流质饮食，普通饮食。若患者出现呛咳，应通知医生，暂禁饮食。

（5）并发症的观察护理　前四种同甲状腺癌术后并发症护理。

甲状腺危象是甲亢术后最严重的并发症之一，与术前准备不足、甲亢症状未能很好控制及手术应激有关，表现为术后12～36 h内出现高热、脉快而弱，超过120次/min，大汗、烦躁不安、谵妄，甚至昏迷，常伴有呕吐、水泻。若处理不及时，可迅速发展至虚脱、休克、昏迷甚至死亡。预防甲状腺危象的关键在于做好充分的术前准备，使基础代谢率降至正常范围再手术。术后早期加强巡视和观察，一旦发生危象，立即通知医生进行处理。

四、健康教育

（1）康复锻炼和自我护理知识　①指导患者正确面对疾病，自我控制情绪，保持心情愉快，心境平和。②合理安排休息与饮食，维持机体代谢。③鼓励患者尽可能生活自理，促进康复。

（2）用药指导　教会患者正确服用碘剂的方法，并告知其继续服药的重要性。

（3）指导复诊。

第四节　甲状腺腺瘤护理

一、概述

甲状腺腺瘤（thyroid adenoma）是最常见的甲状腺良性肿瘤。病理上可分为滤泡状和乳头状囊性腺瘤两种，前者多见，周围有完整的包膜；后者少见，且不易与乳头状腺癌区分。本病多见于40岁以下的妇女。

二、临床表现

（1）早期颈部质硬而高低不平的肿块，多无自觉症状。

（2）颈部肿块多为圆形或椭圆形结节，多为单发，表面光滑，稍硬，无压痛，边界清楚，随吞咽上下活动，并可侵犯气管而固定。

（3）腺瘤生长缓慢。

（4）若乳头状囊性腺瘤因囊壁血管破裂而发生囊内出血时，肿瘤可在短期内迅速增大，局部出现胀痛。

三、护理

（一）护理诊断

（1）清理呼吸道无效　与咽喉部及气管受刺激、分泌物增多及切口疼痛有关。

（2）潜在并发症　呼吸困难和窒息、喉返神经损伤、喉上神经损伤、手足抽搐、甲状腺危象等。

（二）护理措施

1. 术前护理

（1）指导患者进行体位练习，将软枕置于肩部，软枕边缘与肩部平齐，保持头后仰，颈过伸体位，以利于术中手术野的暴露。

（2）指导患者深呼吸，进行有效咳嗽，有吸烟史者应戒烟，避免上呼吸道感染。

（3）遵医嘱协助患者完善术前准备及相关检查，告知术前术后注意事项，取得患者及家属的理解和配合。

（4）术前晚过度紧张或入眠困难者，遵医嘱镇静剂或安眠药物，以保证患者的最佳身心状态。

（5）说明手术的必要性及术前准备的意义，消除患者的顾虑和恐惧，做好心理护理。

2. 术后护理

（1）体位 回病室后取平卧位，麻醉清醒、血压平稳后取半卧位。有利于呼吸和切口渗出物的引流。在变换体位时保护颈部，颈部制动，颈两侧置沙袋。观察刀口敷料有无渗血渗液情况，保持颈部引流管的通畅，防止扭曲，脱落，阻塞，观察引流液的颜色，性质和量并做好记录。

（2）保持呼吸道通畅，预防肺部并发症。

（3）饮食 麻醉反应消失后试进温凉水，无不适后进流质饮食，逐步过渡到半流质饮食，普通饮食。若患者出现呛咳，应通知医生，暂禁饮食。

（4）病情观察 严密监测生命体征，注意有无并发症的发生。①呼吸困难和窒息：是手术最危急的并发症，多发生于术后48 h内，表现为进行性呼吸困难、烦躁、发绀，甚至窒息；可有颈部肿胀等。一旦发现患者呼吸困难，立即床旁抢救。主要措施有去除病因，立即行气管切开或气管插管，如有呼吸心跳暂停者应先气管插管或气管切开同时再进行复苏。②喉返神经损伤：一侧喉返神经损伤所引起的声嘶，可由健侧声带过度地向患侧内收而好转；两侧喉返神经损伤会导致两侧声带麻痹，引起失音或严重的呼吸困难，需作气管切开。③喉上神经损伤：外支损伤，会使环甲肌瘫痪，引起声带松弛、音调降低。内支损伤，则使喉部黏膜感觉丧失，容易引发误咽和饮水呛咳，一般经理疗后可自行恢复。④甲状腺旁腺损伤：多数患者只有面部，口唇或手足的针刺样麻木感，休息2~3周后可代偿，严重者会出现面肌和手足持续性痉挛，应遵医嘱静滴或静推钙，并给予低磷饮食指导。

四、健康教育

（1）康复锻炼和自我护理知识　①为促进颈部功能恢复，术后患者在切口愈合后可逐渐进行颈部活动，直至出院后3个月。②指导患者自我控制情绪，保持精神愉快。③讲解有关甲状腺术后并发症的表现和预防方法。④协助病患者合理安排休息与活动。

（2）后续治疗　甲状腺部分切除或全切者应遵医嘱坚持服用甲状腺素制剂。

（3）指导复诊　教会患者自行检查颈部；患者出院后须定期复诊，检查颈部和甲状腺功能等。若发现结节、肿块或异常应及时就诊。

第十五章　胃肠外科常见病护理

第一节　急性阑尾炎护理

一、概述

急性阑尾炎（acute appendicitis）是急症外科中最常见的疾病，腹痛是急性阑尾炎最早出现的症状，典型的急性阑尾炎腹痛开始在上腹部或脐周，数小时后腹痛转移至右下腹，腹痛呈持续性，伴有阵发性加剧。当阑尾穿孔时炎症扩散，波及全腹，可出现全腹痛。

二、临床表现

（1）腹痛　腹痛的特点是转移性腹痛，即开始时在上腹部脐周围痛，经几小时或半天左右腹痛转移到右下腹部。多呈持续性疼痛，可有阵发性加剧。

（2）发热　发病几个小时后即可发热，随病情发展体温上升到38～39℃甚至更高。

（3）胃肠道症状　病初就有食欲缺乏，恶心呕吐。

（4）右下腹压痛　是阑尾炎可靠的体征。

（5）化验检查　见血白细胞总数及中性粒细胞计数升高。

三、护理

（一）护理诊断

（1）急性疼痛　与阑尾炎症刺激壁腹膜或手术创伤有关。

（2）潜在并发症　腹腔脓肿、门静脉炎、出血、切口感染、阑尾残株炎及粘连性肠梗阻等。

（二）护理措施

1.术前护理

（1）完善术前检查，了解患者基本情况，掌握有无手术禁忌证。

（2）观察腹部症状与体征，防止阑尾穿孔并发腹膜炎。

（3）术前6h禁食禁水，禁服泻药和灌肠。

（4）术前准备 询问患者药物过敏史，备皮，患者术前应更衣、修剪指甲。

2.术后护理

（1）执行麻醉后护理常规。

（2）严密观察生命体征。

（3）术后6h鼓励患者早期下床。

（4）饮食 根据医嘱及肠功能恢复情况给予患者饮食指导。

（5）病情观察 术后观察伤口有无渗血、渗液，及时更换湿敷料，以免伤口感染；观察有无腹痛、腹胀、发热及伤口愈合情况。

（6）并发症的观察与护理 ①切口感染：是急性阑尾炎术后常见的并发症，尤其是急性坏疽或穿孔性阑尾炎。术后应密切观察切口情况，如有红肿、疼痛、渗液等感染迹象，应及时更换敷料，保持切口清洁干燥，并遵医嘱应用抗生素以控制感染。②腹腔出血：常因阑尾系膜结扎线脱落引起。术后应密切观察患者的生命体征，如出现面色苍白、脉速、血压下降等休克症状，应立即平卧、静脉输液、吸氧，并准备手术止血。③粘连性肠梗阻：是腹腔手术的常见并发症。术后应鼓励患者早期下床活动，促进肠蠕动恢复，防止肠粘连。如出现肠梗阻症状，应及时就医处理。④瘘：包括肠瘘、尿瘘等。术后应密切观察引流液的情况，如有异常应及时报告医生处理。

四、健康教育

（1）阑尾炎术后应加强活动，防止肠粘连。

（2）多进易消化饮食，避免辛辣刺激性食物。

（3）定期复查。

第二节　肠梗阻护理

一、概述

肠梗阻（intestinal obstruction）是指任何原因引起的肠道通过障碍，而导致肠道和全身的病理变化。肠梗阻是小儿时期比较常见的急腹症。

二、临床表现

（1）症状　肠梗阻的五大临床症状，即腹痛、呕吐、腹胀、无大便和无肛门排气。

（2）体征　机械性肠梗阻常可见肠型和蠕动波。麻痹性肠梗阻腹胀均匀。单纯性肠梗阻肠管膨胀，有轻度压痛。肠梗阻并发肠坏死、穿孔时出现腹膜刺激征。麻痹性肠梗阻时，则肠鸣音减弱或消失。

三、护理

（一）护理诊断

（1）急性疼痛　与肠蠕动增强或肠壁缺血有关。

（2）体液不足　与频繁呕吐、腹腔及肠腔积液、胃肠减压等有关。

（3）潜在并发症　术后肠粘连、腹腔感染、肠瘘。

（二）护理措施

1.非手术疗法护理常规

（1）饮食　肠梗阻者应禁食，待梗阻缓解后遵医嘱进少量流食，逐步过渡至正常饮食。

（2）胃肠减压　以减轻腹痛、腹胀。保持减压通畅，做好减压期间相关护理。

（3）用药的护理　遵医嘱用药，观察药物的不良反应。

（4）病情观察　严密观察病情变化，以及时发现绞窄性肠梗阻的体征，早采取手术治疗。

（5）术前准备　经积极的非手术治疗无效而症状无明显改善者行手术疗法护理常规，做好术前准备，除上述非手术护理措施外，按腹部外科常规术前准备。

2.手术疗法术前护理

（1）心理护理　肠梗阻患者起病比较急，病情比较重，容易产生焦虑、恐惧等不良情绪。医护人员应耐心倾听患者的疑虑和不安，向其解释病情、治疗过程及预后，增强患者的信心和安全感。

（2）病情监测　护理人员要详细了解患者的病情，包括发病时间、疼痛情况、伴随症状等，通过对患者的观察和询问，及时发现肠梗阻的可能征兆。

（3）术前准备　根据医嘱，完成患者所需要的各项检查，如血常规、肠道造影、腹部CT等，以明确诊断和病情评估。术前患者需进行禁食和清肠，以减少手术操作时的并发症风险。护理人员要详细告知患者术前禁食的时间和注意事项，并认真监测患者清肠的情况。同时，查验患者的过敏史，包括药物和食物过敏等，以避免术中术后出现过敏反应。

3.手术疗法术后护理

（1）麻醉护理　执行麻醉后护理常规。

（2）病情观察　严密观察生命体征变化，观察伤口有无渗血、渗液，及时更换湿敷料，以免伤口感染；观察有无腹痛、腹胀、发热及伤口愈合情况

（3）活动　术后鼓励患者早期下床。

（4）饮食　根据医嘱及肠功能恢复情况给予患者饮食指导。

（5）引流管的护理　妥善固定、定时挤压、密切观察引流液的性质、质量、颜色。

（6）用药的护理　术后遵医嘱应用药物，密切观察用药的不良反应。

（7）疼痛的护理　根据疼痛评估制度，给予相应的处理。

（8）并发症的观察与护理　①肠梗阻复发：复发的原因有很多，因此要注意观察是否存在不同病因的肠梗阻，及时治疗，并适量运动，多食用青菜等高纤维食物，防止再次粘连。②腹腔感染：由于肠梗阻手术本身是污染手术，在手术中常会释放一些肠内有菌物质，而引起腹腔感染。术后要补充营养以提高免疫能力，手术时也要采取无菌操作原则，减少感染的可能性。一旦产生感染，要及时使用抗生素，并尽快前往医院就诊。③短肠综合征：会产生严重腹泻和营养不良。一旦发生短肠综合征，要进行液体复苏和维持内环境稳定，一开始要食用流食，待情况缓解之后，要正确地补充营养，严重者可考虑小肠移植。④肠瘘：这是最为严重的一种并发症。预防的关键在于对肠壁损伤之处和愈合口的妥善处理，术后改善营养，增强体能，必要时还要服用

一些生长激素。肠瘘一旦发生，要及时通畅引流，保持内环境稳态，如果引流不畅或者是发生感染，要及时前往医院再次手术处理。

四、健康教育

（1）注意饮食卫生，食不洁净的食物，不暴饮暴食，多吃易消化的食物，少食刺激性食物，避免进食后剧烈运动和腹部受凉。

（2）保持大便通畅，老年及肠功能不全者有便秘现象应及时给予缓泻剂，必要时灌肠，促进排便。

（3）出院后如有腹痛、腹胀、停止排便排气等不适，及时来院就诊。

第三节　胃癌护理

一、概述

胃癌（gastric cancer）是我国最常见的恶性肿瘤之一，是发生在胃部的恶性肿瘤，居消化道肿瘤死亡原因的首位。

二、临床表现

（1）嗳气、反酸，食欲减退上腹不适等，上腹部痛，可急可缓，无明显规律。

（2）胃窦部癌肿导致幽门部分或全部梗阻时，可表现为恶心、餐后饱胀、呕吐等。

（3）贲门癌肿累及食道下端时可出现吞咽困难。胃壁受累时可有易饱感。

（4）溃疡性胃癌、癌肿破溃或侵犯血管时，可有出血。

（5）晚期胃癌，可有贫血、消瘦，最后出现恶病症状。

（6）进展期胃癌，上腹部可扪及肿块，多位于上腹部右侧，呈结节状，坚实有压痛。

三、护理

（一）护理诊断

（1）焦虑/恐惧　与患者对癌症的恐惧、担心治疗效果和预后有关。

（2）营养失调（低于机体需要量）　与长期食欲减退、消化吸收不良及癌肿导致的消耗增加有关。

（3）潜在并发症　出血、十二指肠残端破裂、吻合口瘘、消化道梗阻、倾倒综合征等。

（二）护理措施

1.术前护理

（1）健康评估　评估患者一般健康问题，包括心肺肾重要脏器功能，饮食睡眠情况，各种化验检查，手术部位皮肤状况。

（2）皮肤准备　术前一天根据手术范围备皮，剔除毛发及胡须，沐浴、更衣、剪指甲。

（3）实验室检查　遵医嘱查血型、备血，完成常规药物的皮肤敏感试验。

（4）肠道准备　肠道手术按医嘱进行肠道准备，一般手术前12 h禁食，术前8 h禁水。

（5）准备手术相关物品及药品。

（6）术前指导患者做床上大小便练习，踝泵运动及深呼吸有效咳嗽练习，防止术后并发症。

（7）术日晨测体温、脉搏、呼吸、血压，取下假牙、眼镜、发卡、饰品、手表及贵重物品交家属或护士长；按医嘱给术前用药。

（8）准备麻醉床，备好监护及吸氧设备。

2.术后护理

（1）麻醉护理　执行麻醉后护理常规。

（2）病情观察　严密观察生命体征变化，观察伤口有无渗血、渗液，及时更换湿敷料，以免伤口感染；观察有无腹痛、腹胀、发热及伤口愈合情况。

（3）活动　术后鼓励患者早期下床。

（4）饮食　根据医嘱及肠功能恢复情况给予患者饮食指导。

（5）引流管的护理　妥善固定、定时挤压、密切观察引流液的性质、质量、颜色。

（6）用药的护理　术后遵医嘱应用药物，密切观察用药的不良反应。

（7）疼痛的护理　根据疼痛评估制度，给予相应的处理。

（8）肠内营养的护理　遵医嘱给予肠内营养输入，出现不良反应及时告知医生。

（9）并发症的观察与护理　①胃出血：术后应密切观察患者的生命体征和引流液情况，如出现恶心、呕吐、头晕、血压下降、脉搏增快、黑便等症状，应考虑胃出血，立即通知医生进行抢救。②胃排空障碍：如患者胃管内胃液量没有减少，反而增多，或者进食后出现腹胀、恶心、呕吐，且24 h内无排气，则提示胃排空障碍，应立即让患者禁食，并通知医生处理。③吻合口瘘：常出现于术后4~6 d内，若出现右上腹突然剧痛及腹膜刺激征，应警惕吻合口瘘。此时应给予患者禁食、胃肠减压和抗感染治疗。④其他并发症：如倾倒综合征、低血糖综合征等，也需密切观察并及时处理。

四、健康教育

（1）注意饮食卫生，不食不洁净的食物，不暴饮暴食，多吃易消化的食物，少食刺激性食物，避免进食后剧烈运动和腹部受凉。

（2）保持大便通畅，老年及肠功能不全者有便秘现象应及时给予缓泻剂，必要时灌肠，促进排便。

（3）出院后如有腹痛、腹胀、停止排便排气等不适，及时来院就诊。

（4）嘱患者定期门诊随访，若有不适及时就诊。

第四节　肠内营养护理

一、概述

肠内营养（enteral nutrition）是经胃肠道提供代谢需要的营养物质及其他各种营养素的营养支持方式，其决定于时间长短、精神状态与胃肠道功能。肠内营养的途径有口服和经导管输入两种，经导管输入包括鼻胃管、鼻肠管、胃造口和空肠造口。

二、肠内营养的途径

（1）口服　这是最直接的肠内营养途径，适用于能够正常进食的患者，以及胃肠功能正常，经短时间管饲即可过渡到口服饮食的患者。

（2）鼻胃管　通过鼻胃或鼻十二指肠、鼻空肠管进行肠内营养是一种简单易行的方法，是临床上使用最多的管饲喂养方法。鼻胃管喂养适合于胃肠道连续性完整的患者。

（3）鼻肠管　适用于胃或十二指肠连续性不完整和动力障碍的患者。鼻肠管可以是鼻十二指肠管或鼻空肠管，将营养液直接输送到小肠，减少反流和误吸的风险。

（4）胃造口　适用于需要较长时间进行肠内喂养的患者，可以通过手术或经皮内镜辅助胃造口放置喂养管。

（5）空肠造口　与胃造口类似，空肠造口也是通过手术或经皮内镜辅助空肠造口放置喂养管，适用于肠内营养时间超过6周且有误吸风险者、胃动力障碍或胰腺炎患者。

肠内营养途径的选择取决于患者的疾病类型、身体状况及胃肠功能等情况。每种途径都有其特定的适应症和优势，应根据患者的具体情况选择最合适的肠内营养途径。

三、肠内营养的灌注方式

（1）一次性投给　将配好的营养液或商品型肠内营养液经注射器缓慢注入喂养管内，每次约200 ml，每日6~8次。这种方法常用于需长期家庭肠内营养的胃造患者，因为胃容量大，对容量及渗透压的耐受性较好。

（2）间歇性重力滴注　将配制好的营养液置于输液瓶或塑料袋中，经输液管与喂养管连接，借重力将营养液缓慢滴入胃肠道内，每次约250~400 ml，每日4~6次。这种方法是临床上常用的输注方式，如果患者出现腹胀、恶心等胃肠道排空延迟症状，可减慢输注速率。

（3）连续性经泵输注　应用输液泵12~24 h均匀持续输注，是临床上推荐的肠内营养输注方式，胃肠道不良反应较少，营养效果好。

以上是肠内营养的三种主要灌注方式,具体选择哪种方式需要根据患者的具体情况来确定。

四、护理

（一）护理诊断

（1）腹胀、腹泻　与胃肠道不耐受有关。

（2）反流及误吸　与吞咽受损或反射减弱有关。

（3）胃潴留　与长期卧床、胃肠功能减弱有关。

（二）护理措施

1.评估患者胃肠道耐受情况

（1）腹泻　多因长期未进食、初次鼻饲、灌注速度过快、吸收不良、浓度太高、乳糖不耐症等。处理是初次应从低浓度开始，逐渐增加浓度，降低灌注速度；对于乳糖不耐受的患者，应给予无乳糖配方。

（2）腹胀、便秘和腹痛　患者在开始肠道喂养时，注意减慢速度，降低浓度，并配合胃肠动力药的应用，密切监测胃或肠内潴留量。

（3）恶心与呕吐　灌注速度过快、温度过低、胃排空障碍引起的潴留，可导致恶心与呕吐。鼻饲患者呕吐的处理：立即侧卧，清除口腔呕吐物，有人工气道患者给予气道内吸引，观察体温及氧合情况。

2.返流及误吸的处理

（1）肠内营养前后半小时内尽量避免做吸痰等操作。

（2）肠内营养液定时灌注者前后半小时内保持床头抬高30°～45°，连续输注者若无禁忌证尽量保持床头抬高大于30°。

（3）管饲前确认管道位置正确。

（4）泵入速度由慢到快。

（5）证实有返流的患者应选择其他的营养途径。

3.胃潴留的处理

肠内营养液连续输注者常规每4 h监测胃潴留，定时灌注的患者鼻饲前常规回抽胃潴留，检查潴留量和颜色。如果胃潴留为鲜红色，量多，则告知医生，暂停管饲；如果胃潴留为咖啡色，量小于200 mL，告知医生，遵嘱管饲及使用制酸药。当胃潴留大于200 mL时，告知医生，遵医嘱暂停管饲一次。对于有潴留的患者可应用胃动力药如莫沙必利等促进胃的排空及肠蠕动。

4.并发症的预防及处理

（1）肠内营养管堵塞，预防措施有：①管饲前后均应用 20 mL温水冲洗导管，防止管道堵塞。②持续营养泵维持的肠内营养，需4～6 h温水冲管一次。③管饲给药时应先碾碎，完全溶解后注入。④酸性物质容易导致蛋白质配方的营养液凝固。在一些营养管堵塞时使用温开水可再通，对于顽固性的胃管堵塞可使用一片胰脂肪酶加320 mg碳酸氢钠（增加pH）溶于5 mL温水中，注入前先尽量回抽胃管内的东西，以使脂肪酶能充分接触堵塞物质。5 min之后用温开水冲洗。

（2）鼻咽食管和胃黏膜损伤及炎症。

（3）预防代谢并发症，注意观察血糖、电解质，肝功能等指标，根据医嘱监测血糖，必要时使用胰岛素控制血糖。

五、健康教育

（1）强调肠内营养的必要性。

（2）宣教肠内营养的途径、方法以及所灌注的营养液类型。

（3）教会家属观察肠内营养的并发症，及处理方法。

第十六章 妇产科常见病护理

第一节 全子宫、双侧附件切除术护理

一、概述

全子宫、双侧附件切除术是一种妇科手术，它涉及切除整个子宫（包括子宫体和子宫颈）以及双侧的卵巢和输卵管。这种手术通常用于多种妇科疾病的治疗，如子宫内膜癌、卵巢癌、宫颈癌、子宫肌瘤、子宫腺肌病等，特别是当这些疾病较为严重或无法通过其他治疗方法有效控制时。

二、护理

（一）术前准备

（1）心理准备 了解患者对疾病和手术的认识，给予安慰和解释，消除顾虑和恐惧。

（2）全身准备 按医嘱协助完成各项常规检查，指导患者摄入高蛋白、高热量、高维生素、低脂肪饮食，纠正贫血，将血红蛋白提高到大于等于80 g/L。

（3）阴道准备 术前3 d开始清洁阴道。手术日晨再次清洁阴道。

（4）皮肤准备 手术前1 d剃毛备皮，上至剑突下，下至大腿上1/3，两侧至腋中线、外阴部。脐孔用棉签蘸汽油拭净，再用酒精消毒。协助患者沐浴、洗头、剪指甲、更衣，注意保暖，预防感冒。

（5）消化道准备 术前晚进半流饮食，术前8 h禁食、禁水。手术前晚及术前4 h用肥皂水灌肠。

（6）膀胱准备 术晨常规使用弗勒氏导尿管保留导尿，连接引流袋，保持通畅。

（7）按医嘱完成药物过敏试验，对有过敏反应者，在病历夹、体温单、医嘱单、

床头牌做明显标记，并通知医师。

（8）其他　手术日晨了解有无月经来潮，体温升高等情况。与手术室护士核对患者姓名、床号、住院号，并做好回室准备。

（二）术后护理

（1）全麻未清醒前，连硬外麻醉者，去枕平卧6～8h后协助翻身，术后次晨采取半卧位。

（2）测血压、脉搏每30 min 1次（至少6次）至平稳。术后每日测体温、脉搏、呼吸3次，连续3 d，正常后，改为每日1次。

（3）观察伤口有无渗血疼痛，用腹带固定，必要时使用沙袋加压6 min。

（4）保留导尿48 h，保持通畅，观察尿液性状，记录尿量，每日会阴擦洗2次。

（5）全麻后患者禁食12 h，连硬外麻醉后禁食6 h，开始协助饮水，次日根据医嘱指导进食，肠蠕动恢复前禁食易产气食物。

（6）做好预防术后并发症护理，减轻患者疼痛和不适。

（7）术后第3 d鼓励患者下床活动，观察有无阴道流血。

三、健康教育

（1）注意营养合理搭配，保持大便通畅。

（2）劳逸结合，2个月内勿用力提重物，避免剧烈咳嗽等增加腹压的动作。

（3）保持会阴清洁，术后1个月可沐浴，3个月经医师同意可恢复性生活。

（4）出现阴道流血，异常分泌物时应及时就医。

第二节　子宫肌瘤护理

一、概述

子宫肌瘤（uterine myoma）也称为子宫平滑肌瘤，是女性生殖器官中常见的一种良性肿瘤。它主要由子宫平滑肌细胞增生而成，其中可能含有少量纤维结缔组织作为支持组织。子宫肌瘤的发病率较高，尤其在30至50岁的妇女中更为常见。大多数子宫肌瘤患者无明显症状，少数患者可能出现阴道出血、腹部触及肿物以及压迫症状等。

二、临床表现

其症状与肌瘤的部位、生长速度及有无变性等关系密切，而与肌瘤大小、数目多数关系不大。

（1）月经改变　肌壁间肌瘤多表现为月经周期缩短、经量增多、经期延长、不规则阴道流血等；黏膜下肌瘤主要为月经量过多。

（2）腹部肿块　多数位于腹部正中，当清晨膀胱充盈时，将子宫推向上方，更易扪及。

（3）白带增多　肌壁间肌瘤使宫腔面积增大，内膜腺体分泌增多，并伴有盆腔充血而使白带增多。

（4）腰酸、下腹坠胀、腹痛　浆膜下肌瘤蒂扭转时可出现急性腹痛。

（5）压迫症状　肌瘤压迫膀胱可出现尿频、排尿障碍、尿潴留等；压迫输尿管可致肾盂积水；压迫直肠可致便秘、里急后重、大便不畅等。

（6）不孕　据文献报道，约占25%～40%。

（7）继发性贫血　严重时有面色苍白、全身乏力、气短心慌等症状。

三、护理

（1）健康宣教　对于子宫肌瘤的相关知识做健康宣教。

（2）术后护理常规　手术治疗者按手术后护理常规执行。

（3）观察生命体征　观察有无内出血的发生。

（4）观察阴道流血情况　肌瘤挖除后因子宫内膜的创伤或挖透子宫，会有阴道流血。如为鲜红色，及时应用止血药或缩宫药物。如为暗红色血，则是陈旧性积血，无须处理；如是子宫全切，术后6～7 d阴道残端结扎线吸收脱落时，会有少量的流血；如有鲜血时应及时报告医师处理。

（5）观察有无并发症发生　应用新技术进行治疗时，注意有无并发症发生。如应用腹腔镜时，注意有无皮下气肿；应用宫腔镜及自凝刀治疗时，注意观察阴道流血的情况；腹部术后易出现的并发症，如腹胀、尿潴留、刀口感染等。

（6）应用药物治疗者　注意指导正确用药。

第三节 先天性无阴道护理

一、概述

先天性无阴道（congenital absence of vagina）是在胚胎发育中双侧副中肾管会合后未能向尾端伸展形成管道所致。常合并有子宫发育不全，故无月经来潮。婚后性交困难。少数先天性无阴道患者有正常子宫发育，月经期子宫积血，有周期性腹痛。

二、护理

（一）术前准备

（1）手术前做好患者心理护理 向其介绍手术方法及术后效果，取得合作。

（2）肠道准备 术前1 d口服20%甘露醇250 mL加生理盐水250 mL导泻，术前1 d晚12 h后禁食、禁水。

（3）皮肤准备 术前清洁会阴部皮肤并剃去阴毛，备皮范围上至耻骨联合上10 cm，下到会阴及肛周，左右到两大腿内侧上1/3处。

（4）膀胱准备 去手术室前排空膀胱，带导尿管于手术室，备手术结束后安置。

（5）物品准备 手术前24 h内准备好羊膜（羊膜存放于无菌罐内，内放生理盐水20 ml、庆大霉素16万U），另外备好2～3个阴道模型。

（二）术后护理

（1）一般护理 术后患者应遵医嘱逐渐过渡到正常饮食，期间需按医嘱补充液体及身体所需能量。同时，保持伤口清洁干燥，避免感染。

（2）疼痛管理 术后患者可能会感到疼痛不适，医护人员应根据患者情况给予适当的镇痛治疗，并鼓励患者表达疼痛感受，以便及时调整镇痛方案。

（3）阴道模具护理 对于进行阴道成形术的患者，术后需要放置阴道模具以维持阴道形态。医护人员应教会患者及家属如何正确放置、取出和清洁阴道模具，并嘱其定期复查模具位置。

术后患者需卧床休息1～2周，保留导尿管7～10日，保持导尿管通畅，每日更换尿袋。

第四节　妊娠滋养细胞疾病护理

一、概述

妊娠滋养细胞疾病（gestational trophoblastic disease，GTD）是一种来源于胎盘绒毛滋养细胞的疾病，包括葡萄胎、侵蚀性葡萄胎、绒毛膜癌（简称绒癌）和一类少见的胎盘部位滋养细胞肿瘤。以绒癌为例。

二、临床表现

（1）阴道流血　是主要症状，由于子宫病灶侵蚀血管或阴道转移结节破溃引起。产后、流产后或葡萄胎清除后，出现阴道不规则流血，量多少不定。

（2）腹痛　因癌组织侵及子宫壁或子宫腔积血引起下腹胀痛，也因癌组织穿破子宫或脏器转移灶破裂而致急性腹痛。

（3）盆腔肿块　因子宫内病灶、宫旁转移性肿块或卵巢黄素化囊肿。妇科检查时可触及肿块。

（4）转移灶表现　症状、体征视转移部位而异。①肺转移：癌症侵及支气管，多有咳嗽、血痰或反复性咯血；阻塞支气管，则形成肺不张；转移灶接近胸膜，可出现胸痛及血胸；急性肺栓塞，表现为肺动脉高压及呼吸循环功能障碍。②阴道转移：为宫旁静脉逆行性转移所致，转移灶多位于阴道下段前壁，呈紫红色结节突起，破溃后可引起大出血。③脑转移：常继发于肺转移癌，是绒癌致死的主要原因，临床病程分为瘤栓期、脑瘤期和脑疝期。瘤栓期，因脑组织缺血出现一过性症状，如猝然跌倒、失明、失语等；脑瘤期，发生头痛、呕吐、抽搐、偏瘫以致昏迷；脑疝期，病情逐渐加重，颅压不断升高，进入脑疝期易致死。④肝转移：常提示有肺或阴道转移，是预后不良因素之一，往往出现黄疸、肝区疼痛及消化道症状，通过B型超声等影像学检查可及时诊断。

三、护理

（1）饮食指导　应给患者提供高蛋白、高维生素、易消化的饮食，如牛奶、豆浆、鸡蛋、鱼肉、煮烂的蔬菜、水果等，并鼓励患者多进食。要根据患者的口味烹制，做到色、香、味营养俱全，并指导患者进食前后漱口；如患者有口腔溃疡，可根据溃疡的程度给患者进食流质或半流质食物；如患者有呕吐或腹泻，则要保证患者的液体摄入。

（2）注意有无造血系统障碍　随时检测血常规，注意有无白细胞及血小板下降。如白细胞下降低于3×10^9/L即应与医生联系考虑停药，通知患者少到人口密集区，生活中注意通风，防止感冒，并注意与其他人隔离，应用升白药；如血小板下降，应嘱患者避免受伤防止出血不止，不食过硬食物，防止牙出血，需要时补充新鲜的血小板。

（3）定期监测肝功能和肾功能　如有异常时，应用保肝药物，待功能恢复正常后继续应用化疗药物。

（4）有口腔溃疡患者　应每日3次用软毛刷刷牙或消毒液漱口，并做到晨起、三餐前后、睡前漱口。给予流质或半流质饮食，避免刺激性食物。进食前15 min可用麻醉药（如0.5%丁卡因溶液）涂溃疡面，以减少进食疼痛。症状严重者可静脉滴注高营养。

（5）恶心、呕吐的患者　应合理安排用药时间，分散患者的注意力，于用药前半小时使用镇吐剂，观察呕吐物的量和性质。呕吐严重时应补充液体，防止电解质紊乱，给患者烹制其爱吃的饭菜，保证营养摄入。

（6）腹泻的患者　应观察大便的次数、质量和性质，及时补充液体，防止电解质紊乱，并及时使用止泻药物。

（7）心理指导　患者普遍都有恐惧感，担心不能恢复到以前的样子，怕家庭、社会嫌弃自己等。告诫患者脱发和色素沉着都是暂时的，化疗后会慢慢恢复，耐心倾听患者诉说恐惧和不适，积极为其解决问题，关心患者，以取得其信任，鼓励病友间相互交流，分享感受。

第五节　外阴癌护理

一、概述

外阴恶性肿瘤（vulvar malignancy）包括许多不同组织结构的肿瘤。常见的是外阴鳞状上皮细胞癌，罕见的有恶性黑色素瘤、腺癌及基底细胞癌等。外阴癌首选治疗方法是手术。早期行肿瘤局部切除或外阴切除，晚期行外阴广泛性根治术和双侧腹股沟深、浅淋巴结清扫术，还可应用放射治疗。

二、临床表现

外阴癌主要临床症状为局部结节或肿块，伴有疼痛或瘙痒。大多数患者在肿瘤出现前有多年的外阴瘙痒史，部分患者表现为外阴溃疡久治不愈。晚期有脓性或血性分泌物及排尿痛等不适。

三、护理

（一）术前护理

（1）控制感染　外阴癌患者外阴呈菜花样或溃疡，分泌物增多，甚至溃疡出血。因此，每日用1∶5 000高锰酸钾溶液冲洗或擦洗，勤更换内裤，保持局部清洁干燥。

（2）对症处理　局部瘙痒、疼痛的患者，给予对症处理，以减轻患者痛苦。

（3）饮食护理　外阴癌手术范围大，皮损严重，术后恢复较其他手术慢且感染发生率高。因此，术前应加强营养素的补充，多进高蛋白、维生素丰富食物，如肉、蛋、鱼、乳制品、新鲜水果蔬菜及干果类。

（4）术前准备　术前1日备皮，范围自下腹部至肛周，两侧到大腿内侧膝关节处。备皮时动作要轻柔，防止加重患者外阴皮损。

其他手术前准备同妇科阴道手术前准备。

（二）术后护理

（1）伤口局部护理　手术后伤口加压包扎48 h，以防止出血以利于伤口愈合。护士要注意观察伤口有无渗血，对有引流管的患者要注意观察引流液的性质及量并保持其通畅，防止打折、弯曲及堵塞。术后第3日拆除加压包扎，切口暴露，用支架将被盖支起，以利于通风和保持外阴干燥，每日用冷风吹2～4次，每次2 min。术后半卧位，双下肢外展屈膝，膝下垫软枕，抬高下肢，可促使静脉血和淋巴液回流通畅，同时降低伤口张力，利于愈合。

（2）防止感染　术后患者每日测体温3次，用无菌生理盐水擦洗外阴2～3次，大小便后同法清洁会阴部。患者房间应加强通风换气，以减少感染机会。外阴癌术后的患者需长时间卧床，应注意翻身防止发生褥疮，同时鼓励患者做上身运动，防止血栓形成。

（3）其他　外阴切口一般5 d拆线，腹股沟切口7 d拆线。如切口感染，根据患者情况可提前拆线以利于引流。

四、健康教育

（1）生活习惯调整　建议患者穿宽松、透气性好的内衣裤，避免穿化纤成品的内裤。同时，保持良好的卫生习惯，如每天用温水清洗外阴部，避免使用刺激性清洁剂。

（2）饮食调整　建议患者多吃富含蛋白质、维生素的食物，如鱼肉、蔬菜、水果等，以增强免疫力。避免过度劳累和熬夜，保持良好的生活作息。

（3）定期复查　患者应遵医嘱定期到医院复查，以便及时发现并处理异常情况。对于需要长期随访的患者，应建立详细的随访档案，定期评估病情。

（4）心理支持　鼓励患者保持积极乐观的心态，面对疾病时保持信心。家属也应给予患者足够的支持和关爱，帮助患者度过难关。

第六节　前置胎盘护理

一、概述

胎盘附着于子宫下段，胎盘边缘达到或覆盖子宫颈口的部分或全部时，位置低于胎儿先露部，为前置胎盘（placenta previa），是妊娠晚期出血常见原因之一。可分为低置胎盘、部分性前置胎盘、完全性及中央性前置胎盘。

二、临床表现

临床表现为妊娠晚期无诱因、无痛性反复阴道出血，大量出血可发生休克。腹部检查时，子宫软，胎先露高浮，无宫缩，无压痛，胎位清楚。

三、护理

前置胎盘孕妇的护理如下：

（1）出血时绝对卧床休息，护士应加强巡视，了解其心理和生活需要，主动给予生活上的照顾和精神上的安慰，及时了解病情作指导。

（2）注意休克的早期症状，严密观察阴道出血量、色，保留会阴垫，以估计出血量。定时测量血压、脉搏，注意面色有无改变，有无活跃出血等。有异常立即报告医生，尽快建立静脉通路，给予输血、吸氧。需急诊手术者立即做好术前准备。

（3）禁止肛查及灌肠，以免刺激出血，若必须进行阴检，应建立静脉通道，做好充分抢救准备后进行，操作要轻而快。

（4）预防感染，保持外阴清洁，每日冲洗2次，每日测体温、脉搏及呼吸3次。

（5）观察产程进展，定时监测宫缩和胎心音变化，如有胎儿宫内窘迫发生，应立即吸氧并及时处理。

（6）为预防产后出血，及时使用宫缩剂。密切观察子宫收缩及阴道出血量，如出血过多，遵医嘱使用宫缩剂并给予输液治疗。

（7）产后按一般常规护理，注意纠正贫血，适当延缓下床时间。

四、健康教育

（1）生活方式指导　鼓励孕妇保持健康的生活方式，如合理饮食、适量运动、避免熬夜和过度劳累等。同时，提醒孕妇注意个人卫生，避免感染。

（2）心理支持　前置胎盘可能会给孕妇带来心理压力和焦虑情绪。因此，家属和医护人员应给予孕妇足够的心理支持，帮助其建立信心，积极面对疾病。

（3）病情监测　孕妇应密切关注自身病情变化，如有异常及时就医。特别是要注意阴道出血、腹痛等症状的出现，及时与医护人员沟通。

（4）分娩准备　对于前置胎盘的孕妇，分娩方式的选择和准备尤为重要。医护人员应提前与孕妇及家属沟通分娩计划，做好充分的准备工作。

第七节　胎膜早破护理

一、概述

正式临产前胎膜自然破裂，羊水自羊膜腔外流，称为胎膜早破（premature rupture of membranes）。胎膜早破多由子宫腔内张力过大、羊水压力不均（如胎位异常、咳嗽等）、多胎妊娠或羊水过多及妊娠后期性生活产生的机械性刺激引起胎膜炎所致。

二、临床表现

临床表现为孕妇自感有液体从阴道流出，继以少量间断性排出。肛查触不到羊膜囊，上推先露部可见羊水自宫颈流出。

三、护理

（1）破水后立即听胎心音，绝对卧床休息，取头低脚高位，防止脐带脱垂造成胎儿宫内窘迫或死亡。

（2）预防感染　①保持外阴清洁，每日冲洗会阴3次，排便后冲洗1次。勤换消毒会阴垫或床垫。②做好晨、晚间护理，注意皮肤清洁，病室定时通风换气。③每日测体温、脉搏、呼吸3次，发现感染迹象应及时处理。

（3）感情观察　注意临产征象和胎心音变化，定时听胎心音、做胎心音监护。随时注意流出羊水的量及性质，注意是否混有胎粪。了解胎儿有无宫内窘迫等情况。

（4）健康宣教　针对孕期胎膜早破原因，加强卫生宣教和指导，可预防和减少早破水发生。

四、健康教育

（1）了解疾病知识　向孕妇及家属解释胎膜早破的原因、临床表现、治疗方案及预后情况，帮助他们建立对疾病的正确认识。

（2）配合治疗与监护　指导孕妇及家属如何配合医护人员的治疗与监护工作，包括如何正确卧位、如何监测胎动等。

（3）预防感染　强调保持会阴清洁的重要性，并告知孕妇及家属如何预防感染的发生。

（4）心理支持　胎膜早破可能导致孕妇及家属产生焦虑、恐惧等负面情绪。医护人员应给予心理支持，帮助他们建立信心，积极面对疾病。

（5）定期产检　提醒孕妇定期进行产检，以便及时发现并处理异常情况。

第八节 正常分娩护理

一、概述

妊娠28周以后，胎儿及其附属物由母体产道娩出称为分娩。分娩直接关系母子生命安危，护理人员应掌握产科基本知识，对产妇实施全面细致的护理，使分娩顺利进展，新生命平安降生。

二、临产先兆

产妇在接近预产期时都会出现一些症状，预示不久将临产，此症状主要表现为两个方面。

（1）假临产 ①不规律宫缩：临产前2~3周宫底下降，子宫较敏感，孕妇觉腰酸，有不规律子宫收缩。此收缩力不强，持续时间短，间歇时间长，宫颈口不扩张。②见红：宫缩引起子宫颈管内小血管破裂，少量血液随宫颈黏液自阴道排出为见红。如血量多于月经量，应考虑病理性出血，须及时就诊。

（2）真临产 有规律性子宫收缩，每次持续在30 S以上，间歇10 min左右并逐渐缩短，伴有宫颈口逐渐扩张，先露下降。以上表示分娩开始并由此计算产程。

三、护理

1.第一产程护理

从有规律宫缩到子宫口开全称为第一产程。初产妇一般持续12~16 h，经产妇4~6 h。此时临床表现为：孕妇规律宫缩由弱变强，持续时间由30 s进展到50~60 s，宫缩间歇期由5~6 min缩短至2~3 min，伴有胎先露下降和宫颈口扩张，胎膜多在宫口近开全时自然破裂。正常情况下羊水清亮、色淡黄、有时混有少量白色胎脂。

（1）一般护理 产妇入院后，护理人员应主动热情接待，介绍病室环境及有关注意事项，消除思想顾虑。同时，为产妇测量体温、脉搏、呼吸及血压，填写病历，报告值班医生。初产妇常规外阴备皮，若宫口开大<3 cm时，遵医嘱用温肥皂水灌肠，以刺激子宫收缩，清洁肠道，避免产时污染产道。如有破水、产前阴道出血、胎头高浮或妊娠并有心脏病应免灌肠。

（2）饮食与休息 临产时应鼓励产妇多进易消化、高营养食物和水分。对产程偏长或不能进食者可适当输液，为分娩储存足够的热能。正常产妇临产时，根据宫缩情况可鼓励其下床在室内活动。若出现阴道流血、破膜或使用止痛镇静剂后应卧床休息。当初产妇宫口开大为4cm时，遵医嘱肌内注射哌替啶100 mg，并给氧气吸入，以保持体力，加速产程进展。

（3）预防尿潴留 临产后应提醒产妇2～3 h定时排尿1次，防止膀胱过胀，影响子宫收缩和胎头下降。若发生尿潴留时，可置导尿管，长期开放至分娩前。

（4）并发症的观察 产程中若出现头晕、眼花、头痛、呕吐、上腹部痛、阴道异常流血、烦躁不安、下腹部持续疼痛及呼吸困难等症状，须警惕发生并发症，应及时报告医生积极处理。

（5）产程观察 ①观察子宫收缩：将手放在产妇腹部，以感觉观察子宫收缩强度、频率及持续时间。每次应观察3次以上宫缩并记录。②监测胎心音：正常胎心率120～160次/min，临产后应每隔1～2 h子宫缩间歇期听胎心音1次，有条件可做胎心监护，以了解胎儿有无宫内窘迫现象。同时，观察胎膜破裂时间及羊水量和性质，注意胎心音变化以免脐带脱垂。③宫口检查：根据宫缩、胎产次进行肛门检查，次数不宜过多。通过肛门检查了解子宫口开大及先露下降程度，以确定产程进展情况。初产妇宫口开至10 cm，经产妇宫口开至3～4 cm，用平车送至产房准备接生。

2.第二产程护理

自子宫口开全至胎儿娩出称为第二产程。初产妇需1～2 h，经产妇数分钟至1 h不等。第二产程大于2 h，临床上诊断为二程长。

第二产程表现：产妇宫缩进一步加强，持续时间延长，间歇时间缩短，宫口已开全，胎膜已破，先露下降至阴道口压迫盆底。产妇有排便感，当宫缩时不由自主地向下屏气用力，主动增加腹压。在两力共同作用下，按分娩机制逐步向外娩出胎儿，直到胎儿全身娩出。

（1）产妇护理 第二产程是分娩中最紧张时刻，护理人员应关心体贴并守护在产妇身旁，指导其正确屏气和使用腹压，使宫缩与腹压力量相协调。当宫缩间歇时尽量让产妇放松休息，护士为产妇擦汗，协助喝水，使其顺利度过第二产程。

（2）胎儿的观察 宫缩频而强，影响胎儿血液循环，易引起胎儿宫内缺氧。每次宫缩后应听胎心音，给予产妇吸氧，减少胎儿宫内窘迫的发生。如胎心音有异常，应协助医生尽快结束分娩。

（3）准备接生　消毒外阴，开启产包，备好新生儿用物。天冷时，备好热水袋，最好产房配有辐射开放暖箱。协助医生记录胎儿娩出时间及宫底高度。遵医嘱肌内注射10U催产素，加强宫缩，预防产后出血。

（4）新生儿出生后护理　新生儿出生后进行阿氏评分并注意保暖，同时给母亲看清楚新生儿性别。早开奶，以减少产后出血量。用消毒花生油擦洗新生儿，去掉胎脂并用0.25%氯霉素眼药滴双眼，打脚印，测量体重身长并记录，系好手腕条，放睡篮内，置母亲床旁。

3.第三产程护理

从胎儿娩出至胎盘娩出称为第三产程。一般5~10 min，不超过30 min。第三产程临床表现为子宫底升高，子宫变硬呈球形，阴道有少量流血，阴道内露出脐带自行下移不再回缩，胎盘从阴道娩出。

第三产程护理措施为：接生者轻轻牵拉脐带，使胎盘娩出。若超过30 min，胎盘仍未娩出为胎盘滞留，应及时处理。胎盘娩出后，记录娩出时间和宫底高度，同时仔细检查胎盘、胎膜是否完整，如有残留应给予手取胎盘或刮宫处理。检查产道有无损伤，缝合侧切伤口。整个分娩过程要严格无菌操作，防止感染。一般产妇分娩后需在产房观察1 h，护士要为其擦背，更换衣服，垫好会阴垫，观察子宫收缩和阴道出血及膀胱充盈情况，测量血压、脉搏并注意保暖，使之安静休息。此时，可给予易消化、营养丰富的食物或饮料以恢复体力。若一切正常送产妇回病房。

第十七章 中医常见症状护理

第一节 中医内科常见症状护理

一、水肿

（一）概述

水液泛滥肌肤，引起眼睑、头面、四肢、腹背甚至全身浮肿的病证，称为水肿。

（二）治疗与护理原则

（1）湿热壅盛证 表现为水肿遍及全身，皮肤润泽光亮，口渴烦躁，小便短赤，兼见大便秘结，胸闷脘痞；舌苔黄腻或白腐，脉沉数。治以清热利湿消肿。

（2）脾阳不足证 多为水肿以腰以下为甚，反复不愈，按之凹陷不起，神倦纳呆，腹胀便溏，小便短少；舌苔白滑，脉沉缓或沉迟，此证可见于慢性心功能不全、慢性肾炎。治宜温阳健脾，利水消肿。

（3）肾阳虚衰证 表现为全身浮肿，腰以下为重，也可见面部浮肿，水肿按之没指，凹陷不起，神倦肢冷，纳呆便溏，腰膝酸软，面色白；舌淡胖，苔白或白滑，脉沉细无力。治宜温暖肾阳，化气行水。

二、消瘦

（一）概述

人体因疾病或某种因素而致体内脂肪和蛋白减少，体重下降超过正常标准20%以上时，称为消瘦。本证主要由内热亢盛，壮火食气，使机体消耗过盛；或脾气虚弱，生化之源不足所致。

（二）治疗与护理原则

（1）脾胃虚弱证　多表现为形体消瘦，食欲缺乏，食后腹胀，大便溏薄，面色萎黄，少气懒言，身倦乏力；舌淡苔白，脉虚弱。治拟健脾益气。

（2）气血两虚证　表现为形体消瘦，面色萎黄少华，头晕目眩，心悸失眠，倦怠少气；舌淡苔薄，脉细弱，多见于造血不良性贫血。治宜补气养血。

（3）肝火亢盛证　表现为形体消瘦，烦躁易怒，头晕目眩，胁肋疼痛，口苦咽干，发热汗出，小便短赤，大便干燥；舌红苔黄，脉弦数。治宜清泻肝火。

三、肥胖

（一）概述

人体内脂肪贮量过多，致使体重超过正常标准 20％以上者，称为肥胖。肥胖多与湿盛和气虚有关。

（二）治疗与护理原则

（1）痰湿内蕴证　表现为形体肥胖，肌肉紧实，胸痞脘闷，肢体沉重倦怠，痰多而清白，恶热，或饮食较多，喜食肥甘厚腻之品；舌苔白或白腻，脉弦滑。治拟祛痰化湿。

（2）中气不足证　表现为外形肥胖，而肌肉松软，短气乏力，动则汗出，恶风怕冷，面浮虚肿，神疲嗜卧，饮食较少；舌淡苔白，脉细弱。治拟补气健脾。

四、多汗

（一）概述

多汗指人体在正常环境和活动状态下，出汗明显多于正常情况的一种症状表现。

（二）治疗与护理原则

（1）阳虚自汗证　表现为自汗，动则加重，肢冷形寒，纳呆便溏，腰膝酸软，面色萎白；舌淡苔白，脉虚弱两尺尤甚。治宜温阳益肾，敛阴止汗。

（2）暑气伤阴证　表现为自汗淋漓，烦渴引饮，胸膈痞闷；舌质红，苔黄燥，脉洪大无力。治宜清暑泄热，益气生津。

（3）心血不足证　表现为睡则汗出，醒则汗止，心悸少寐，面色不华，气短神疲；舌淡苔薄，脉虚。治拟补血养心敛汗。

（4）阴虚火旺证　多见盗汗频作，午后潮热，两颧发红，五心烦热，形体消瘦；舌红少苔，脉弦细数。治拟滋阴降火敛汗。

（5）脾虚湿阻证　表现为盗汗常作，或兼有自汗出，头痛头重如裹，肢体困倦，纳呆口腻；舌淡苔白腻，脉濡缓。治宜化湿和中，宣通气机。

五、咳嗽

（一）概述

咳嗽无痰或痰量甚少称干性咳嗽，咳嗽伴有痰液称为湿性咳嗽。咳嗽可分为外感咳嗽、内伤咳嗽两大类。外感咳嗽有风寒袭肺、风热犯肺、风燥伤肺；内伤咳嗽包括痰湿蕴肺，痰热郁肺、肝火犯肺、肺阴亏耗等证。

（二）治疗与护理原则

（1）外感咳嗽证　风寒袭肺表现为咽痒咳嗽声重，气急，咯痰稀薄色白，伴鼻塞、流清涕、头痛、肢体酸楚，恶寒发热、无汗等表证；舌苔薄白，脉浮或浮紧。拟疏风散寒，宣肺止咳之法。

（2）风热犯肺证　见咳嗽频剧，气粗或咳声嘎哑，喉燥咽痛，咯痰不爽，痰黏稠或稠黄，咳时汗出，常伴鼻流黄涕、口渴、头痛、肢楚、恶风、身热等表证；舌苔薄黄，脉浮数或浮滑。治宜疏风清热，宣肺止咳。

六、喘促

（一）概述

喘促，是指呼吸急促，甚至张口抬肩，鼻翼扇动的一种症状表现。

（二）治疗与护理原则

（1）痰热遏肺证　见喘咳气涌，胸部胀满，痰多黏稠色黄，伴胸中烦热，身热，有汗，渴喜冷饮，面红，咽干，尿赤；苔黄或腻，脉滑数。治宜清泄痰热平喘。

（2）水凌心肺证　见咳逆气喘，倚息难于平卧，咯痰稀白，心悸、面目肢体浮肿，小便量少，形寒肢冷；舌胖暗，苔白滑，脉沉细。治宜温阳利水，泻壅平喘。

（3）肾气虚证　见喘促日久，气息短促，呼多吸少，动则喘甚，气不得续，咳而尿失禁，面青肢冷；舌淡苔薄，脉沉弱。治宜补肾纳气定喘。

七、气少

（一）概述

气少病因多由肺气不足、脾气虚弱及肾不纳气所致，故治疗上当从肺、脾、肾三脏进行论治。

（二）治疗与护理原则

（1）肺气不足证　见气短、自汗，动则尤甚，面色淡白，语声低微，神疲乏力，常易感冒；舌淡，脉虚软。治以补益肺气。

（2）脾气虚弱证　见气少，腹胀纳差，倦怠无力，便溏，面色萎黄；舌胖嫩苔薄腻，脉虚弱。治以补脾益气。

（3）肾不纳气证　见气短气促，动则尤甚，咳逆汗出，腰膝酸软，面色浮白；舌淡苔白，脉虚弱。治以纳气归肾，健脾益气。

八、不寐

（一）概述

失眠又称不寐，不得眠。是因心神失养或不安而引起经常不能获得正常睡眠为特征的一类病证。

（二）治疗与护理原则

（1）失眠虚证　多属阴虚火旺、心脾两虚、心胆气虚，实证多因心火亢盛、肝郁化火、痰热内扰所致。舌淡苔白，脉细弱。治以补益气血、滋养心脾。

（2）心火亢盛证　见心烦不寐，躁扰不安，口舌生疮，口干舌燥，小溲短黄；舌尖红、苔薄黄，脉数有力或细数。治以清心泻火，安神宁心。

（3）肝郁化火证　见急躁急怒，不寐多梦，甚至彻夜不眠，头晕头胀，目赤耳鸣，口干而苦不思食，便秘溲赤；舌红苔黄，脉弦数。治以清肝泻火，镇心安神。

九、易醒

（一）概述

易醒是指睡眠反常，不能熟睡，时时欲醒而言。

（二）治疗与护理原则

（1）心肝血虚证 见睡眠不熟，时时醒来，面色少华，心悸健忘，头晕目眩；舌淡红，苔薄白，脉弦细弱。治以滋肝补心，养血安神。

（2）心胆气虚证 见睡眠不安，易于惊醒，心悸不宁，胆怯惊恐，甚则坐卧不安，不思饮食；舌淡苔白，脉弦虚。治以补心安神，宁胆定惊。

十、多梦

（一）概述

多梦是指睡眠后梦多，不能熟睡的一种病证。

（二）治疗与护理原则

（1）心胆气虚证 见闭目入睡即有梦扰，梦见多为惊险事物，时易惊醒，心悸不安，遇事易惊恐；舌质淡，脉弦细无力。治以补心宁胆。

（2）心脾血虚证 见睡后梦扰，梦见多为往事遗迹，心悸怔忡，遇事善忘，神疲乏力，面色无华；舌淡，脉细弱。治以补益心脾。

（3）心肺气虚证 见睡后梦忧，梦见多为悲惨事情。面色苍白，气短咳喘，心悸不安；舌淡嫩，脉虚弱。治以补益心肺。

（4）心肾不济证 见睡后梦扰，梦见多为水中事物，心悸心烦，头晕目眩，耳鸣，遗精；舌红，脉细数。治以补肾宁心。

（5）肝火扰心证 见睡后乱梦纷纷，梦见多为野外草木，大火燔灼，神烦不安，头痛目赤，胸肋胀痛；舌边尖红，脉弦数。治以清泻肝火，养心安神。

十一、烦躁

（一）概述

烦躁为一精神异常症状，烦指胸内热而不安，即心烦，多为自身感觉；躁是指外形热而内不宁，即是体躁，多为他觉所察；由于烦、躁往往同时出现，故称之为烦躁。

（二）治疗与护理原则

（1）胆经郁热证　见烦时作，往来寒热，胸胁苦满，时时欲呕，不思饮食；舌苔薄白或薄黄，脉弦滑。治以和解少阳，清胆泄热。

（2）肝火扰心证　见心烦，甚则烦躁易怒，胸胁胀满，头晕头痛，睡眠差，多梦；舌尖红、苔薄黄脉弦数。治以清肝泻火，解郁除烦。

（3）阴虚火动证　见心烦不安，眩晕耳鸣，心悸少寐，午后潮热，颧红；口干，舌红，脉细数。治以滋阴降火。

十二、 健忘

（一）概述

健忘在中医里被称为"喜忘""善忘""多忘"等，最早记载可见于《黄帝内经》。中医认为健忘与心、脾、肾等脏腑功能失调密切相关。心主神志，脾主运化，肾主藏精，若这些脏腑功能受损，则可能导致精血亏虚、脑失所养，进而引发健忘。此外，痰浊上扰、瘀血闭阻等病理因素也可能导致健忘的发生。

（二）治疗与护理原则

（1）脑髓亏虚证　见恍惚善忘，远近无记，少寐头昏，精神萎靡，神情呆滞，反应迟钝，行动笨拙，伴齿摇发脱，腰膝酸困，男子阳痿或遗精，女子经闭或不孕，两耳失聪，二目昏花，面色暗滞；舌质红，脉沉细数无力。治以补肾益精，充养脑髓。

（2）精气不足证　见遇事即忘，语言零乱，形体消瘦，精神疲惫，腰酸腿软，行动迟缓，神志恍惚，反应迟钝，气短乏力，纳少尿频，心悸少寐；舌质淡，苔薄白，脉细弱无力。治以补益气血，养精固本。

十三、痴呆

（一）概述

痴呆是老年人所患一种难治性疾病，其病因多因髓海空虚，脾肾亏虚，痰浊蒙窍，瘀血阻脑所致，目前尚无很好治疗方法，中医辨证施治有一定的疗效。

（二）治疗与护理原则

（1）髓海不足证　见头晕耳鸣，记忆力和计算力明显减退。懈惰思卧，齿枯发焦，腰酸骨软，步行艰难；舌瘦色淡，苔薄白，脉沉细弱。治以补肾益髓，填精养神。

（2）脾肾两虚证　见表情呆滞，沉默寡言，记忆减退，失认失算，口齿含糊，词不达意，腰膝酸软，肌肉萎缩，食少纳呆，气短懒言，口涎外溢或四肢不温，腰痛喜按，鸡鸣泄泻；舌质淡白，体胖大，苔白或舌红，苔少或无苔，脉沉细弱，双尺尤甚。治以补肾健脾，益气生精。

（3）痰浊蒙窍证　见表情呆钝，智力衰退，或哭笑无常，喃喃自语或终日无语，呆若木鸡，不思饮食，脘腹胀痛，痞满不适，口多涎沫，头重如裹；舌质淡，苔白腻，脉细滑。治以健脾化浊，豁痰开窍。

十四、吐酸

（一）概述

胃中酸水上泛的症状称为泛酸，若随即咽下称为吞酸，若随即吐出称为吐酸。

（二）治疗与护理原则

（1）热证　多见吞酸时作，嗳臭腐气，胃脘饱闷，大便臭秽，口干渴，或心烦易怒；舌红苔黄厚，脉弦滑。治以清肝泻火，和胃降逆。

（2）寒证　表现为吞酸时作，嗳气酸腐，喜吐涎沫，饮食喜温，便溏；舌淡苔白，脉沉迟。治以温中散寒，和胃制酸。

十五、食欲差

（一）概述

食欲差是指对食物缺乏需求的欲望，中医称之为纳差。

（二）治疗与护理原则

（1）外邪犯胃证　表现为突然纳食减少，起病较急，兼有外感风寒、风热或暑湿等表证；舌淡苔白，脉浮。治当疏散外邪，醒胃运脾。

（2）饮食停滞证　见纳差，脘腹胀满，嗳腐泛酸，大便秽臭溏薄或秘结；舌苔厚腻，脉滑。治以消食导滞。

（3）肝气犯胃证 多于情志抑郁时纳差，胸胁胀痛，食后脘胀，嗳气；舌边红，苔薄，脉弦。治以疏肝理气，和胃健脾。

（4）脾胃阳虚证 多表现为纳差，腰膝酸软，畏寒肢冷，大便溏薄，小便清长；舌淡胖，苔薄白，脉沉细。治以温补肾阳，益气健脾。

十六、大便溏薄

（一）概述

大便溏薄是指大便不实，泻下溏薄如酱，或如鸭屎，又称为"溏泻"。

（二）治疗与护理原则

（1）脾胃气虚证 见泻时肠鸣腹内隐痛，往往食后即欲大便，经久不止，中气愈虚，神疲倦怠，饮食减少，面色萎黄；脉象濡弱。治以补益中气，涩肠止泻。

（2）湿热下注证 见大便糖薄，泻时腹痛不畅，肛门灼热，粪色深黄，小便短赤，舌红苔黄腻，多见于夏秋之间；舌红，苔黄腻，脉滑数。治以清热利湿。

（3）肝火亢盛者证 见腹内胀痛不舒，大便溏薄，多有矢气，性情急躁；舌红，苔黄腻，脉弦滑。治以清肝泻火健脾。

十七、夜间多尿

（一）概述

夜间多尿在中医中常被视为肾气不足、膀胱气化不利的表现。肾气是中医理论中的一个重要概念，与人体的水液代谢密切相关。当肾气不足时，膀胱的气化功能会受到影响，导致夜间尿量增多。此外，湿热下注、脾虚气陷等也可能导致夜尿增多。中医认为，肾主骨生髓，司二便，因此夜尿多的问题往往与肾脏功能失调有关。

（二）治疗与护理原则

（1）夜间多尿证 多见于肾阳虚衰、脾肾两虚。肾阳虚衰表现为夜间多尿，小便频数，尿后余沥，腰背酸软，滑精早泄，耳鸣；舌淡胖，苔薄白，脉沉细弱。治以温肾固涩。

（2）脾肾两虚证　表现为夜间小便频数，量多，形寒肢冷，体倦神疲，头晕耳鸣，腰膝酸软，治以温阳固涩。

十八、脱发

（一）概述

本症多因血热风燥、湿热上蒸、肝肾不足、气血两虚以及瘀血阻滞等所致。

（二）治疗与护理原则

（1）血热风燥证　表现为头发干燥焦黄，稀疏脱落，搔之有白屑叠飞，或有自觉头部烘热，头皮燥痒；舌红苔薄黄，脉弦滑。治拟养血润燥消风。

（2）脾胃湿热证　表现为头发潮湿，状如油擦，甚则数根头发彼此粘连在一起，鳞层油腻；舌红，苔黄腻。治拟健脾祛湿。

（3）肝肾不足证　表现为脱发病程久长，伴有头昏，耳鸣，目眩；舌红而干，苔剥，脉细。治拟补益肝肾。

（4）气血两虚证　表现为头发细软干燥少华，头发呈均匀脱落，日渐稀疏，少气乏力，语声低微，面色苍白，肢体麻木；舌质淡，少苔，脉细弱。治拟大补气血。

（5）瘀血阻滞证　表现为头发部分或全部脱落，日久不长，常有头痛，口渴饮而不欲咽，面色晦暗；舌质暗有瘀斑，脉细涩。治拟活血化瘀。

十九、头晕

（一）概述

头晕又称眩晕，是以视物昏花旋转，如坐舟车之状，严重者睁眼即感天旋地转，不能站立为主症的一种脑系疾病，可伴有恶心呕吐、出汗、心悸等。

（二）治疗与护理原则

（1）肝火上炎证　表现为头晕且痛，目赤口苦，胸胁胀痛，烦躁易怒，少寐多梦；舌红、苔黄腻，脉弦数。治拟清肝泻火，清利湿热。

（2）气血亏虚证　表现为头晕目眩，动则加剧，遇劳则发，面色萎白，神疲乏力，心悸少寐；舌淡苔薄白，脉细弱。治拟补养气血，健运脾胃。

（3）肝肾阴虚证　表现为眩晕久发不已，视力减退，两目干涩，少寐健忘，心烦口干，耳鸣，神疲乏力，腰酸膝软；舌红苔薄，脉弦细。治拟滋养肝肾，养阴填精。

二十、面浮

（一）概述

面浮以虚证为主，可分为肺气虚弱和脾阳不足。

（二）治疗与护理原则

（1）肺气虚弱证　表现为面浮，多见于年老体弱或久咳不愈者，面色萎白，气喘息短，语言无力，动则气急，形寒畏风，自汗；舌质淡，苔薄白，脉虚弱无力。治拟补肺益气，化痰止咳。

（2）脾阳不足证　表现为面浮，其色萎黄，四肢不温，自觉面部发胀，倦怠乏力，食少腹胀，大便溏薄，肌肉消瘦；舌质淡嫩有齿痕，苔薄白，脉虚弱。治拟健脾益气升阳。

二十一、颧红

（一）概述

颧红是指患者面部两颧泛红，常于午后加重，中医认为两颧发红多属阴虚有内热之象。

（二）治疗与护理原则

（1）阴虚内热证　表现为两颧红赤，午后为甚，咳嗽痰少质黏，或有咳血，形体消瘦，潮热盗汗，骨蒸，五心烦热，口渴，失眠，性情急躁急怒，男子遗精，女子月经不调；舌红少津，脉细数无力，多见于痨瘵证。拟滋阴降火。

（2）气阴耗伤证　表现为两颧发红，午后潮热，咳嗽无力，气短声低，伴有畏风、怕冷，自汗与盗汗并见，纳少神疲，便溏，面色苍白；舌质光淡，边有齿印，苔薄，脉细弱而数。拟益气养阴。

二十二、发白

（一）概述

发白是指头顶、前额或两侧鬓角的头发变白，并可逐渐发展至全部头发变白。

（二）治疗与护理原则

（1）肝肾不足证 表现为头顶及两鬓头发日渐疏变白，或见面色憔悴，头晕目花，腰膝酸软，手足心热，或盗汗，遗精，女子月经不调；舌红少苔，脉细数。拟滋补肝肾。

（2）气血亏虚证 表现为毛发苍白，干燥易折，伴有头发稀疏，少气乏力，纳食减少，面色无华；舌淡红，苔薄，脉濡细无力。拟益气养血。

（3）热盛血燥证 若青少年阳盛，出现热盛血燥之象，可表现为头发早白，散在于黑发之中或白发日渐增多，多无明显症状；舌尖红，苔薄黄，脉弦数。拟凉血清热润燥。

二十三、雀斑

（一）概述

雀斑是指面部皮肤生长黑褐色或淡黑色散在斑点，小如针尖，大如绿豆，数目多少不一，甚则延及满面。有时也可出现在颈、肩、手背等暴露部位。本症多由于先天不足，肾精亏虚，或邪郁血分，外感风邪，风火相结而成。

（二）治疗与护理原则

（1）肾精不足证 表现为面部斑点色淡，数少，损害较小，或伴有腰膝酸软，头晕乏力；舌淡苔白，脉沉细。拟滋阴补肾。

（2）火郁经络证 表现为面部褐色斑点色深，数目较多，损害较大，伴口干口苦，心烦，尿黄；舌质红，苔薄黄，脉浮数。拟凉血活血，清火祛风。

二十四、蝴蝶斑

（一）概述

蝴蝶斑又称"黄褐斑"，是指面部皮肤出现点状或片状的褐色斑点，不高出表皮，其颜色加深与日晒有明显的关系，常分布在鼻翼两侧、颧部、前额、上唇、眼眶周围，有时状如蝴蝶。本症一般无自觉症状，多见于女性。蝴蝶斑多由肝气郁滞、湿热内蕴及阴虚火旺等引起。

（二）治疗与护理原则

（1）肝气郁滞证　表现为颜面、鼻周、眼眶周围皮肤的褐色斑点，边界清楚，伴有两胁胀痛，烦躁易怒，嗳气频频，纳谷不香；舌苔薄黄，脉弦。拟疏肝解郁理气。

（2）肝火上炎证　表现为面部褐斑较深，伴有头痛口苦，便秘溲赤；舌红，苔黄或黄腻，脉弦数。拟清肝泻火。

（3）湿热内蕴证　表现为面部褐斑，边界不甚清楚，自边缘向中心斑色逐渐加深，伴有重胸闷，渴不欲饮；舌苔黄腻，脉滑数，拟清化湿热。宣通气机。

（4）阴虚火旺证　表现为面部褐斑，其色或淡或深，呈点状或片状，大小不一，境界尚清，但边缘不整，伴有头晕耳鸣，五心烦热，心悸失眠，腰酸膝软；舌红少苔，脉细数。拟滋阴降火。

二十五、畏光

（一）概述

畏光是指眼对光线刺激的耐受下降，又称羞明，有此症状的患者，一遇强光则难于睁眼，强行睁开眼即觉疼痛、流泪。

（二）治疗与护理原则

（1）实热证　症见面红目赤，口干欲饮，溺黄便秘；舌质红苔黄，脉滑数。治宜清热泻火。

（2）虚热者证　症见颧红目赤，心烦口干；舌红少苔，脉细数。治宜养阴清热。

二十六、流泪

（一）概述

流泪在中医中被称为"流泪症"，是指泪液不循常道而溢出睑弦的眼病。中医对流泪症的认识历史悠久，认为其发病与肝、肾、脾等脏腑功能失调密切相关。根据流泪的冷热性质不同，中医将其分为冷泪和热泪两大类。冷泪多因肝肾虚、泪道不畅所致，而热泪则多因外感风热或肝火上炎引起。

（二）治疗与护理原则

（1）内治　根据中医辨证施治的原则，流泪症可以分为不同的类型，如肝血不足、气血不足、肝肾两虚等。针对不同类型，使用不同的中药方剂进行治疗。

肝血不足，外感风邪：治法为补养肝血，兼祛风邪，常用的方药有止泪补肝散。

气血不足，收摄失司：治法为益气养血，收摄止泪，常用的方药有八珍汤。

肝肾两虚，约束无权：治法为养肝益肾，固摄止泪，常用的方药有左归饮。

（2）外治　包括针灸、热敷或中药治疗。针灸治疗可以选取合谷、睛明、攒竹、承泣等穴位。此外，还可以使用中药熏蒸或滴眼液，如含硫酸锌的滴眼液。

（3）饮食调整　建议患者避免辛辣肥腻的食物，多吃清淡饮食，有助于病情恢复。

（4）情志调护　保持良好的心态，避免过度的情绪波动，以免影响治疗效果。

（5）环境调整　保持周围环境清洁、安静、空气流通、光线柔和，外出时戴有色眼镜，避免风沙、强光刺激。

（6）个人卫生　注意眼部卫生，避免用脏手揉眼睛，防止感染。

（7）术后护理　如果进行了手术治疗，需要按照医嘱使用抗生素、激素眼药水点眼，并定期冲洗泪道。

（8）针灸治疗　针灸治疗迎风流泪可以取足三阳经穴，如肝俞、风池、目窗、头临泣、睛明等穴位，用泻法，但忌用灸法。

二十七、目干涩

（一）概述

眼部赤肿不显，只觉眼内干涩不舒者为目干涩。目干涩者多为阴液不足，目失濡养。

（二）治疗与护理原则

（1）中药内服　根据中医辨证施治的原则，干眼症可以分为肝肾阴虚型、气阴两虚型和阴虚湿热型等。针对不同类型，使用不同的中药方剂进行治疗。例如，肝肾阴虚型可使用六味地黄丸或知柏地黄丸，气阴两虚型可使用生脉散加味，阴虚湿热型可使用甘露饮加减。

（2）中药熏蒸和热敷　使用桑叶、菊花、蒲公英、薄荷、淡竹叶等中药，煎煮后利用热气熏蒸眼部，或将毛巾浸入药液拧干后敷在眼睛上，以刺激泪腺分泌，促进眼部血液循环，减轻干涩和疲劳。

（3）眼部雾化　通过超声雾化技术，将药液震荡成细微的雾滴，直接作用在泪膜及角结膜，缓解眼部瘙痒、干涩、红肿等症状。

（4）穴位按摩　通过按摩眼周的特定穴位，如攒竹穴、鱼腰穴、阳白穴、丝竹空穴、承泣、四白、翳风等，促进血液循环，消除疲劳，增加睑板腺分泌物的排出，缓解干眼症状。

（5）耳穴压丸　选择耳部穴位（如眼、肝、脾、肾等耳穴）进行耳穴压丸，定期按压这些穴位，可活血明目。

（6）艾灸　借助艾灸的热力刺激眼周穴位，可以温通经络，疏通眼周及肝经的郁滞，改善局部血液循环。

（7）刮痧疗法　使用刮痧板，在头、面、颈、眼周等部位进行垂直按揉法缓慢按揉，可明目开窍。

（8）饮食调整　建议多吃富含维生素A的蔬菜、水果（如胡萝卜、豆类等），少吃辛辣煎炸的食品，并且戒烟、少饮酒。

（9）中成药　使用中成药如枸杞菊花茶、养血明目丸、明目地黄丸等，这些药物具有滋阴养血、明目退翳的功效。

（10）日常护理　包括保持眼睛湿润、调整用眼习惯、保持室内空气湿润等，以缓解眼睛干涩。

二十八、鼻流清涕

（一）概述

鼻流清涕是指鼻流出清稀分泌物，常伴有鼻塞、鼻痒、打喷嚏等症状。

（二）治疗与护理原则

（1）外感风寒证　表现为鼻塞，涕多清稀，喷嚏频作，局部检查见，鼻内肌膜肿胀淡红，讲话鼻音重，全身可见头痛，恶寒重、发热轻，口淡不渴；舌质淡，苔薄白，脉浮紧。治拟辛温通窍，疏散风寒。

（2）肺气虚弱证 表现为鼻窍奇痒，喷嚏频频，多见一侧鼻塞，健脾流大量清涕，半塞不适，嗅觉减退，鼻窍黏膜多呈淡红或苍白，鼻下甲水肿；患者平素恶习怕冷，易感冒；舌质淡红，苔薄白，脉虚弱。治拟温补肺脏，祛风散寒。

（3）脾气虚弱证 表现为鼻塞、鼻胀较重，时而喷嚏，鼻流清涕，淋漓而下，嗅觉迟钝，双鼻下甲黏膜肿胀较甚，苍白或质暗，或呈息肉样变；患者平素常患头重头昏，神疲气短，祛寒；舌质淡或淡胖，舌边或有齿印、苔白，脉濡弱。治拟健脾益气，补肺敛气。

（4）肾气虚弱证 表现为鼻痒不适，喷嚏连连，时间较长，清涕难敛，早晚较甚，鼻窍黏膜苍白水肿，鼻底有清涕，平素畏恶风冷，四肢不温，或腰膝酸软，小便清长；舌质淡，脉来细弱。治拟温肾壮阳。

二十九、耳鸣

（一）概述

耳鸣是患者在耳部或头部的一种声音感觉，外界并无相应的声源存在。

（二）治疗与护理原则

（1）肝火上扰证 表现为耳鸣如潮声，或如风雷声，暴怒之后，突发或加重，头痛头晕，目赤面红，口苦咽干，烦躁不安；舌质红，苔薄黄，脉弦数。拟清肝泻火，开郁通窍。

（2）脾气虚弱证 表现为耳鸣如蝉鸣或如蚊叫，持续不息，常产生于思虑太甚或疲劳过度之后，伴食欲缺乏，食后腹胀，大便溏薄；舌苔薄腻，脉细弱。拟健脾升阳，益气通窍。

（3）肾精不足证 可表现为耳内常闻蝉鸣声，昼轻夜重，头晕目眩，腰膝酸软，手足心热；舌质红，苔薄少，脉细数。拟补肾益精，滋阴潜阳。

（4）肾元亏虚证 表现为两耳鸣响，声细而微，持续不休，昼轻夜重，头晕健忘，畏寒肢冷，夜尿频多，大便溏薄；舌质淡，苔白，脉沉细。拟温肾壮阳，祛寒通窍。

三十、口苦

（一）概述

口苦指感觉饮食有异常苦味，甚或自觉口中苦味。

（二）治疗与护理原则

（1）肝胆郁热证　主要可见头痛头晕，目赤目眩，两胁胀痛，尿黄便干；舌尖边红，苔黄腻，脉弦数有力。热象明显者，治以清解肝胆郁热。

（2）痰热扰胆证　口苦常为伴随症状，临床多表现为惊悸不寐，口苦心烦；苔黄腻，脉弦滑。宜清降积热，化痰宁神。

三十一、口干

（一）概述

口干是指口中津液不足，自觉口内干燥的症状。

（二）治疗与护理原则

（1）肺燥伤津证　多由外感燥邪，灼伤肺津或久咳肺阴受损，症可见口干咽干，鼻干，唇燥，干咳无痰。若燥邪胜，舌干无苔，脉细者，治宜清燥润肺，养阴益气，方以清燥救肺汤；若肺胃津伤明显，舌红少苔，脉细数者，治宜清润肺胃，甘寒生津。

（2）阴虚火旺证　多因热病后期阴津被灼，肾阴虚，相火亢而开合失司，症可见口干咽燥入夜尤甚，五心烦热或骨蒸潮热，虚烦失眠，或大渴引饮，小便量多。治宜滋阴降火。

三十二、口臭

（一）概述

口臭指自觉或他人闻及患者口气臭秽的症状。凡口臭大多数因肠胃积热而致。所谓积热，属于实热范畴，包括蓄积之热和食积所化之热。

（二）治疗与护理原则

（1）蓄积之热　每由素食辛辣厚味，化生内热，聚积肠胃，并循经上炎，可见龈肉萎缩，牙痛，并见口渴喜冷饮，或伴有大便秘结干燥；舌红苔黄，脉滑数有力。治宜清胃泄热。

（2）食积化热 起因于宿食停滞，浊气上冲于口，见口气酸腐，或带食味，如蒜葱等，可兼有脘腹胀满，食欲减退；舌苔必垢厚，脉实或迟。此宜清热导滞。

三十三、牙痛

（一）概述

牙痛是指牙齿因各种原因引起的疼痛，是口腔疾患中常见的症状之一。它可能由多种牙齿疾病和牙周疾病引起，表现为牙疼痛、牙龈肿胀、咀嚼困难、口渴口臭等症状。牙痛不仅影响患者的日常生活质量，还可能是某些严重口腔疾病的早期信号。

（二）治疗与护理原则

（1）风寒牙痛证 见牙齿抽掣样疼痛，遇冷痛甚，得热痛减，时恶风寒；舌淡红，苔薄白，脉浮紧或迟缓。治宜疏风散寒止痛。

（2）热邪牙痛证 可分为胃火牙痛与虚火牙痛。胃火牙痛症见牙齿疼痛，胀痛为主，或牙龈发红肿胀，痛引头脑，口气热臭，口渴饮冷，大便秘结，小便黄赤；舌红干，苔黄，脉洪数或滑数。治宜清泄胃热止痛。

（3）虚火牙痛证 见牙齿隐隐作痛，牙根浮动，腰膝酸软，口干咽燥，颧红潮热，虚烦不寐；舌红少津，少苔，脉细数。治宜滋阴补肾。

（4）气虚牙痛证 见牙痛隐隐，痛热绵绵，牙龈不甚红肿，面色萎白，少气懒言，自汗心悸，小便清长；舌淡胖，苔白，脉虚弱。治宜健脾补气缓痛。

（5）龋齿牙痛证 见牙齿蛀孔疼痛，时发时止，进食有刺激性食物均可引起疼痛；舌脉如常。治宜清热止痛。

三十四、咽喉肿痛

（一）概述

咽喉肿痛是指咽喉部一侧或两侧肿胀作痛，吞咽不利症状，可波及咽喉全部，是咽喉部疾病最常见症状之一。咽喉肿痛多因风热邪毒侵犯及脏腑亏损、虚火上炎所致。

（二）治疗与护理原则

（1）外感风热证　病之初起，风热外侵，肺经有热，表现为咽喉肿痛逐渐加剧，发热恶寒，咳嗽有痰；舌边尖红，苔微黄，脉浮数。治宜疏风清热，消肿利咽。

（2）肺胃热盛证　若邪热传里，肺胃热盛导致咽喉红肿疼痛剧烈，痛连耳根及颌下，壮热，口渴引饮，口臭，小便黄，大便结；舌红苔黄，脉洪数。治宜清热解毒，利咽消肿。

（3）阴虚火旺证　脏腑亏损、虚火上炎则分为肺阴亏虚和肾阴虚损。肺阴亏虚则表现为久病、咽喉微肿微痛，干咳少痰或无痰，手足心热，午后颧红潮热；舌红少苔，脉细数。治以养阴清肺，生津润燥。肾阴虚损表现为久病，咽干，咽喉微肿痛，头晕耳鸣，心烦多梦；舌红少苔，脉细数。治宜滋阴降火，清利咽喉。

三十五、背冷

（一）概述

背冷是患者自觉背部发冷怕冷的一种症状。

（二）治疗与护理原则

（1）阳虚阴盛证　背部为诸阳经所过，过脏腑腧穴所在，脏腑阳气虚衰，背部失于温煦，症见背冷喜暖，得热冷感消失，四肢冰冷，面色苍白；舌淡苔白，脉沉迟无力。治宜温经助阳，祛寒化湿。

（2）痰饮内伏证　久病体弱，或年老气衰，脾阳不足，气化失司，水湿停留，凝聚成饮，痰饮留积，阳气被阻遏不能展布。症见背冷，痰多，头晕目眩，食少腹胀；舌苔白滑，脉沉。治宜温化痰饮。

三十六、乳房胀

（一）概述

乳房胀是指患者自觉乳房作胀，甚至疼痛的症状。常见于妇女行经前和经期。

（二）治疗与护理原则

（1）肝气郁结证　乳房作胀或痛，兼胁肋胀痛，精神抑郁，善太息；舌淡，苔薄，脉弦。治宜疏肝理气解郁。

（2）肝肾阴虚证 乳房作胀或痛，兼腰膝酸软，头晕耳鸣；舌红少苔，脉弦细。治宜滋补肝肾。

三十七、腰痛

（一）概述

腰痛可由寒湿、湿热、瘀血、肾虚等原因引起，其中肾虚为主要因素。

（二）治疗与护理原则

（1）寒湿腰痛证 症见腰部冷痛重着，转侧不利，逐渐加重，静卧病痛不减，寒冷和阴雨天则加重。治宜散寒行湿，温经通络。

（2）湿热腰痛证 症见腰部疼痛，重着而热，暑湿阴雨天气症状加重，活动后或可减轻，身体困重，小便短赤。治宜清热利湿，舒筋止痛。

（3）瘀血腰痛证 症见腰痛如刺，痛有定处，痛处拒按，日轻夜重，轻者俯仰不便，重者不能转侧。治宜活血化瘀，通络止痛。

（4）肾虚腰痛证 ①肾阴虚证：症见腰部隐隐作痛，酸软无力，缠绵不愈，心烦少寐，口燥咽干，面色潮红，手足心热；治宜滋补肾阴，濡养筋脉。②肾阳虚证：症见腰部隐隐作痛，酸软无力，缠绵不愈，局部发凉，喜温喜按，遇劳更甚，卧则减轻，常反复发作，少腹拘急，面色㿠白，肢冷畏寒；治宜补肾壮阳，温煦经脉。

三十八、腰酸

（一）概述

腰部酸楚不适，绵绵不已，且伴有腰部轻度疼痛的病症，称为腰酸。腰酸可因肾虚及劳损引起。

（二）治疗与护理原则

（1）肾虚证 ①肾阴虚证：症见腰酸，伴有腰膝酸软、头晕耳鸣、失眠多梦、五心烦热、潮热盗汗等；治宜滋补肾阴。②肾阳虚证：症见腰酸，同时有腰膝冷痛、畏寒肢冷、小便清长、夜尿频多、阳痿早泄等；治宜温补肾阳。

（2）寒湿证 症见腰酸重着，冷痛，遇阴雨天气或受寒后加重，得热则舒，活动后可稍缓解。治宜散寒除湿，温通经络。

（3）湿热证　症见腰酸胀痛，伴有灼热感，口苦咽干，小便短赤，大便黏滞。治宜清热利湿。

（4）瘀血证　症见腰酸如刺，痛有定处，拒按，日轻夜重，或伴有外伤史。治宜活血化瘀，通络止痛。

三十九、胃脘痛

（一）概述

胃脘痛是以上腹胃脘部近心窝处经常发生疼痛为主症。

（二）治疗与护理原则

（1）肝气犯胃证　见胃脘胀痛，攻撑作痛，脘痛连胁，胸闷嗳气，喜长叹息，大便不畅，得嗳气、矢气则舒，遇烦恼郁怒则痛作或痛甚；苔薄白，脉弦。治宜疏肝理气，和胃止痛。

（2）胃阴亏虚证　见胃脘隐隐疼痛，似饥而不欲食，口燥咽干，五心烦热，消瘦乏力，口渴思饮，大便干燥；舌红少津，脉细数。治宜滋阴益胃，和中止痛。

（3）脾胃虚寒证　见胃痛隐隐，绵绵不休，喜温喜按，空腹痛甚，得食则缓，劳累或受凉后发作或加重，泛吐清水，神疲纳呆，四肢倦怠，手足不温，大便溏薄；舌淡苔薄，脉虚弱。治宜温中健脾，和胃止痛。

四十、半身不遂

一、概述

上下肢偏左或偏右不能运动，称为半身不遂。为中风症状之一。

二、治疗与护理原则

（1）气虚血瘀证　除半身不遂，肢软无力外，并伴有患侧手足浮肿，语言謇涩，口眼歪斜，面色萎黄，或暗淡无华；苔薄白，舌淡紫，或舌体不正，脉细涩无力。治宜补气活血，通经活络。

（2）肝阳上亢证　表现为患侧僵硬拘挛，头痛头晕，面红目赤，耳鸣；舌红绛，苔薄黄，脉弦有力。治宜平肝潜阳，息风通络。

第二节　中医妇科常见症状护理

一、月经先期

（一）概述

月经周期提前7日以上，一般在20日左右，甚至一月两次者，称为月经先期，又称为经早、经期超前。

（二）治疗与护理原则

（1）血热证　表现为月经先期量多、色红、质黏稠或有瘀血块，烦躁口渴，小便黄赤，大便干结；舌质红，苔黄，脉数有力。治拟清热凉血调经。

（2）虚热证　表现为月经先期量多或少，色鲜红，质稀，或质黏稠无血块，头晕心慌，腰膝酸软，夜寐甚差，手足心热；舌红苔少或无苔，脉细数。治拟养阴清热调经。

（3）气虚证　表现为月经先期量多、色淡红，质清稀无血块，头晕神疲，气短懒言，纳食较少，大便或溏，小腹空坠；舌质淡，苔薄润，脉虚。治拟健脾益气，固冲摄血。

二、经乱

（一）概述

经行前后无定期：月经不按周期来潮，或先或后，无一定规律，为经行先后无定期，又称"经乱"。

（二）治疗与护理原则

（1）肝郁证　表现为经行或先或后，经量或多或少，色正常或暗红，有小血块，行而不畅，小腹胀痛，胸闷不舒，两乳房作胀，精神抑郁，或急躁易怒；舌苔黄白微腻，脉弦。拟疏肝解郁，养血调经。

（2）肾虚证　表现为月经先后无定期，量少或多，色淡红，质偏稀，伴有头昏，腰酸，小便频数，夜寐久佳；舌质淡红，苔少，脉细数或沉弱无力。拟养血补肾调经。

（3）脾虚证　表现为经来时先后无定期，量或多或少，色淡红，质清，面色萎黄不华，少气懒言，四肢倦怠，消瘦，食少纳呆，脘腹胀满，大便溏薄；舌淡，苔白，脉缓弱。拟补脾益气，养血调经。

三、月经过多

（一）概述

月经周期基本正常，而经量明显增多，一般连续2个月以上者，称为"月经过多"。

（二）治疗与护理原则

（1）中气虚弱证　表现为月经量多，色淡红或正常，质清稀，或血块与淡红血水并见，面色萎白，气短懒言，肢软无力，或动则汗出，或小腹空坠；舌质淡，苔薄白，脉细弱。治拟补气升阳，摄血固冲。

（2）血热证　主要表现为经来量多，色鲜红或深红，质黏稠有光泽，间有血块，或小腹作胀，血流出自觉有热感。全身可伴见唇干红、口渴、心烦、小便短黄，大便燥结；舌红，苔黄，脉滑数。治拟清热凉血，止血固冲。

（3）血瘀证　表现为经行量多，阵发性出血，色紫黑，有较大血块，小腹疼痛，血块排出后疼痛减轻，出血减少，胸闷烦躁；舌质紫暗，或有瘀点，脉细涩。治拟活血化瘀止血。

（4）气虚证　主要表现为月经量多，色淡红或正常，质清稀，或血块与淡红水并见，面色萎黄，气短懒言，肢软乏力；小腹空坠；舌质淡苔白，脉细弱。治拟补气健脾摄血。

四、月经过少

（一）概述

月经过少属于月经不调，以经量排出明显减少甚至点滴而净为主要表现，或行经时间过短，不足2日，经量也因而减少者。

（二）治疗与护理原则

（1）阴血虚证　主要表现为月经后期，经量逐渐减少，甚则点滴即净，色淡红，质清稀无块，头昏眼花，腰俞酸楚；舌淡红或淡白，舌体瘦薄，可能伴有齿痕，脉细弱或细数。治拟养血阔经，兼滋化缘。

（2）气滞证 表现为月经周期延后，经水涩少，行而不畅，经色紫红或暗黑有块，小腹胀痛，胸闷胁肋作胀，经前乳房作胀，烦躁不安；舌质正常，苔薄白，脉弦或涩。治拟疏肝理气，活血调经。

（3）虚寒证 表现为经来量少，周期落后，色暗质黏或清稀，或有血块，排出不畅，小腹冷痛，得热则减，形体畏寒；舌质正常苔薄白，脉细沉。治拟温经散寒，活血调经。

五、痛经

（一）概述

痛经以随月经周期发生小腹疼痛或痛引腰骶为特征。

（二）治疗与护理原则

（1）气滞血瘀证 主要表现为经行腹痛，拒按，经量少或经行不畅，经色紫暗有块，血块排出疼痛可减，经净后疼痛自消，伴见胸胁、乳房作胀；舌暗或见瘀点，脉弦或弦滑。治以理气化瘀止痛。

（2）湿热下注证 表现为经行前后少腹胀痛，拒按，有灼热感，或伴有腰骶部胀痛，或平时小腹部时痛，经来疼痛加剧，经色暗红，质稠或有块，平时带下色黄，时或低热起伏，小便短黄；舌红，苔黄腻，脉弦数或濡数。治以清热除湿，化瘀止痛。

（3）气血虚弱证 表现为经行前后小腹隐隐作痛，喜揉按，经量少，色淡质薄，神疲乏力，面色萎黄，或食欲缺乏；舌质淡，苔薄白，脉细弱。治以益气补血止痛。

（4）肝肾虚损证 表现为经行前后小腹绵绵作痛，经色暗淡，经量少而质薄，或有耳鸣、头晕、眼花，或有腰酸，少腹空坠不温，或潮热；脉细数。治理益肾养肝止痛。

六、闭经

（一）概述

确诊闭经以后，应辨别证候的虚实以论治。虚者多见肝肾不足，气血虚弱，阴虚血燥；实者多因气滞血瘀，瘀湿阻滞。但病因多端，机理复杂，故在诊断上须通过有关检查，排除生理性闭经，找出引起闭经的原因；或因他病，或器质性原因引起闭经，则又当先治他病，或在判断病势的基础上采取相应的治疗方法。

（二）治疗与护理原则

（1）肝肾不足证　主要表现为年逾十八尚未行经，或由月经后期量少逐渐发展为闭经，腰酸腿软，头晕耳鸣；舌淡红，苔少，脉沉弱或细涩。治拟补肾养肝调经。

（2）气血虚弱证　主要表现为月经逐渐后延，量少，经水色淡而质薄，继而停经不行。全身或头昏眼花，或心悸气短，神疲肢软，或食欲缺乏，毛发不泽易脱落，羸瘦萎黄；舌淡苔少或薄白，脉沉缓或虚数。治拟补气养血调经。

（3）阴虚血燥证　主要表现为经血由少而渐至停闭，全身症状伴见五心烦热，两颧潮红，交睫盗汗，或骨蒸劳热，或咳嗽咯血；舌红少苔，脉细数。治拟养阴清热调经。

七、带下过多

一、概述

女子阴道内流出的液体超过了正常量，同时色、质、气味异常者，称为"带下过多"。

（二）治疗与护理原则

（1）脾虚证　主要表现为带下量多，色白或淡黄，质稀无臭气，绵绵不断，面色萎黄，脘腹痞胀，纳差便溏，神疲乏力；舌淡，脉细弱。治拟健脾益气，升阳除湿。

（2）肾虚证　主要表现为带下量多，色白质稀无臭气，或黏腻，绵绵不断，面色萎黄晦暗，腰酸膝软，小腹有冷感，大便时溏，小便清长，或频数失禁，形体畏寒；舌淡苔白，脉细或沉迟。治拟温补肾阳，固任涩带。

（3）肝郁证　主要表现为带下量多，色白或黄，质稍黏，或黏稀不一，无臭气，头昏目眩，胸闷烦躁，两胁作胀，精神抑郁，情志不畅，喜叹息；苔腻脉弦。治拟疏肝解郁，健脾止带。

（4）湿热证　主要表现为带下量多，色黄质黏腻如脓样，或赤白相间，或夹鲜红血液，有臭气，口苦咽干，小便黄赤；舌红苔黄腻，脉滑数。治拟清热利湿，固任止带。

八、带下过少

一、概述

女子阴道内流出的液体过少，甚至不能润泽阴道，主要见于经后期到经间排卵期者，称"带下过少"。

（二）治疗与护理原则

（1）肝肾亏损证　主要表现经后期至经间排卵期，带下过少，甚或全无，阴道干燥，或伴阴痒，头昏腰酸，胸闷烦躁，夜寐甚差；舌质偏红，苔薄黄或少苔，脉细弦或数。治拟滋补肝肾，生津养液。

（2）脾胃虚弱证　主要表现为经后期至经间期，带下量少，甚或全无，自觉阴道内干燥或兼阴痒，纳差神疲，脘腹作胀，矢气频频，大便或溏；舌淡红，苔薄白腻，脉细弱。治拟健脾和胃，益气生津。

九、不孕症

一、概述

不孕症是指女子结婚以后，夫妇同居，配偶健康且生殖功能正常，未避孕 2 年以上而不受孕者，或已生育、堕胎后未采取避孕措施又连续2年以上不孕者。肾主生殖，不孕与肾的关系密切，肾气旺盛，精血充沛，任通冲盛，两精相搏，才能受孕。

（二）治疗与护理原则

（1）肾阳虚证　表现为不孕，月经后期量少、色淡红，无血块，或少量血块，或月经稀发，甚则闭经。小腹觉冷，带下清稀，性欲淡漠，入冬易寒；舌质紫暗，苔白脉细。治拟补肾助阳，暖宫种子。

（2）肾阴虚证　表现为婚后不孕，月经先期，量少、色红，无血块，或月经尚正常，形体消瘦，心情焦急，口干，五心烦热，或形瘦寐差，头昏晕，心悸失眠，腰腿酸，午后低热；舌质红，苔黄，脉细带数。治拟滋阴清热，养血和冲。

第三节　中医男科常见症状护理

（一）概述

阳痿，又称阴痿。男性未过八八天癸殆尽之年，阴茎不能勃起，或勃起不坚，或坚而不持久，致使不能进行性交者，称阳痿。

（二）治疗与护理原则

（1）元阳不足证　阴冷，腰痛，膝软，耳鸣，脱发，牙齿松动，畏寒肢冷，形体瘦弱，短气乏力，头晕目眩，面色萎白；舌淡胖润或有齿痕，脉沉细尺弱。治疗当以温补肾阳为主。

（2）心脾两虚证　若心脾气虚，则心悸，短气，自汗，面色萎黄，形体瘦弱，神疲乏力，饮食减少，脘胀，便溏；舌淡，脉细。若心脾血虚，则心悸，怔忡，易惊，多梦，失眠，面色萎白，形瘦神疲；舌淡，脉细。但一般临床所见，多为心脾气血两虚之证，治疗宜补益心脾。

（3）惊恐伤肾证　怵惕不宁，多疑易惊，精神不振，失眠多梦，平时阴茎尚能勃起，但每同房时则焦虑不安，反致阳痿不举；舌脉往往正常。治疗应安神定志。

（4）湿热下注证　阳痿而兼阴部潮湿或痒痛，小便短赤；舌苔黄或厚，脉弦或数，宜清热胜湿。

二、不育

（一）概述

指男子无精子或精少而不能生育。

（二）治疗与护理原则

（1）肾精亏证　精少，腰膝酸软，耳鸣脱发，牙齿松动，形体瘦弱，短气乏力，头晕健忘；舌淡，脉细弱。治疗当补益肾精。

（2）肾阳虚弱证　阳痿阴冷，精少，腰膝软，畏寒肢冷，形体瘦弱，短气乏力，头晕目眩，面色萎白；舌淡胖润或有齿痕，脉沉细尺弱。治疗当以温补肾阳为主。

（3）气血两虚证　心悸短气，自汗盗汗，面色萎黄，形体瘦弱，失眠多梦，神疲乏力；舌淡，脉细。治宜补益气血。

（4）湿热下注证 阴部潮湿或痒痛，口苦黏腻不爽，口干不欲饮，面红目赤，心烦易怒，小便短赤，大便干结；舌苔黄或厚，脉弦数或滑数。宜清热利湿。

附录 中医常见症状护理措施

1. 饮食调养

（1）原则 中医认为"药食同源"，饮食调养在水肿护理中占据重要地位。水肿患者应避免食用生冷、油腻、辛辣及高盐之物，以免加重脾肾负担，影响水液代谢。

（2）推荐食物 多摄取具备健脾利湿、消肿利尿功效的食物，如冬瓜、赤小豆、薏苡仁、红枣等。这些食物有助于身体健康和恢复。

（3）蛋白质摄入 根据水肿的严重程度和个体情况合理搭配食物。轻度水肿患者可适当增加蛋白质的摄入，如瘦肉、鱼类等；而重度水肿、大量蛋白尿的患者则应控制蛋白质的摄入量，以减轻肾脏负担。

（4）辨证饮食 阳水证者可给予清热利水之品，如西瓜、冬瓜、赤小豆等；阴水证者饮食宜富于营养，多食用补中益气温阳之品，如大枣、牛羊肉等。

2. 药物使用

（1）辨证施治 中医治疗水肿常根据患者体质进行辨证施治，采用中药汤剂、丸剂、散剂等多种形式。

（2）服药注意事项 遵循医嘱按时按量服药，并注意观察药物反应。如出现过敏反应、恶心呕吐等不良反应，应及时就医。此外，还需注意中药与西药之间的相互作用，避免药物之间的不良反应。

（3）特殊用法 如服攻下逐水药者，中药应频服，并观察二便情况。阳水兼风者，中药汤剂不宜久煎，宜热服；阴水证者宜温服。

3. 生活起居调节

（1）环境适宜 保持室内环境清洁、通风，避免潮湿和霉变。根据患者的体质和病情调节室温，如寒证、阳虚证者宜病室向阳、室温偏高；热证、阴虚证者病室温度宜稍低、通风凉爽。

（2）衣着选择　选择宽松、透气、吸汗的衣物，避免穿着紧身衣物以免加重水肿。

（3）休息与运动　根据水肿程度合理安排休息与运动。重症或高度浮肿的患者应卧床休息，水肿减轻后方可逐步下床活动。轻度水肿患者可适度活动，如散步、打太极拳等，以促进气血运行、增强机体抵抗力。但应避免过度劳累以免加重病情。

4．特色护理

（1）中医外治法　如针灸、推拿、拔罐等中医外治法能够疏通经络、调和气血、促进水肿消退。这些方法应由专业人士操作以确保安全有效。

（2）情志调护　中医认为情绪的稳定对水肿的康复至关重要。因此，患者家属应给予患者足够的关心和支持，帮助患者及时调整情绪、保持健康积极的心态。

（3）中药熏洗法　用具有清热养血、养阴祛风等功效的中药煎汤进行熏洗治疗，有助于活血化瘀、消除水肿。但需注意熏洗过程中的安全和舒适感。

第十八章　急诊科护理

第一节　呼吸衰竭护理

一、概述

呼吸衰竭是指各种原因引起的肺通气（肺泡气与外界气体交换）和（或）肺换气（肺泡气与血液之间气体交换）功能严重障碍，以致在静息状态下亦不能维持足够的气体交换，导致低氧血症伴（或不伴）高碳酸血症，进而引起一系列病理生理改变和相应临床表现的综合征。其诊断依赖于动脉血气分析：在海平面、静息状态、呼吸空气的条件下，动脉血氧分压（PaO_2）< 60 mmHg，伴或不伴有动脉血二氧化碳分压（$PaCO_2$）> 50 mmHg，并排除心内解剖分流和原发于心排血值降低等因素。

根据起病缓急，呼吸衰竭可分为急性呼吸衰竭和慢性呼吸衰竭。①急性呼吸衰竭：由于某些突发的致病因素，如严重肺疾病、创伤、休克、电击、溺水、急性气道阻塞等，使肺通气和（或）换气功能迅速出现严重障碍，在短时间内发生呼吸衰竭，因机体不能很快代偿，若不及时抢救，会危及患者生命。②慢性呼吸衰竭：多继发于慢性阻塞性肺疾病（COPD）、肺结核、间质性肺疾病、神经肌肉病变等，造成呼吸功能的损害逐渐加重，经过较长时间发展为呼吸衰竭。早期虽有低氧血症或伴高碳酸血症，但机体通过代偿适应，生理功能障碍和代谢紊乱较轻，pH在正常范围。另一种临床较常见的情况是在慢性呼吸衰竭的基础上，因合并呼吸系统感染、气道痉挛或并发气胸等情况，病情急性加重，短时间内出现PaO_2显著下降和$PaCO_2$显著增高，称为慢性呼吸衰竭急性加重，其病理生理改变和临床情况兼有急性呼吸衰竭的特点。

按照动脉血气分析，呼吸衰竭可分为I型呼吸衰竭和Ⅱ型呼吸衰竭。①I型呼吸衰竭：即低氧性呼吸衰竭，PaO_2 < 60 mmHg，$PaCO_2$正常或低于正常，主要见于肺换气功能障碍（通气/血流比例失调、弥散功能损害、肺动静脉分流等），如严重肺部感

染性疾病、间质性肺疾病、急性肺栓塞等。②Ⅱ型呼吸衰竭：即高碳酸性呼吸衰竭。$PaCO_2 < 60$ mmHg，$PaCO_2 > 50$ mmHg，系肺泡通气不足所算单纯通气不足，低氧血症和高碳酸血症的程度是平行的，若伴有换气功能障碍，则低氧血症更为严重，如COPD。

按照发病机制，呼吸衰竭可分为通气性呼吸衰竭和换气性呼吸衰竭，也分为泵衰竭和肺衰竭。①泵衰竭：驱动或调控呼吸运动的中枢神经系统、外周神经系统、神经肌肉组织（包括神经–肌肉接头和呼吸肌）以及胸廓统称为呼吸泵，这些部位的功能障碍引起的呼吸衰竭称为泵衰竭。通常泵衰竭主要引起通气功能障碍，表现为Ⅱ型呼吸衰竭。②肺衰竭：气道阻塞、肺组织和肺血管疾病引起的呼吸衰竭称为肺衰竭。肺实质和肺血管疾病常引起换气功能障碍，表现为Ⅰ型呼吸衰竭。严重的气道阻塞性疾病如COPD影响通气功能，造成Ⅱ型呼吸衰竭。

二、急救护理

（1）休息与活动　帮助患者采取舒适且有利于改善呼吸状态的体位，一般取半卧位或坐位，患者趴伏在桌面上，借此增加辅助呼吸肌的功能，促进肺膨胀。患者尽量减少自主活动和不必要的操作，减少体力消耗。必要时可采取俯卧位辅助通气，以改善氧合状况。

（2）氧疗护理　Ⅰ型呼吸衰竭患者需吸入高浓度（$FiO_2 > 50\%$）氧气，使氧分压迅速提高到60 mmHg或血氧饱和度 $> 90\%$。Ⅱ型呼吸衰竭的患者一般在氧分压 < 60 mmHg时才开始氧疗，应给予持续低浓度（$FiO_2 < 35\%$）氧疗，使氧分压控制在60 mmHg或血氧饱和度在90%或略高。如通气不足者，给予人工辅助呼吸，必要时给予气管插管或气管切开，实施机械通气。

（3）保持气道通畅，促进痰液引流　呼吸衰竭的治疗原则是保持气道通畅、正确合理地氧疗、控制呼吸道感染。在氧疗和改善通气之前必须采取各种措施，保持气道通畅。具体做法如下：①指导并协助患者进行有效的咳嗽、咳痰。②每1～2 h翻身一次，并给予拍背，促进痰液排出。③对于病情严重、意识不清的患者，可经鼻或经口进行负压吸引，以清除口咽分泌物，并刺激咳嗽，利于痰液排出。④饮水、口服或雾化吸入祛痰药可湿化并稀释痰液，使痰液易于咳出或吸出。

（4）用药护理　按医嘱及时准确给药，并观察疗效和不良反应。患者使用呼吸兴奋药时应保持气道通畅，适当提高吸入氧流量，静脉滴注速度不宜过快，注意观察呼吸频率和节律、神志及动脉血气的变化，以便调整剂量。遵医嘱应用抗生素，预防感染。

（5）病情观察 严密监测生命体征、意识及尿量的变化，严格记录24 h出入水量，观察患者呼吸频率、深度、节律与胸廓起伏是否一致，以及呼吸费力程度。观察患者的精神症状及呼吸困难、发绀的程度等。

（6）心理护理 患者因呼吸困难、可能危及生命等，常会产生紧张、焦虑情绪。应多了解患者的心理状况，指导患者放松，以缓解紧张和焦虑情绪。

三、健康教育

（1）疾病知识指导 急性呼吸衰竭如果处理及时、恰当，患者可完全康复。慢性呼吸衰竭度过危重期后，关键是预防和及时处理呼吸道感染的诱因，以减少急性发作，尽可能延缓肺功能恶化的进程。

（2）指导呼吸功能锻炼 教会患者有效咳嗽、叩击排痰、体位引流、缩唇呼吸、腹式呼吸，提高自我护理能力促进康复。

（3）休息与活动指导 根据患者的病情和对日常活动的耐受性，指导患者合理安排活动与休息。

（4）用药指导 遵医嘱指导患者用药，教会患者科学实施家庭氧疗的方法。

（5）营养指导 为患者提供能改善营养状态且富含膳食纤维的饮食指导。指导患者每日计划性地摄入水分。机体水分不足时，呼吸道的水分也会减少，痰液易结块，不易咳出，导致气道狭窄，通气障碍;饮水过多会增加心脏的负担，可诱发心力衰竭。

（5）其他 指导患者发现病情加重如气急、发绀严重时立即就诊。

第二节 重症肺炎护理

一、概述

肺炎是指终末气道、肺泡和肺间质的炎症，可由病原微生物、理化因素、免疫损伤、过敏及药物所致。细菌性肺炎是最常见的肺炎，也是较常见的感染性疾病之一。

目前肺炎按患病环境分成社区获得性肺炎（CAP）和医院获得性肺炎（HAP），

CAP是指在医院外罹患的感染性肺实质炎症，包括具有明确潜伏期的病原体感染而在入院后平均潜伏期内发病的肺炎。HAP亦称医院内肺炎（NP），是指患者入院时不存在，也不处于潜伏期，而于入院48 h后在医院（包括老年护理院、康复院等）内发生的肺炎。HAP还包括呼吸机相关性肺炎（VAP）和卫生保健相关性肺炎（HCAP），HCAP的定义和细菌学特征目前还有争议。CAP和HAP年发病率分别约为12/1 000人口和（5～10）/1 000住院患者，近年发病率有增加的趋势。肺炎病死率门诊肺炎患者小于1%～5%，住院患者平均为12%，入住重症监护病房（ICU）者约40%。发病率和病死率高的原因与社会人口老龄化、吸烟、伴有基础疾病和免疫功能低下有关，如慢性阻塞性肺疾病、心力衰竭、肿瘤、糖尿病、尿毒症、神经疾病、药瘾、嗜酒、艾滋病、久病体衰、大型手术、应用免疫抑制剂和器官移植等。此外，亦与病原体变迁、耐药菌增加、HAP发病率增加、病原学诊断困难、不合理使用抗生素和部分人群贫困化加剧等有关。

重症肺炎至今仍无普遍认同的定义，需入住ICU者可认为是重症肺炎。目前一般认为，如果肺炎患者的病情严重到需要通气支持（急性呼吸衰竭、严重气体交换障碍伴高碳酸血症或持续低氧血症）、循环支持（血流动力学障碍、外周低灌注）及加强监护治疗（肺炎引起的脓毒症或基础疾病所致的其他器官功能障碍）时可称为重症肺炎。

二、护理

（一）护理目标

（1）维持生命体征稳定，降低病死率。

（2）维持呼吸道通畅，促进有效咳嗽、排痰。

（3）维持正常体温，减轻高热伴随症状，增加患者舒适感。

（4）供给足够营养和液体。

（5）预防传染和继发感染。

（二）护理措施

1.病情监护

重症肺炎患者病情危重、变化快，特别是高龄及合并严重基础疾病患者，需要严密监护病情变化，包括持续监护心电、血压、呼吸、血氧饱和度，监测意识、血气分析结果、肾功能、电解质、血糖变化。任何异常变化均应及时报告医师，早期处理。同时床边备好吸引装置、吸氧装置、气管插管和气管切开等抢救用品及抢救药物等。

2.维持呼吸功能的护理

（1）密切观察患者的呼吸情况　监护呼吸频率、节律、呼吸音、血氧饱和度。出现呼吸急促、呼吸困难，口唇、指（趾）末梢发绀，低氧血症（血氧饱和度＜80%），双肺呼吸音减弱，必须及时给予鼻导管或面罩有效吸氧，根据病情变化调节氧浓度和流速。面罩呼吸机加压吸氧时，注意保持密闭，对于面颊部极度消瘦的患者，在颊部与面罩之间用脱脂棉垫衬托，避免漏气影响氧疗效果和皮肤压迫。意识清楚的患者纠正其用鼻呼吸，脱面罩间歇时间不宜过长。鼓励患者多饮水，减少张口呼吸和说话。

（2）机械通气　常规及无创呼吸机加压吸氧不能改善缺氧时，采取气管插管呼吸机辅助通气。机械通气需要患者较好地配合，事先向患者简明讲解呼吸机原理、保持自主呼吸与呼吸机同步的配合方法、注意事项等。指导患者使用简单的身体语言表达需要，如用动腿、眨眼、动手指表示口渴、翻身、不适等或写字表达。机械通气期间严格做好护理，每天更换呼吸管道，浸泡消毒后再用环氧乙烷灭菌；严格按无菌技术操作规程吸痰。护理操作特别是给患者翻身时，注意呼吸机管道水平面保持一定倾斜度，使其低于患者呼吸道，集水瓶应在呼吸环路的最低位，并及时检查倾倒管道内、集水瓶内冷凝水，避免其反流入气道。根据症状、血气分析、血氧饱和度调整吸入氧浓度，力求在最低氧浓度下达到最佳的氧疗效果，争取尽快撤除呼吸机。

（3）保持呼吸道通畅，及时清除呼吸道分泌物　遵医嘱给予雾化吸入每日2次，有效湿化呼吸道。正确使用雾化吸入，雾化液用生理盐水配制，温度在35℃左右。使喷雾器保持竖直向上，并根据患者的姿势调整角度和位置，吸入过程护士必须在现场严密观察病情，如出现呼吸困难，口周发绀，应停止吸入，立即吸痰、吸氧，不能缓解时通知医生。症状缓解后继续吸入，每次雾化后，协助患者翻身、拍背。拍背时五指并拢成空心掌，由上而下，由外向内，有节律地轻拍背部。通过振动，使小气道分泌物松动易于进入较大气道，有利于排痰及改善肺通、换气功能。每次治疗结束后，雾化器内余液应全部倾倒，重新更换灭菌蒸馏水；雾化器连接管及面罩用。5%三氯异氰尿酸（健之素）消毒液浸泡30 min，用清水冲净后晾干备用。

3.发热的护理

高热时帮助降低体温，减轻高热伴随症状，增加患者舒适感。每2 h监测体温1

次。密切观察发热规律、特点及伴随症状，及时报告医生对症处理；寒战时注意保暖，高热时给予物理降温，冷毛巾敷前额，冰袋置于腋下、腹股沟等处，或温水、酒精擦浴。物理降温效果差时，遵医嘱给予退热剂。降温期间要注意随时更换汗湿的衣被，防止受凉，鼓励患者多饮水，保证机体需要，防止肾血灌注不足，诱发急性肾功能不全。加强口腔护理。

4.舒适护理

为保证患者舒适，重视做好基础护理。重症肺炎急性期患者要卧床休息，安排好治疗、护理时间，尽量减少打扰，保证休息。帮助患者维持舒服的治疗体位。保持病室清洁、安静，空气新鲜。室温保持在22～24 ℃，使用空气湿化器保持空气相对湿度为60%～70%。保持床铺干燥、平整。保持口腔清洁。

5.采集痰标本的护理

干预痰标本是最常用的下呼吸道病原学标本，其检验结果是选择抗生素治疗的确切依据，正确采集痰标本非常重要。准确的采样是经气管采集法，但患者有一定痛苦，不易被接受。临床一般采用自然咳痰法。采集痰标本应注意必须在抗生素治疗前采集新鲜、深咳后的痰，迅速送检，避免标本受到口咽处正常细菌群的污染，以保证细菌培养结果准确性。具体方法是：嘱患者先将唾液吐出、漱口，并指导或辅助患者深吸气后咳嗽，咳出肺部深处痰液，留取标本。收集痰液后应在30 min内送检。经气管插管收集痰标本时，可使用一次性痰液收集器。用无菌镶夹持吸痰管插入气管深部，注意勿污染吸痰管。留痰过程注意无菌操作。

6.心理护理

评估患者的心理状态，采取有针对性的护理。患者病情重，呼吸困难、发热、咳嗽等明显不适，导致患者烦躁和恐惧，加压通气、气管插管、机械通气患者尤其明显，上述情绪加重呼吸困难。护士要鼓励患者倾诉，多与其交流，语言交流困难时，用文字或肢体语言主动沟通，尽量消除其紧张恐惧心理。了解患者的经济状况及家庭成员情况，帮助患者寻求更多支持和帮助。及时向患者及家属解释，介绍病情和治疗方案，使其信任和理解治疗、护理的作用，增加安全感，保持情绪稳定。

三、健康教育

（1）出院前指导患者坚持呼吸功能锻炼，做深呼吸运动，增强体质。

（2）减少去公共场所的次数，预防感冒。上呼吸道感染急性期外出戴口罩。

（3）居室保持良好的通风，保持空气清新。

（4）均衡膳食，增加机体免疫力，戒烟，避免劳累。

第三节　休克护理

一、概述

休克是机体在各种有害因素侵袭下引起的以有效循环血容量骤减，致组织灌注不足，细胞代谢紊乱、受损，微循环障碍为特点的病理过程，休克发病急，进展快，若未能及时发现及治疗，则可发展至不可逆阶段引起死亡。

二、护理

（一）护理目标

（1）恢复有效循环血量，生命体征平稳，挽救生命。

（2）呼吸道通畅，呼吸困难减轻。

（3）预防感染等并发症。

（4）动态监测病情，预防多器官功能损伤或衰竭。

（5）尽量维护患者身心舒适。

（6）预防患者发生意外损伤。

（二）护理措施

休克患者病情严重，应置于重症监护室，专人护理。

1.补充血容量，恢复有效循环血量

（1）建立静脉通道　迅速建立1~2条静脉输液通道，并连接三通接头。如周围血管萎陷或肥胖患者静脉穿刺困难时，应立即行中心静脉插管，可同时监测中心静脉压。

（2）补液护理　一般先快速输入晶体液，如生理盐水、平衡盐溶液、葡萄糖溶液，以增加回心血量和心搏出量，后输胶体液，如全血、血浆、白蛋白等，避免或减少晶体液渗入血管外第三间隙。根据血压及血流动力学监测情况调整输液速度。血压及中心静脉压低时，应加快补液;高于正常值时，应减慢速度，限制补液，以防肺水肿及心功能衰竭。中心静脉压和肺动脉楔压超过正常值，说明补液过多，应限制输液，以避免肺水肿的发生。反之低于正常值，说明容量不足，可以继续补液。

失血性休克病情危重，必须迅速补充血容量，静脉输血是最快捷、简便、有效的方法。应建立2~3条静脉通道，最好选用12号粗针头，静脉穿刺困难时，及早选择颈静脉套管针穿刺或静脉切开术，确保在短时间内快速输入所需血液。少量失血（失血1 000 mL左右）、休克较轻的患者，每小时需输血500 mL左右，每分钟滴速控制在100滴左右。中度失血（失血在1 000~2 000 mL）、休克较重的患者，每小时需输血1 000 mL左右，每分钟滴速保证在200滴以上。大量失血（失血在2 000 mL以上）、重度休克的患者，除了快速输入全血外，最好再输入浓集的红细胞。如果速度无法达到要求，可使用加压输血器进行加压输血。但要注意，压力不能超过2 kPa，以免对血液的有形成分造成破坏。

快速大量输血时，要严密观察患者的反应，如出现胸部紧迫感、呼吸急促，要警惕心脏负荷过重发生心力衰竭。如伤口处异常渗血、静脉穿刺处出血，要警惕有出血倾向。如体温降低、四肢冰冷，注意是否过快输入了冷库血。要及时发现问题，方能避免因快速输血给患者带来的 不良后果。

（3）记录出入量　输液时，尤其在抢救过程中，应有专人准确记录输入液体的种类、数量、时间、速度等，并详细记录24 h出入量以作为后续治疗的依据。

2.改善患者组织灌注

（1）休克体位　将患者的头和躯干抬高20°~30°，下肢抬高15°~20°，可防止膈肌及腹脂脏器上移而影响心肺功能，并可增加回心血量及改善脑血流。若随时有呼吸骤停的可能，一般取去枕平卧位，这样易于进行心肺复苏。

（2）使用抗休克裤　抗休克裤充气后在腹部与腿部加压，使血液回穿入心脏，改善组织灌注，同时可以控制腹部和下肢出血。当休克纠正后由腹部开始缓慢放气，每15 s测量血压1次，若血压下降超过5 mmHg，应停止放气，并重新注气。

（3）应用血管活性药物的护理　应用血管活性药物过程中，监测血压的变化，及时调整用药速度。应用扩血管药物预防血压骤降引起的不良后果，使用时从低浓度、慢速度开始，每5~10 min测1次血压。血压平稳后每15~30 min测1次，并按药物浓度严格控制滴速。严防药物外渗。若注射部位出现红肿、疼痛，应立即更换滴注部位，患处用0.25%普鲁卡因封闭，以免发生皮下组织坏死。血压平稳后，遵医嘱停药，经逐渐降低药物浓度、减慢速度后撤除，以防突然停药引起不良反应。

（4）增强心肌功能　对于有心功能不全的患者，应遵医嘱准确给予增强心肌功能的药物。用药过程中，注意观察心律、心率、血压变化及药物的不良反应。

3.动态病情监测

基础监护　严密观察病情变化和休克的转归，持续动态监护生命体征、意识、表情、瞳孔、周围循环、指趾端体温、皮肤颜色和干湿度、尿量的改变，详细的动态变化记录是十分重要的治疗依据。每15～30 min测体温、脉搏、呼吸、血压1次并记录。

在休克早期，血容量下降时，机体的调节作用使血液重新分配，脉搏的变化往往先于血压的波动，表现为心率增快；而当脉细弱如丝时又多为休克的晚期指标；血压在休克时是伴随有效循环血量的缺失而同步下降的；尿量是反映生命重要脏器血流灌注状态的最敏感指标之一，尿量同时可间接反映血压的变化，观察每小时尿量是危重患者的常SL监测手段。每小时尿量＜30 mL，提示血容量不足或心肌收缩无力。当尿量极少或无尿，收缩压低于60 mmHg，肾动脉极度痉挛，尿量增加至＞30 mL/h，提示休克好转；患者从烦躁转为平静，淡漠退钝转为清醒、对答自如，唇色红，肢体转暖，也提示休克改善。

特殊监测项目：①中心静脉压（CVP），是反映血容量、回心血量及右心功能的指标。对指导休克扩容治疗，是一个简便而准确的指标。②肺毛细血管楔压（PCWP），是反映左心功能及其前负荷的可靠指标，正常值为6～15 mmHg，PCWP低于正常值反映血容量不足（较CVP敏感），PCWP增高常见于肺循环阻力增高，如肺水肿时。因此，临床上当发现PCWP增高时，即使CVP尚属正常，也应限制输液量以免发生或加重肺水肿。③心排血量，降低往往是循环血量不足或心功能抑制的可靠指标，但在感染性休克时，心排血量往往增高。临床用其与肺毛细血管楔压构成的心功能曲线用来分析心功能状态。④氧输送，通过气囊漂浮导管采集肺动脉的混合静脉血，测定肺泡氧分压和动脉氧分压，判断肺毛细血管与组织之间的氧供情况。⑤动脉血气分析及血清离子测定，血气分析是判断肺功能状态的最基本指标，在休克治疗中，根据其分析值应积极纠正酸中毒和低氧血症，当动脉血氧分压＜60 mmHg，顽固低血氧难以纠正时，提示呼吸窘迫综合征的存在，应予机械通气治疗。在通气良好时，二氧化碳分压上升至50 mmHg以上，提示严重肺功能不全。⑥红细胞比容和血红蛋白，为扩容治疗及选择液体成分的主要指标之一，红细胞比容升高提示血液浓缩，血浆丢失多于血细胞;红细胞比容下降 3%～4%，失血量约为500 mL左右。血红蛋白下降1 g，失血量在400 mL左右。⑦纤维蛋白原、血小板及其他凝血因子，数值明显降低，凝血时间延长，提示弥散性血管内凝血的发生。

4.体温护理

调节体温，使患者体温维持在有利于休克恢复的水平。①密切观察体温变化，每小时测体温1次。②保暖，休克时体温降低，应予以保暖。可采用盖棉被、毛毯等措施，也可通过调节病室内温度升高体温，一般室内温度以20 ℃左右为宜。切忌应用热水袋、电热毯等进行体表加温，以防烫伤及皮肤血管扩张，否则使心、肺、脑、肾等重要脏器的血流灌注进一步减少。此外，加热可增加局部组织耗氧量，加重缺氧，不利于休克的纠正。③输血、输液的复温，快速输入低温保存的血液制品和液体，易使患者体温降低。输入前应将其加热至室温后再输入。④降温，感染性休克高热时，应予物理降温。可将冰帽或冰袋置于头部、腋下、腹股沟等处降温，也可用 4℃等渗盐水100 mL灌肠，必要时药物降温。病室内定时通风以调节室内温度。

5.预防意外损伤

对于烦躁或神志不清的患者，应加床旁护栏以防坠床，必要时，四肢以约束带固定于床旁。周围静脉输液肢体用夹板固定。

三、健康教育

（1）创造安静、舒适的环境，减轻患者及其家属的紧张、焦虑情绪。

（2）过敏性休克因其机制不同，其临床表现亦不相同，临床症状有轻有重。应尽量避免接 触易引起过敏的物质，及早到医院诊治，找出致病原因，对症治疗，以绝后患。

（3）绝对卧床，减少活动，积极防治感染。

第四节　急性酒精中毒护理

一、概述

急性酒精中毒俗称醉酒，指饮入过量的酒精或酒精饮料后所引起的中枢神经系统兴奋及随后的抑制状态。

（1）兴奋期　当血酒精含量在200~990 mg/L时，出现头昏、乏力、自控力丧失，自感欣快、言语增多，有时粗鲁无礼，易感情用事，颜面潮红或苍白，呼出气带酒味；

（2）共济失调期　此时血酒精含量达1 000~2 999 mg/L。患者动作不协调，步态蹒跚、动作笨拙、语无伦次，眼球震颤、躁动、复视；

（3）昏迷期　血酒精含量达3 000 mg/L以上。患者沉睡，颜面苍白、体温降低、皮肤湿冷、口唇微绀，严重者昏迷、出现陈－施式呼吸、心跳加快、大小便失禁，因呼吸衰竭死亡；也有因咽部反射减弱，饱餐后呕吐，导致吸入性肺炎或窒息而死亡；也有继发腔隙性脑梗塞和急性酒精中毒性肌病（肌痛、触痛、肌肿胀、肌无力等）的报道。酒精因抑制糖原异生，使肝糖原明显下降，引起低血糖、可加重昏迷。

二、护理

（1）平卧，头偏向一侧，及时清理口鼻腔分泌物，观察呼吸情况，有无呼吸频率、深度、节律的异常；注意观察心律、心率、血压、瞳孔、神志及SPO$_2$情况，并做好记录。

（2）保持呼吸道通畅，预防吸入性肺炎和窒息发生，对于呕吐严重者，应禁食，并注意有无消化道出血情况。

（3）遵医嘱给予鼻导管吸氧，必要时气管插管呼吸机辅助给氧。

（4）建立静脉通道，遵医嘱予以药物治疗，对于烦躁不安或过度兴奋者，注意针头的固定，并密切观察有无外渗等异常情况。

（5）保暖，病室温度22~24 ℃，湿度50%~60%，及时更换污床单、病员服，每2 h翻身一次，协助取舒适体位，对烦躁不安或过度兴奋者，加用床栏保护。

（6）密切观察病情变化，如出现休克、呼吸抑制、昏迷等应尽早进行血液透析治疗。

三、健康教育

（1）患者饮酒后有不同程度的恶心、呕吐、意识障碍。使患者平卧位，头偏向一侧，及时清除呕吐物及呼吸道分泌物，防止误吸和窒息。

（2）急性酒精中毒患者全身血管扩张，散发大量热量，有些甚至寒战，此时应适当提高室温，加盖棉被等保暖措施，并补充能量。及时更换床单、衣服，防止受凉诱发其他疾病。

（3）患者多数表现烦躁，兴奋多语，四肢躁动，必要时给予适当的保护性约束，防止意外发生，做好自身的防护，以防受到伤害。

（4）无节制的饮酒会使食欲下降食物摄入量减少，以致发生多种营养素缺乏、急慢性酒精中毒、酒精性脂肪肝严重时还会造成酒精性肝硬化。过量饮酒还会增加患高血压、中风等疾病的危险并可导致事故及暴力的增加，对个人健康和社会安定都有一定危害，应该严禁酗酒。

（5）若饮酒尽可能饮用低度酒并控制在适当的限量以下，建议成年男性一天饮用酒的酒精量不超过25 g，成年女性一天饮用酒的酒精量不超过15 g，孕妇和儿童青少年应忌酒。

参考文献

［1］张玉兰.儿科护理学［M］.3版.北京：人民卫生出版社，2013.

［2］许玲.儿童护理学［M］.3版.北京：人民卫生出版社，2019.

［3］张佩，郭蕾蕾.消化、代谢和内分泌系统及风湿免疫性疾病护理［M］.北京：科学
出版社，2015.

［4］洪震，朱春梅.基础护理［M］.2版.北京：人民卫生出版社，2020.

［5］夏海鸥，妇产科护理学［M］.4版.北京：人民卫生出版社，2019.

［6］李小寒，尚少梅.基础护理学［M］.5版.北京：人民卫生出版社，2012.

［7］吴在德，吴肇汉.外科学［M］.6版.北京：人民卫生出版社，2004.

［8］刘怡素，万欢，唐宏英.肝胆专科护士实用手册［M］.长沙：湖南科学技术出版社，
2017.

［9］高峰.输血与输血技术［M］.北京：人民卫生出版社，2003.

［10］武正炎.普通外科手术并发症预防与处理［M］.3版.北京：人民军医出版社，
2011.

［11］钟小生，郑志鹏，黄有星，等.腹腔镜胆囊切除术治疗342例急性胆囊炎［J］.广
东医学，2012，33（14）：2162-2164.

［12］高娜.北京协和医院骨科护理工作指南［M］.北京：人民卫生出版社，2016.

［13］孙秋华.中医护理学［M］.4版.北京：人民卫生出版社，2017.

［14］于学忠.协和急诊医学［M］.北京：科学出版社，2011.